W0263656

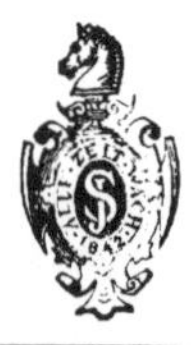

SPRINGER-VERLAG
BERLIN · HEIDELBERG · NEW YORK

Hefte zur Unfallheilkunde

HEFTE ZUR UNFALLHEILKUNDE

BEIHEFTE ZUR MONATSSCHRIFT FÜR UNFALLHEILKUNDE
VERSICHERUNGS-, VERSORGUNGS- UND VERKEHRSMEDIZIN

HERAUSGEGEBEN VON PROFESSOR DR. H. BÜRKLE DE LA CAMP

HEFT 97

VERHANDLUNGEN DER ÖSTERREICHISCHEN GESELLSCHAFT FÜR UNFALLCHIRURGIE

3. Tagung am 13. und 14. Oktober 1967 in Salzburg

Im Auftrage des Vorstandes herausgegeben
vom Sekretär der Gesellschaft

DR. E. JONASCH
Wien

Mit 26 Abbildungen im Text

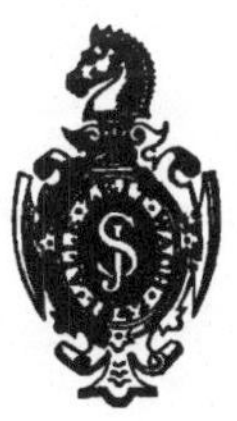

1968

SPRINGER-VERLAG BERLIN HEIDELBERG GMBH

ISBN 978-3-540-04171-9   ISBN 978-3-642-88621-8 (eBook)
DOI 10.1007/978-3-642-88621-8

Titel-Nr. 5980

Inhaltsverzeichnis

13. Oktober 1967: Eröffnungssitzung

Eröffnungsansprache

14. Oktober 1967: Wissenschaftliche Sitzung

Inhaltsverzeichnis

V

Filmvorführungen

BÖHLER, J.: Technik der Schenkelhalsnagelung nach L. BÖHLER.

WELLER, S., u. F. SCHAUWECKER: Kompressionsschraube.

REIMERS, C.: Die Gleitosteosynthese mittels Doppelverschraubung.

LENTZ, W.: Percutane Schenkelhalsnagelung mit Hilfe der Rö-Fernsicht.

RUSSE, O.: Moore-Plastik.

TSCHERNE, H.: Plastik mit der Thompson-Prothese.

RIESS, J.: Intraossäre Venographie.

SCHIESTL, H., u. K. ZOTTER: Funktionelle Ergebnisse bei Kopfnekrosen.

MAYER, W.: Nagelung des Schenkelhalsbruches mit dem steilen Schenkelhalsnagel
nach KÜNTSCHER.

Anschriften der Vortragenden
und der Teilnehmer an den Aussprachen

Dr. E. AMANN	Germergasse 23 2500 Baden	Österreich
Doz. Dr. J. ANDRAŠINA	Rastislavova 53 Kosice	Tschechoslowakei
Dr. J. BAUER	Rastislavova 53 Kosice	Tschechoslowakei
Dr. E. BECK	Webergasse 2 1200 Wien	Österreich
Prof. Dr. J. BÖHLER	Blumauerplatz 1 Linz	Österreich
Dr. A. BOITZY	Kantonsspital St. Gallen	Schweiz
Dr. P. BRÜCKE	Alserstraße 4 1090 Wien	Österreich
Dr. R. BRÜCKNER	Schumannstraße 20 104 Berlin	Deutschland
Dr. H. W. BUCHHOLZ	Lohmühlenstraße 5 D-2 Hamburg 1	Deutschland
Doz. Dr. H. BUCHNER	Stolzalpe Murau, Steiermark	Österreich
Prof. Dr. J. ČERVENANSKY	Hlboka 11 Bratislava	Tschechoslowakei
Prof. Dr. K. CHIARI	Garnisongasse 13 1090 Wien	Österreich
Doz. Dr. A. DENISCHI	B-dul Gh. Cosbus nr. 14 Raionul N. Balcescu Bukarest	Rumänien
Dr. S. DIALER	Landeskrankenhaus Steyr, OÖ.	Österreich
Med.-R. Dr. J. DOLLHÄUBL	Schöffelgasse 12/14/5 1180 Wien	Österreich
Dr. J. DREYER	69 Heidelberg- Schlierbach	Deutschland
Doz. Dr. H. EBERLE	Kantonsspital 8006 Zürich	Schweiz
Doz. Dr. H. ECKE	Klinikstraße 37 63 Gießen	Deutschland
Dr. L. EIGENTHALER	Dr.-Franz-Rehrl-Platz 5 5020 Salzburg	Österreich
Dr. J. ENDER	Landeskrankenhaus Steyr, OÖ.	Österreich
Doz. Dr. F. ENDLER	Wiedner Hauptstraße 36 1040 Wien	Österreich
Dr. J. ESCHBERGER	Kundratstraße 37 1120 Wien	Österreich
Doz. Dr. W. J. EWERWAHN	Chir. Univ.-Klinik 2000 Hamburg-Eppendorf	Deutschland

Dr. P. Feischl	Chir. Univ.-Klinik 8010 Graz	Österreich
Dr. G. Fekete	Mezö Imre Ut 17 Budapest VIII	Ungarn
Doz. Dr. M. Forgon	1. Chir. Univ.-Klinik Debrecen	Ungarn
Dr. E. Frank	Webergasse 2 1200 Wien	Österreich
Dr. H. Hackstock	Blumauerplatz 1 Linz	Österreich
Dr. H. Harms	Kurfürstenstraße 72-74 54 Koblenz	Deutschland
Dr. Z. Harnach	Středni 27 Brno	Tschechoslowakei
Dr. H. Jahna	Kundratstraße 37 1120 Wien	Österreich
Dr. M. Iselin	6, Rue Michel Chauvet 1208 Genève	Schweiz
Doz. Dr. H. Jantsch	Alserstraße 4 1090 Wien	Österreich
Dr. E. Jonasch	Webergasse 2 1200 Wien	Österreich
Dr. K. H. Jungbluth	Kanzlerstraße 2-6 69 Heidelberg	Deutschland
Dr. G. Kazar	Mezö Imre Ut 17 Budapest VIII	Ungarn
Med.-R. Dr. W. Krösl	Webergasse 2 1200 Wien	Österreich
Dr. H. Krotscheck	Unfallkrankenhaus Kalwang, Steiermark	Österreich
Dr. H. Kuderna	Webergasse 2 1200 Wien	Österreich
Dr. H. Leonhardt	Krankenhaus 453 Ibbenbüren	Deutschland
Dr. S. Letic	Vojvode Nisica 10 Novi Sad	Jugoslawien
Dr. F. Loth	12 Lowicka 51, m 24 Warschau	Polen
Dr. F. Makai	Hlboka 11 Bratislava	Tschechoslowakei
Doz. Dr. J. Manninger	Mezö Imre Ut 17 Budapest VIII	Ungarn
Dr. A. Manzoni	96, Harley Street London W 1	England
Dr. med. habil. W. Marquardt	Seidenstraße 37 7 Stuttgart W	Deutschland
Dr. A. Masse	1, Rue Edmond-Rostand 35—Rennes	Frankreich
Prof. Dr. H. J. Maurer	Moorenstraße 5 4 Düsseldorf 1	Deutschland

Prof. Dr. P. Maurer	27, Faubourg St. Jaques Paris XIV e	Frankreich
Dr. E. Maurizio	Viale Michelangelo Clinica Ortopedica Florenz	Italien
Doz. Dr. W. Mayer	Chir. Univ.-Klinik 74 Tübingen	Deutschland
Dr. J. Müller	Kantonsspital Liestal	Schweiz
Dr. W. Müller	Orthopäd. Klinik Basel	Schweiz
Dr. W. Nestle	Chir. Klinik des Klinikum 68 Mannheim	Deutschland
Prof. Dr. R. Neuhold	Landeskrankenhaus Steyr, OÖ.	Österreich
Dr. A. Pannike	Thalkirchnerstraße 48 8 München 15	Deutschland
Dr. P. Pietsch	Lenin-Allee 35 25 Rostock	Deutschland
Dr. F. Povacz	Blumauerplatz 1 Linz	Österreich
Prof. Dr. C. Reimers	Ferdinand-Sauerbruch- Krankenhaus 56 Wupperthal-Elberfeld	Deutschland
Prof. Dr. H. Rettig	Orthop. Univ.-Klinik 63 Gießen	Deutschland
Dr. J. Riess	Theodor-Körner-Straße 65 8010 Graz	Österreich
Dr. G. F. Rösingh	Eerste Helmersstraat 104 Amsterdam-Oud west	Holland
Prof. Dr. G. Salem	Montleartstraße 37 1160 Wien	Österreich
Dr. R. Schadenböck	Blumauerplatz 1 Linz	Österreich
Dr. F. Schauwecker	Chir. Univ.-Klinik 78 Freiburg	Deutschland
Dr. G. Scheuba	Spitalgasse 23 1090 Wien	Österreich
Dr. H. Schiestel	Theodor-Körner-Straße 65 8010 Graz	Österreich
Dr. G. Schlag	Blumauerplatz 1 Linz	Österreich
Med.-R. Dr. E. Schmidt	Lenin-Allee 171 1017 Berlin	Deutschland
Dr. H. Schneider	Bezirkskrankenhaus Großhöchstätten	Schweiz
Prof. Dr. E. Schütze	Chir. Klinik Bezirkskrankenhaus Werderstraße 30 27 Schwerin	Deutschland

Dr. R. Simon-Weidner	Städt. Krankenhaus 73 Eßlingen a. N.	Deutschland
Doz. Dr. H. Spängler	Alserstraße 4 1090 Wien	Österreich
Dr. W. Spier	Ostmerheimer Straße 200 5 Köln-Merheim	Deutschland
Dr. A. Stocker	Allg. Krankenhaus 9010 Klagenfurt	Österreich
Prof. Dr. W. Thomsen	Langemeile 5 638 Bad Homburg	Deutschland
Dr. K. U. Timme	Bogenstraße 2 2850 Bremerhaven	Deutschland
Dr. A. Titze	Theodor-Körner-Straße 65 8010 Graz	Österreich
Prof. Dr. J. Trueta	Rambla de Cataluna 74 Barcelona 7	Spanien
Doz. Dr. R. Tryb	Heinrichova 17 Brno	Tschechoslowakei
Dr. G. Tscherne	1. Chir. Univ.-Klinik 8010 Graz	Österreich
Dr. H. Tscherne	1. Chir. Univ.-Klinik 8010 Graz	Österreich
Dr. R. Ursic	Chir. Klinik, Unfallabteilung Ljubljana	Jugoslawien
Dr. H. G. Wahl	Kantonsspital Liestal	Schweiz
Dr. K. Walcher	Oskar-Helene-Heim Clay-Allee 229 1 Berlin 33 (Dahlem)	Deutschland
Doz. Dr. W. Wehner	Liebigstraße 20 701 Leipzig C 1	Deutschland
Doz. Dr. J. W. Weiss	Nikolausberger Weg 53 34 Göttingen	Deutschland
Doz. Dr. S. Weller	Hugstetter Straße 55 78 Freiburg	Deutschland
Dr. A. Wimmer	Unfallstation 9360 Friesach	Österreich
Dr. W. Wolfers	St.-Franziskus-Hospital 239 Flensburg	Deutschland
Doz. Dr. E. Wondrák	1. Chir. Univ.-Klinik Olmütz	Tschechoslowakei
Dr. B. Zifko	Hofstattgasse 5 1180 Wien	Österreich
Dr. L. Zolczer	Mezö Imre Ut 17 Budapest VIII	Ungarn
Dr. K. Zotter	Theodor-Körner-Straße 65 8010 Graz	Österreich

Eröffnungsansprache

Präsident: WALTHER EHALT, Graz (Österreich)

Ich danke im Namen unserer Gesellschaft dem Herrn Landeshauptmann und den anderen Herren für ihre Begrüßungsworte und auch allen anderen offiziellen Vertretern dafür, daß sie trotz ihrer karg bemessenen Zeit die Eröffnung unseres Kongresses mit ihrer Anwesenheit beehrt und dadurch die Bedeutung der Tagung betont haben.

So wie Österreich eine Nahtstelle zwischen Ost und West, Nord und Süd ist, so ist auch diese Tagung unserer Gesellschaft durch die Anwesenheit so vieler ausländischer Kollegen eigentlich zu einem paneuropäischen Kongreß geworden. Haben sich doch hier die Unfallchirurgen von insgesamt 21 Nationen getroffen.

Traditionsgemäß haben wir nur ein Verhandlungsthema gewählt, und zwar den *frischen Schenkelhalsbruch.* Dies deshalb, weil die Behandlung desselben in den letzten Jahren wieder aktuell geworden ist. So war die Kopfnekrose nach operierten Schenkelhalsbrüchen ein Verhandlungspunkt der vorjährigen Tagung der SICOT in Paris. Auch die ungarischen Traumatologen unter der Leitung von MANNINGER haben sich in einem interessanten und fruchtbringenden Symposium vor einem Jahr sehr intensiv mit dem gleichen Thema beschäftigt und manches geklärt.

Mein Lehrer, Prof. Dr. HOHENEGG, pflegte in seinen Vorlesungen über den Schenkelhalsbruch folgendes zu sagen: „Der Schenkelhalsbruch ist eine Verletzung der älteren Leute und meist der Anfang vom Ende. Die meisten Verletzten sterben an Pneumonie, Urosepsis oder Decubitus. Um dieses bittere Ende zu vermeiden, müssen Sie trachten, die Leute bald aus dem Bett zu bringen. Der Verletzte wird nie mehr ordentlich gehen können, wenn Sie ihm aber das Leben retten, werden Sie Ihr Möglichstes getan haben."

Dies hat sich sehr geändert. Der Schenkelhalsbruch ist heutzutage nicht mehr auf die alten Leute beschränkt; auch jüngere Menschen erleiden diese Verletzung, z. B. als Arbeitsunfall oder beim Schifahren und auch während des Wachstumsalters ist ein Schenkelhalsbruch keine Rarität mehr.

Die Älteren von uns haben noch die Zeiten erlebt, da die jüngeren und kräftigen Versehrten, die einen Schenkelhalsbruch erlitten, mit dem hohen Beckengips nach WHITMANN versorgt wurden. 1897 hat LANGENBECK als erster eine Verschraubung durchgeführt, ihm folgten eine Reihe anderer Chirurgen auf der ganzen Welt. Einen Wendepunkt bedeutete die Erfindung des Schenkelhalsnagels von SMITH-PETERSEN in Boston 1927. Er ist das Ei des Columbus. LORENZ BÖHLER war damals gerade auf einer Studienreise in den Vereinigten Staaten und brachte das vollständige Instrumentarium mit. Wir machten in der Webergasse in Wien die erste Schenkelhalsnagelung in Europa, in dem Zeitpunkt, da SMITH-PETERSEN 6 Fälle genagelt hatte. An der weiteren Entwicklung beteiligten sich namhafte Chirurgen und schließlich war die allgemeine Technik so weit, daß man mit einer Mortalität und Pseudarthrosenhäufigkeit von nur einigen Prozenten rechnen konnte. Damit war die Lebensgefahr, die noch zu HOHENEGGS Zeiten so enorm groß war, praktisch gebannt. Mit diesen Ergebnissen war zunächst ein großes Ziel erreicht und eine gewisse Stabilität trat ein. Belastend war nur die Gefahr einer Nekrose des Oberschenkelkopfes, wie sich allmählich herausstellte. In den letzten Jahren versuchte man aber auch der Kopfnekrose in verschiedener Weise auf den Leib zu rücken und dadurch wurde auf einmal der Schenkelhalsbruch wieder ein aktuelles Thema. Unsere Verhandlungen werden ja ergeben, wie weit wir sind und was an Fragen noch offen ist.

Nachdem das Thema unserer diesjährigen Tagung feststand, begannen in den Unfallkrankenhäusern Österreichs die Sichtung des diesbezüglichen Krankengutes und ausgedehnte Nachuntersuchungen. Wir hatten ja das große Glück, daß in diesen Anstalten alle Schenkelhalsbrüche in der gleichen Weise operiert wurden. Damit haben wir ein selten großes, einheitlich behandeltes Krankengut. ENDER hat die sehr mühevolle Aufgabe der Koordination übernommen. Wir haben ihm und den einzelnen Kollegen, die in den Unfallkrankenhäusern mitgeholfen haben, zu danken. Wir sind aber auch der Allgemeinen Unfallversicherungsanstalt zu Dank verpflichtet, daß sie die dazu nötigen Mittel zur Verfügung stellte und auch die Auswertung in der Anstalt vorgenommen werden konnte.

Andere Länder gingen andere Wege und verwendeten an Stelle des Schenkelhalsnagels Schrauben, Platten oder Modifikationen des Nagels. Von den Vereinigten Staaten Nordamerikas aus nahm die metallische Endoprothese ihren Weg.

Wie interessant und aktuell das Thema ist, bedeutet die Zahl von über 100 Vortragsanmeldungen. Um das Thema nicht einseitig vom Standpunkt des Nagels zu erörtern, sondern damit es von den verschiedensten Seiten her beleuchtet werden kann, habe ich bei der Programmgestaltung praktisch alle Anmeldungen berücksichtigt. Dies war aber nur dadurch möglich, daß wir die eine oder andere Frage in Form einer Podiumsdiskussion zusammenfaßten und die Redezeit beschneiden mußten.

Wie auch ein Teil der Vortragsanmeldungen ergeben hat, geht der Trend in die Grundlagenforschung, in das Experimentelle, weitgehend unter Verwendung der Histologie und Histochemie, unter Umständen auch von Isotopen. Ferner zeigt sich, daß viele dieser Forschungen nur mehr in Arbeitsgemeinschaften geklärt werden können. Dem entsprechen auch mehrere Namen in einem Vortrag, in welchem dann ein Sprecher für die ganze Arbeitsgruppe auftritt.

Damit können wir mit unseren Vorträgen beginnen.

Wissenschaftliche Sitzung
(13. Oktober 1967)

Der frische Schenkelhalsbruch

J. Ender, Steyr (Österreich):

Probleme beim frischen Schenkelhalsbruch. (Mit 2 Abb.)

Wir haben soeben gehört, daß unser hochverehrter Lehrer und Meister Böhler schon 1930 Smith Petersen in Boston aufsuchte, weil ihn die Osteosynthese des Schenkelhalsbruches mit dem Dreilamellennagel so überzeugt hatte, daß er diese Methode in Europa anwenden und verbreiten wollte. Böhler war immer bereit, *gute* Osteosyntheseverfahren aufzunehmen, sie mit seltener Präzision anzuwenden und dann auch unter seinem Einfluß weiter zu empfehlen.

Heute steht fest, daß durch die Einführung des Dreilamellennagels die damaligen Ergebnisse entscheidend verbessert wurden. Diese Methode ist auch heute noch am meisten verbreitet. Bei Smith Petersen beginnt also eine entscheidende Ära für die Versorgung der Schenkelhalsbrüche.

1932 hatten dann Sven Johansson in Göteborg und Jerusalem in Wien den Einfall, den Nagel über einen Führungsdraht einzuschlagen, so daß aus der intraarticulären Operation ein schonenderes extraarticuläres Verfahren wurde.

Das Ziel dieser wie überhaupt einer jeden Osteosynthese an der unteren Extremität ist die Übungs- bzw. Belastungsstabilität, deren Gesetzmäßigkeit wohl an keiner anderen Stelle des menschlichen Skelettes einer solchen Vielfalt schwieriger statischer und biologischer Probleme begegnet wie am Schenkelhals. Es ist das einzigartige Verdienst von Pauwels, die mechanischen Gesetze bei Schenkelhalsbrüchen mathematisch genau untersucht, eingeteilt und dargestellt zu haben. In seinem Buch kommt Pauwels 1935 zu dem Schluß, daß „die Heilung des Schenkelhalsbruches ein mechanisches Problem" sei. Hiermit wies Pauwels einen Weg, der bis zur heutigen Zeit immer wieder neue Osteosynthesearten hervorgebracht hat.

Die kaum übersehbare Zahl von Untersuchungen und Vorschlägen bis in die jüngste Zeit weist aber auch darauf hin, daß dieses Gebiet keineswegs abgeschlossen ist, weil letzten Endes noch *kein Verfahren für die Behandlung der Schenkelhalsbrüche bekannt ist*, nach welchem diese Verletzung mit derselben Erfolgsquote anderer Skelettverletzungen versorgt werden kann. Zwar lassen sich auch große Statistiken zu unserem Thema nur schwer verwerten, solange sie nicht nach vergleichbaren Gesichtspunkten erbracht sind. Auch heute ist aber noch mit einer Quote von *30—50%* röntgenologischer *Mißerfolge* zu rechnen.

Kein Wunder daher, daß nicht ohne Resignation ein immer größer werdender Kreis von Autoren zur Lösung des gordischen Knotens ganz

1*

einfach die Entfernung des abgebrochenen Schenkelkopfes und dessen alloplastischen Ersatz empfehlen.

In diesem Augenblick stellt unsere Gesellschaft der Tagung die Frage nach dem Stand unserer Kenntnisse, und sie hat mir die interessante Aufgabe übertragen, das bisher Erarbeitete klärend vor Ihnen darzustellen.

Die Schenkelhalsfraktur befindet sich schon insofern in einer Sonderstellung, als fast die Hälfte dieser Verletzungen von Menschen erlitten wird, die mehr als 70 Jahre alt sind. Wir stehen also bei diesen Verletzungen einer höheren Gefährdungslage gegenüber, mit der sich die geriatrische Chirurgie in den vergangenen Jahren viel befaßt hat. Zweifellos haben moderne Anaesthesieverfahren die Anwendung chirurgischer Maßnahmen auch im hohen Lebensalter erleichtert und detaillierte Voruntersuchungen über die Stoffwechsellage dieser Verletzten ermöglichen eine gezielte Vorbehandlung.

Zur *Diskussion* steht nun die Frage: Soll die frische Schenkelhalsfraktur in jedem Falle sofort operativ fixiert werden oder soll der Verletzte, wie bisher meistens während einer Extensionsbehandlung, vorbereitet werden?

Betrachtet man allein die lokalen Frakturverhältnisse am Schenkelhals, so müßte der *sofortigen* und endgültigen Fixierung der Vorzug gegeben werden. Die Versorgung eines Schenkelhalsbruches eignet sich aber nicht als Notfalloperation und in den meisten Krankenhäusern würde ein solches Vorgehen auf beträchtliche organisatorische Schwierigkeiten stoßen. Es ist aber anzustreben, die Operation am zweiten oder dritten Tag nach dem Unfall durchzuführen.

In Auswirkung der geriatrischen Probleme ist auch die Forderung nach möglichst *frühzeitiger Mobilisierung* der Verletzten mit und ohne Belastung erhoben worden. Aber es bedarf des Hinweises, daß bei der Frühmobilisierung, die für viele Verletzte lebensrettend sein mag, individuell vorzugehen ist. Es ist zwar spektakulär, einen frischoperierten Schenkelhalsbruch sofort aus dem Bett zu bringen, aber für einen kardialbelasteten, frischverletzten und operierten alten Menschen kann dies eine schreckliche Prozedur bedeuten. In den ersten postoperativen Tagen ist dann eine Übungsbehandlung im Bett besser als tatenloses Sitzen in einem Lehnstuhl.

Die Todesfallstatistik weist immer noch eine nicht geringe Zahl von *Pulmonalembolien* auf, die trotz Frühmobilisierung, sorgfältiger Gymnastik und Bandagierung der Beine zustande gekommen sind. Ob eine routinemäßige Anticoagulantienprophylaxe hier jedoch eine Besserung bringen kann, wird heute noch zu diskutieren sein.

Die Todesfälle nach postoperativen Infektionen haben zugenommen. Witt und andere sehen die Ursache in der Gefährdung der Asepsis bei Verwendung nur eines Bildwandlers für beide Ebenen. Wird aber nicht ganz allgemein heute in der Chirurgie die Asepsis im übertriebenen Vertrauen auf die Antibiotica vernachlässigt?

Jeder erfahrene Chirurg hat aber auch jene Verletzten beobachtet, die im Laufe der Behandlung trotz aller Maßnahmen und Bemühungen der Pflege unaufhaltsam dahinsiechen und schließlich am Darniederliegen aller Organe und Funktionen zugrunde gehen.

Ich komme jetzt zu den *anatomischen und pathophysiologischen Untersuchungen* der lokalen Verhältnisse der Schenkelhalsbrüche, die in den vergangenen Jahren zweifellos anregend gewirkt haben.

Schon die Erfassung der präfrakturellen Skelettstruktur gewinnt Bedeutung für unser therapeutisches Vorgehen. Eine genaue Präzisierung der Osteoporose oder osteomalacieähnlicher Veränderungen durch die Röntgenologie wäre wünschenswert.

Über die für jedes Lebensalter spezifische Blutversorgung des proximalen Femurendes und besonders auch über die osteogenetischen Verhältnisse verdanken wir TRUETA entscheidende Beiträge. Glücklicherweise wird er heute selbst über seine wertvollen Arbeiten berichten.

Die Auswirkung der Fraktur auf die Vitalität des Kopfes ist immer wieder Gegenstand schwieriger Untersuchungen. In diesem Zusammenhang scheinen mir interessant und bedeutungsvoll die 1965 mitgeteilten histologischen Ergebnisse von MARY CATTO.

Sie fand bei 34% der 47 untersuchten Schenkelköpfe diese noch histologisch intakt, also lebensfähig und die Nekrose allein auf die Bruchflächen begrenzt. Bei 55% bestanden partielle und bei 11% bestand eine Totalnekrose des Kopfes.

Interessant ist aber die Tatsache, daß bei technisch mißglückten Osteosynthesen der Anteil der Totalnekrosen auf 50% ansteigt. Auch PHEMISTER fand sekundäre Verschiebungen der Bruchstücke und Pseudarthrosen viermal häufiger bei nekrotischen als bei vitalen Köpfen.

Die Wechselwirkung Nekrose—Pseudarthrose ist in der Literatur nicht immer überzeugend interpretiert. Die einen glauben, daß Nekrosen insofern die Ursache einer Pseudarthrose sind, weil die Ossifikation der Fraktur bei nekrotischen Köpfen erschwert ist und das Osteosynthesematerial im devitalisierten Kopf keine ausreichende Verankerung findet. Andere hingegen, wie COMPERE und WALLACE, nehmen an, daß auch eine ungenügende Reposition und Fixation zu Durchblutungsstörungen und zu sekundären Kopfnekrosen führe. MARY CATTO fand allerdings bei ihren histologischen Untersuchungen keine Beweise für letztere Ansicht.

Fast regelmäßig wird aber von allen Histologen eine Revascularisation und Reparation der anfänglich nekrotischen Kopf- und Halsabschnitte gefunden. Dabei erfolgt diese bei osteosynthetisch versorgten Totalnekrosen aus der peripheren Bruchfläche nur in geringem Ausmaße, so daß es später regelmäßig zum Ein- oder Zusammenbruch des Kopfes kommt. Demnach wären auch bei optimaler osteosynthetischer Versorgung mindestens 11% klinische Kopfnekrosen, also Einbrüche zu erwarten, eine Feststellung, die wir auch 1953 auf Grund statistischer Durchuntersuchung der Schenkelhalsbrüche aus dem Wiener Unfallkrankenhaus Prof. L. BÖHLER mitteilen konnten. Bei partiell nekrotischen Köpfen wird hingegen die Revascularisation und Reparation von noch vorhandenen Retinakulagefäßen und vor allem vom Teressystem aus in der Hälfte der Fälle unterstützt, so daß seltener Einbrüche, häufig aber Nekrosen in subchondralen oder funktionell wenig bedeutsamen Bezirken gefunden werden.

In diesem Zusammenhang darf ich Sie auch auf die Mitteilung von Russe und Eschberger aufmerksam machen, welche über die Revascularisation bei Schenkelhalsbrüchen alter Menschen umfangreiche Untersuchungen angestellt haben.

Aus der experimentellen Chirurgie stammen neuere interessante Untersuchungen zur Überlebenszeit der Zellen nach Unterbrechung der Blutzufuhr. Rösingh und James werden uns darüber berichten. Ihre Forschungen gewinnen praktische Bedeutung im Zusammenhang mit der Frage der sofortigen Reposition.

Nun müssen wir uns fragen, ob auch *klinische* Beobachtungen unsere Kenntnisse über das biologische Potential des abgebrochenen Schenkelkopfes vermehrt haben. Nach unseren Untersuchungen gibt bis jetzt das *primäre Röntgenbild* bei Berücksichtigung von Bruchform und Dislokation *keine* verläßliche Aussage über den Grad der individuellen Gefährdung. Es ist zu hoffen, daß die Untersuchungen und Beobachtungen von Trueta uns auch in dieser Richtung weiterbringen.

Nun sind in den vergangenen Jahren auch eine große Zahl anderer klinischer Untersuchungen zur *Vitalitätsprüfung* des abgebrochenen Kopfes ausgearbeitet worden (Arteriographie, Phlebographie, Isotopenmarkierung, histochemische Untersuchungen u. a. m.). Das Ziel all dieser Bemühungen sollte es sein, die prospektive Regenerationspotenz sicher zu bestimmen. Die Untersuchung der Kopfdurchblutung allein kann aber hierbei nur zum Teil ausschlaggebend sein. Denn die prospektive Regenerationspotenz hängt auch von einer ausreichenden Reposition und Fixation bzw. von der Stabilität der Osteosynthese ab. Trotzdem hoffen wir aus dem heutigen Podiumsgespräch eine auch für nicht spezialisierte Kliniken brauchbare und technisch einfache Untersuchungsmethode zu gewinnen, welche an einem großen Material überprüft, eine signifikante Aussage über eine evtl. zu erwartende klinische Kopfnekrose oder gar das erwartete funktionelle Ergebnis zu geben vermag.

Es ist erstaunlich, daß der Anatom Hyrtl 1856 in seinem Handbuch der topographischen Anatomie unsere Probleme schon genau kannte. Ich zitiere wörtlich: „Die Ursache, warum die reine intrakapsuläre Schenkelhalsfraktur so schwer heilt, ist teils in der Gefäßarmut des abgebrochenen Schenkelkopfes, teils in der Unmöglichkeit, die Bruchenden dauernd in Kontakt zu halten, zu suchen."

Wie bringt man die Bruchenden zu dauerndem Kontakt? Wie reponiert und wie fixiert man?

Wieder einmal steht heute zur Diskussion, ob die *offene* Reposition letzten Endes besser und schonender durchführbar ist als die *geschlossene*. Diese Frage erhält insbesondere durch die Empfehlung Müllers Aktualität, bei Varusbrüchen die von Mac Elvenny schon 1949 angegebene Repositionsstellung, nämlich die Unterstellung der Halsbruchfläche mit Valgusknickung des Kopfes durch eine Reposition unter Sicht herzustellen.

Es besteht zwar kein Zweifel, daß die *Valgusstellung* die Stabilität erhöht. Ihre Dosierung ist aber sowohl bei offenem wie geschlossenem Vorgehen schwierig und eine Valgusstellung über 20° ist aus biomechanischen Gründen abzulehnen. Daher wurde wohl die Valgusstellung zunächst empfohlen, dann wieder abgelehnt, und neuerlich wird sie wieder bevorzugt.

Man hört heute viel, daß bei der Reposition einer unstabilen Schenkelhalsfraktur eine *Stauchungsfraktur* erzeugt werden muß. Der erfahrene Operateur hat erkannt, daß es auch auf operativem Wege nicht möglich ist, eine echte Einkeilung der Fragmente im Sinne eines *Pauwels I* herbeizuführen. Der notwendige Flächenkontakt kann aber auch konservativ erreicht werden. Man muß aber zugeben, daß die Beurteilung der erreichten Repositionsstellung auf den Röntgenbildern ap. und seitlich und vor allem auf dem Bild am Fernsehschirm schwierig ist, weil das Bruchflächenrelief nur angedeutet zur Darstellung kommt. Diesbezüglich verweise ich auf das Referat von NEUHOLD.

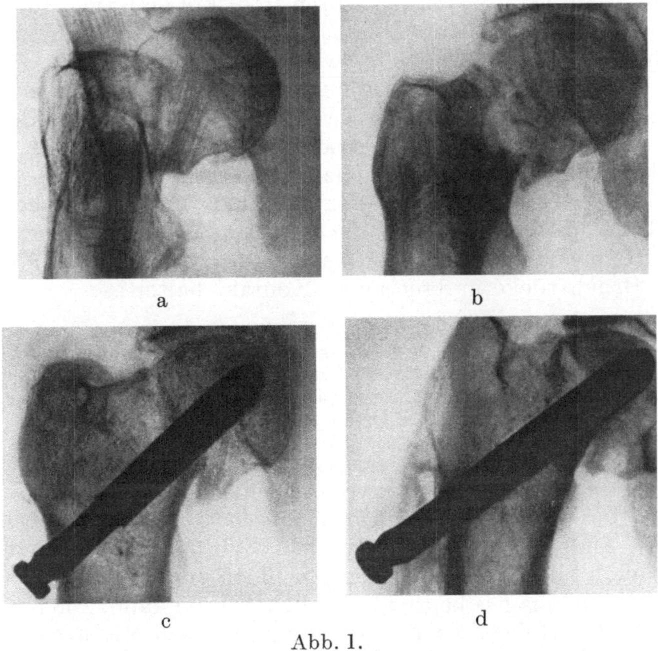

Abb. 1.

Was die *Unterstellung* der Halsbruchfläche betrifft, hat mich die Durchsicht von Hunderten von Schenkelhalsbrüchen überzeugt, daß diese *nicht notwendig* und *fast nie* erreichbar ist. Nicht die Seitenverschiebung der Halsbruchfläche um Korticalisbreite nach kranial ist gefährlich und sollte in eine nach kaudal umgewandelt werden, sondern vor allem eine Varusknickung und eine stärkere Rotation des Kopfes. Da eine Reposition unter Sicht, also mit Eröffnung des Hüftgelenkes, für ältere Verletzte die größere Belastung bedeutet, steht die Mehrzahl der Autoren auf dem Standpunkt, daß man diese nur dort anwenden soll, wo konservativ eine ausreichende Repositionsstellung durch schonende Manöver nicht erreichbar ist.

Wenn es z. B. bei Brüchen mit kaudalem und vorderem Korticalis- und Spongiosazapfen am Kopfbruchstück durch Überstreckung und Innendrehung des außengedrehten Oberschenkels konservativ nicht gelingt die Verdrehung der Bruchstücke zu beseitigen, also der Sporn nicht in die Kerbe am Halsbruchstück einrastet (Abb. 1b), dann ist es besser und schonender offen zu reponieren. Denn die Anlagerung des Halses an einen verdrehten und in Varus gekippten Kopf wirkt sich katastrophal aus, so daß dann keine Osteosynthese mehr imstande ist, eine komplikationslose Heilung herbeizuführen (Abb. 1c u. 1d). Die meist basisnahen Brüche Jugendlicher sind ebenfalls offen zu reponieren, wenn sie eine exzessive Verschiebung aufweisen.

Die Brüche der Gruppe *Pauwels III* bleiben, offen oder geschlossen reponiert, meist stabilitätsgefährdet und stellen daher besonders hohe Anforderungen an die Osteosynthese und die Nachbehandlungsperiode. In diesem Zusammenhang wird die Umlagerungsosteotomie von Pauwels vor allem bei jüngeren Patienten zu diskutieren sein. Pauwels hat ihre Ausführung als sekundären Eingriff empfohlen, während Linton diesen schon primär ausgeführt wissen will. Zu weiteren Fragen der Reposition wird noch Krotscheck Stellung nehmen. Ich glaube aber, daß wir auch weiterhin an der Empfehlung Böhlers, die Hauptmasse der Varusbrüche geschlossen zu reponieren, festhalten können. Wir stimmen aber Stringa zu, der für die geschlossene Reposition manchmal eine besondere Geschicklichkeit des Operateurs fordert, um keine sekundären Gefäßschäden zu setzen. Vor gewaltsamen Redressements in Narkose muß gewarnt werden. Nun zurück zur Frage Hyrtls: Wie lassen sich die Bruchstücke in dauerndem Kontakt halten?

Alle Autoren, die am Ziel einer mechanischen Verbesserung der Osteosynthese gearbeitet haben, waren sich bewußt, daß eine möglichst weitgehende Ruhigstellung der Fragmente die grundsätzliche Voraussetzung für eine optimale biologische Situation darstellt. Der Begriff Biomechanik ist keineswegs neu. Neu ist hingegen das Schlagwort von der perfekten Osteosynthese.

Seit Smith Petersen hat sich eine große Anzahl von Forschern mit den Methoden der Osteosynthese am Schenkelhals befaßt. Auch Pauwels, der beste Kenner unserer mechanischen und statischen Probleme, hat keine andere Fixierung angegeben. Wir hoffen, am Ende unserer Tagung auch zu der Frage Stellung nehmen zu können, ob das Prinzip des Dreilamellennagels heute übertroffen werden kann. Die relativ große Zahl von Mißerfolgen nach Versorgung mit dem *Smith-Petersen*-Nagel hat aber das Interesse an der Mechanik der Osteosynthese wachgehalten. Eine Vermehrung der Stabilität wurde von Felsenreich 1936 durch *Verbreiterung* der Lamellen angegeben und von Böhler übernommen.

Der Gedanke, die Bruchflächen unter Druck zu bringen, führte 1938 Putti zur *Schraubenosteosynthese*. Wer an die osteogenetische Potenz des infragmentären Druckes nicht glaubt, muß zumindest seine vorübergehende Wirkung auf die Stabilität und die Ruhe im Bruchgebiet zugeben. Die *Putti*-Schraube allein bietet aber nach Stringa in manchen Fällen keinen ausreichenden Schutz gegen die Rotation und die Verschiebung des Kopfes. Besonders im osteoporotischen Kopf ist ihr Halt begrenzt. Hingegen hat bei Kindern und Jugendlichen die Schraube Vorteile, da das Einschlagen des Dreilamellennagels in die dichte Kopf-

spongiosa zur Distraktion der Bruchstücke führen kann, worauf auch
Mac Dougall und Müller hingewiesen haben.

Die Beobachtung, daß in der Zeit nach der Operation, infolge bereits
bestehender Höhlen oder Umbauvorgänge im Bruchbereich, eine manchmal stärkere Verkürzung des Halses eintritt, hat zur Konstruktion von
Nägeln und Schrauben mit *Gleitvorrichtung* geführt. Ich erinnere an den
Pugh- und den Massie-Nagel sowie an die *gefederte Querschraube* von
Charnley. Freilich läßt auch ein entsprechend steil, also zwischen 130
und 150° gelagerter Dreilamellennagel oder eine Schraube, wenn sie
nur das zentrale Fragment faßt, die sogenannte physiologische Einstauchung der Fragmente zu.

Hingegen erschweren Nagel oder Schraube diese allmähliche Bewegung der Fragmente in der Schenkelhalsachse, wenn sie an der Corticalis des Oberschenkels mittels einer Lasche oder ähnlich wirkender
Mittel verankert sind. Jewett berichtet 1956, daß er bei seinen Fällen
30% sekundäre Kopfperforationen hatte.

Die Laschenfixierung des Nagels ist aber bei Ausbruch von größeren
Knochenkeilen an der Nageleinschlagstelle notwendig, bei basisnahen
Brüchen und solchen mit Ausbruch von Keilen am Adamschen Bogen
vorteilhaft.

Neben den bisher genannten Einzelschrauben oder Profilnägeln haben
manche Autoren zur Stabilitätsverbesserung *Doppelschrauben oder Nägel*
verwendet. Schließlich hat wohl als erster Moore 1934 die Fixierung
mit multiplen starren Nägeln durchgeführt. Andere haben hierzu dünne
Profilnägel oder Schrauben benützt. Meines Wissens hat Simon-Weidner
die Fixierung mit elastischen Rundnägeln schon seit 1956 an einem
größeren Material konsequent angewandt und entwickelt. Das Prinzip
der multiplen Fixierung, zu dem Simon-Weidner zur Zeit wohl die
größte Erfahrung besitzt, findet, wenn ich jüngste Berichte richtig be-
urteile, ein stetig zunehmendes Interesse.

Sicherlich spielt hier auch die heute allgemeine Verwendung des Bildwandlers
eine Rolle. So groß die Vorteile dieser technischen Hilfe einzuschätzen sind, so
finde ich doch, daß dieses Gerät manchmal eine Versuchung zu allzu großer Schnel-
ligkeit unter Verlust der notwendigen Präzision darstellt. Wir sind schneller geworden! Sind wir aber auch perfekter geworden?

Die Verbindung rein mechanischer mit biologischen Gesichtspunkten
hat andere Autoren, wie Albee, Phemister, Bado und Godoy-Moreira,
angeregt, an Stelle oder in Verbindung mit Metallen *Knochenspäne* zur
primären Fixierung anzuwenden, in der Hoffnung, hierdurch auch die
Revascularisierung zu unterstützen. Vor kurzem hat Judet die Bildung
eines gestielten Knochenspanes aus dem Trochanter angegeben. Unsere
Erfahrung bei der Verwendung von Knochenspänen zur Nekrosebehand-
lung hat enttäuscht.

Ganz unabhängig von der Art der Osteosynthese ist heute auch ernst-
lich die Frage zu prüfen, ob die Gesichtspunkte, die Voss zur Behandlung
der Koxarthrose mit Erfolg entwickelt hat, nicht auch bei der primären
Versorgung der verletzten Hüfte von Bedeutung sein könne. Eine muskuläre Entspannung kann sich sowohl bei ungenügender Reposition und

Fixierung der Bruchstücke als auch bei nekrotischen Köpfen nur günstig auswirken.

Es ist für den praktischen Chirurgen, der sich nicht so eingehend mit all den in der Literatur angegebenen Verfahren befassen kann, fast unmöglich, Spreu vom Weizen zu trennen. Wir sind heute noch in der Bewertung der angegebenen Verfahren allein auf die Statistik angewiesen. Aber auch für den Spezialisten ist ein statistischer Vergleich schwierig. Da der Wert einer Aussage aber mit der Fallzahl wächst, haben wir uns für diese Tagung mit Unterstützung der Allgemeinen Unfallversicherungsanstalt der Mühe unterzogen, nach einheitlichen Gesichtspunkten Nachuntersuchungen bei 2000 Schenkelhalsbrüchen in den Unfallkrankenhäusern Österreichs anzustellen, deren Ergebnisse EIGENTHALER und MÖSENEDER heute vortragen werden. Wir sind in Österreich für derartige Sammelarbeiten insofern begünstigt, als alle Unfallkrankenhäuser seit ihrem Bestehen das gesamte Material im Sinne BÖHLERs dokumentiert und erfaßt haben. Außerdem gehören diese Anstalten einem seit Jahrzehnten erfahrenen Träger, nämlich der Österreichischen Unfallversicherungsanstalt an, welche die Bemühungen ihrer Chirurgen wohl kennt und sie zum Wohle ihrer Versicherten immer zu unterstützen gewußt hat.

Bei unseren statistischen Untersuchungen haben wir auch Fragen untergebracht, deren Beantwortung uns möglicherweise der heute viel diskutierten und schwierigen Entscheidung des *primären plastischen Kopfersatzes* nach medialer Fraktur näherbringt. Ich verweise auf das Referat von JAHNA. Bei Frakturen von Patienten, welche weniger als 65 Jahre alt sind, wird dieses Vorgehen aus allgemein chirurgischen Erwägungen kaum diskutiert. Wenn die Statistik aber mit genügender Sicherheit ergeben sollte, daß bei Patienten mit einem frischen Schenkelhalsbruch oberhalb eines bestimmten Alters eine vitale Indikation für die Plastik besteht, wodurch die Mortalität wesentlich geringer sein müßte, oder wenn die Statistik zeigt, daß für gewisse mediale Brüche unsere Osteosynthesen nicht ausreichen, so daß sie eindeutig mehr funktionelle Mißerfolge, wie es der Norm entspricht, aufweisen, dann gewinnt doch die Frage zweifellos Berechtigung, ob der primäre alloplastische Kopfersatz nicht vorzuziehen ist. Für diese Entscheidung brauchen wir aber auch eine möglichst klare Vorstellung von der Leistungsfähigkeit der Alloplastik, die doch noch verschieden beurteilt wird. So erhoffen wir uns auch in dieser Hinsicht eine Aufklärung beim Podiumsgespräch.

Besonders problematisch wird die Indikation zur primären Plastik bei kontralateraler Schenkelhalsfraktur, die im hohen Alter bei 3% unserer Patienten auftritt. Diese hier gezeigte 66 Jahre alte Frau erlitt im März 1957 eine Schenkelhalsfraktur rechts. Sie wurde genagelt. 8 Jahre später erlitt sie eine Schenkelhalsfraktur links. Sie wurde wieder genagelt, und Sie sehen diese nun immerhin 76 Jahre alte Frau bei der Nachuntersuchung, also 10 Jahre nach dem ersten Schenkelhalsbruch und 2 Jahre nach dem zweiten Schenkelhalsbruch, mit einem idealen anatomischen und funktionellen Ergebnis. Die Patientin ist ohne Stock gehfähig. Ich bezweifle, ob dies mit zwei primären Plastiken zu erreichen gewesen wäre.

Wenig Einigkeit besteht auch hinsichtlich der *Nachbehandlung*. Ich möchte deren Einzeldarstellung nicht vorgreifen. Ganz allgemein muß aber die Belastung des operierten Beines von der Stabilität der Osteosynthese abhängig gemacht werden. Ein übermäßiges Vertrauen in die Retentionsfähigkeit von Nagel und Schraube ist nicht am Platze. Durch Analysen der osteosynthetisch versorgten Frakturen nach den Richtlinien von PAUWELS, durch Schichtaufnahmen und evtl. durch Vitalitäts-

prüfungen der Oberschenkelköpfe können stabilitätsgefährdete Osteosynthesen rechtzeitig erkannt und eine entsprechende Entlastungsbehandlung je nach Alter und Habitus mit Stützkrücken oder Apparat
durchgeführt werden. Zweifellos ist aber die Frühmobilisierung des Verletzten bei technisch einwandfreier Osteosynthese wohl immer möglich.
Eine Vollbelastung des Beines ist aber erst mit zunehmender Festigung
der Fraktur erlaubt.

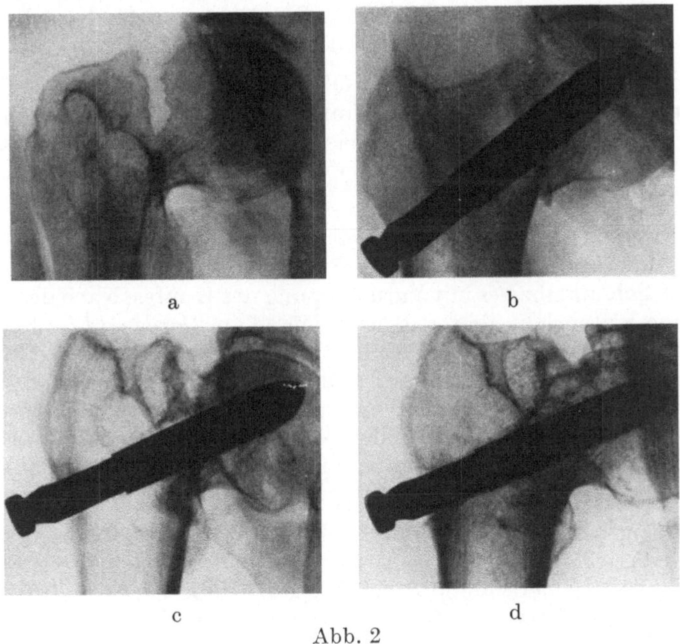

Abb. 2

Ohne zu verallgemeinern möchte ich doch noch die Leistungsfähigkeit einer
Entlastungsbehandlung auch im hohen Alter an einem Fall demonstrieren. Bei
dieser 72 Jahre alten Frau sind weder die Reposition noch die Fixation des Schenkelhalsbruchs gut ausgefallen (Abb. 2a u. b). Es kam nach den ersten Belastungen
zu einer zunehmenden Verschiebung (Abb. 2c), so daß ich an eine Reoperation
dachte. Wegen des hohen Alters und des Allgemeinzustandes wollte ich zunächst
Zeit gewinnen und verordnete viel Liegen und Entlastung durch Stützkrücken. Bei
der Nachuntersuchung war der Bruch 14 Monate später knöchern geheilt (Abb. 2d).

Ich konnte die zahlreichen Probleme unseres Themas nur unvollkommen aufzeigen. Manchen von uns Älteren beschleicht zuweilen ein resigniertes Gefühl unserer Unwissenheit bei so vielen ungeklärten Fragen.
Erinnern wir uns aber, daß vor noch gar nicht so langer Zeit die Schenkelhalsfraktur das Ende eines Lebens oder der Beginn von Siechtum bedeutete, dann wollen wir doch all denen danken, deren unablässiges Streben
nach Verbesserung den heutigen Stand der Heilerfolge ermöglicht hat.
Wenn diese Tagung uns auch nur durch wenige verwertbare Ergebnisse
bereichern wird, dann sind auch die Mühen nicht umsonst gewesen, die
zu ihrer Vorbereitung nötig waren.

R. Neuhold, Steyr (Österreich)
Zur pathologischen Anatomie des Oberschenkelhalsbruches. (Mit 1 Abb.)

Bei den Altersfrakturen stellt gerade der Oberschenkelhalsbruch ein
besonders schwieriges therapeutisches Problem dar. Diese Problematik
hat schon Hyrtl auf Grund seiner anatomischen Studien erkannt. Sie
beruht in erster Linie auf der Gefäßversorgung des Oberschenkelhalses
und Oberschenkelkopfes, die durch die Gefäße des Halsüberzuges einerseits, andrerseits über die Gefäße des Lig. teres vonstatten geht. Dabei
handelt es sich vorwiegend um kleinkalibrige Gefäße.

Da Sie als Unfallchirurgen den Oberschenkelhalsbruch fast nie offen
reponieren und fixieren, sondern unter Röntgenkontrolle arbeiten, erscheint es vielleicht interessant, das Röntgenbild und die tatsächlich
pathologischen Veränderungen an den Bruchenden des Oberschenkelhalses einander gegenüberzustellen.

Im Diapositiv möchte ich Ihnen zunächst ein Röntgenbild zeigen.
Auf der linken oberen Seite sehen Sie einen subkapitalen Adduktions-
bruch des Schenkelhalses mit Varuskippung des Kopfes. Nach der *Garden*-
Einteilung entspricht dieser Bruch dem Typ *Garden III*, der ja am
häufigsten beobachtet wird. Das Bild auf der rechten Seite zeigt diesen
Bruch nach der Reposition; eine anatomische Einrichtung ohne Seitenverschiebung und Achsenknickung. In den beiden unteren Bildern sehen
Sie die Röntgenaufnahme nach der Nagelung, wobei eine gute Stellung
des Kopfes mit geringer Einstauchung der Bruchfragmente und einer
geringen Seitenverschiebung des Halses nach kranial zu sehen ist.

Was zeigt nun das anatomische Präparat? Dabei möchten wir besonders wertlegen: 1. auf das Aussehen des Bruchflächenreliefs, 2. auf
das Ausmaß der Zerreißung des Schenkelhalsüberzuges und 3. auf die
Auswirkung der Fraktur auf die Blutversorgung des Kopfes.

Bei der Bruchform nach *Garden III* ist an der Vorderseite des Halses
und kranial am Kopfhalsübergang der Schenkelhalsüberzug vollkommen
zerrissen. Außerdem ist die Vorderwand des Halses ausgebrochen.

An der Hinterseite des Halses ist der Schenkelhalsüberzug vollkommen erhalten. Wenn wir nun nach Entfernung des Schenkelhalsnagels
die vorher im Röntgenbild gezeigte anatomische Reposition herstellen,
dann zeigt sich kranial ein Korticalisdefekt und dahinter eine große
Spongiosahöhle im Schenkelhals. Es ist dies ein typischer Befund, der
uns klar macht, warum bei der Einrichtung eines Schenkelhalsbruches
durch Längszug so häufig eine *Valgusknickung* des Kopfes eintritt. Der
Kopf sinkt dabei in diesen Halsdefekt hinein.

Auf *Schnitten* durch den Oberschenkelkopf und den Hals kommt das
Bruchflächenrelief zur Darstellung. Die Bruchfläche verläuft dabei nicht
gerade, sondern gezackt und treppenförmig. Im vorderen Drittel des
Kopfes zeigt sie kaudal einen kleinen Korticalissporn, in der Mitte einen
keilförmigen Spongiosazapfen, gegen den *Ward*schen Hohlraum vor-
ragend.

Man findet aber außerdem noch eine große Spongiosa-Trümmerzone im Bruchbereich. Auffallend ist, worauf besonders hinzuweisen wäre, daß die noch erhaltene Spongiosa in der Umgebung der Bruchfläche nur *gering* durchblutet ist, was die schlechte Blutversorgung dieses Gebietes vor Augen führt.

Wenn wir uns noch einmal das Röntgenbild dieses Falles vergegenwärtigen, dann wird deutlich, daß das *Röntgenbild* die tatsächlichen Gegebenheiten *nur ahnen* läßt.

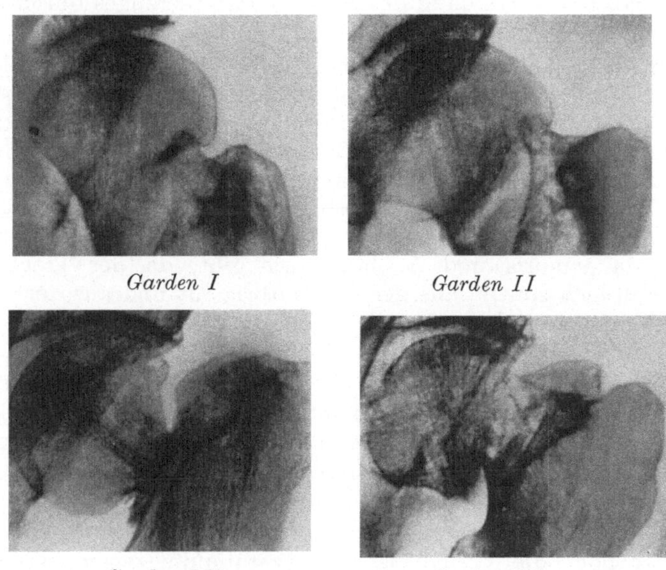

Abb. 1. *Garden I:* Inkompletter subkapitaler Schenkelhalsbruch. Entspricht dem eingestauchten Valgusbruch; *Garden II:* Kompletter subkapitaler Schenkelhalsbruch ohne Dislokation. Die Korticalis am *Adam*schen Bogen ist gebrochen. Keine Kippung des zentralen Fragmentes; *Garden III:* Kompletter subkapitaler Schenkelhalsbruch mit teilweiser Verschiebung der Fragmente. Das periphere Fragment ist nach außen gedreht und verkürzt. Dadurch kippt das zentrale Fragment in Innenrotation und Abduktion. Röntgenologisch Varus und Antekurvation; *Garden IV:* Kompletter subkapitaler Schenkelhalsbruch mit Totalverschiebung. Die Fragmente sind voneinander getrennt, das Kopffragment kehrt in eine normalere Lage in der Pfanne zurück

Im nächsten Diapositiv möchte ich Ihnen die Verhältnisse bei einer Bruchform vom Typ *Garden IV* zeigen. Das Röntgenbild zeigt eine starke Verschiebung des Halses nach kranial, aber diesmal *ohne* jegliche Kippung des Kopfes.

Am anatomischen Präparat ist der Oberschenkelhalsüberzug vorne und kranial wieder zerrissen. Nach Zurückklappen der abgebrochenen Vorderwand des Schenkelhalses sieht man besonders schön den mittleren Spongiosazapfen in den Hals hineinragen sowie ausgedehnte Spongiosadefekte.

Im Gegensatz zum früheren Fall ist diesmal auch der Schenkelhalsüberzug an der Hinterseite des Halses abgelöst, zerrissen und nur noch kaudal ist ein schmaler Streifen des sogenannten *Weitbrecht*schen Bandes erhalten geblieben.

Es ist verständlich, daß die Einrichtung eines Schenkelhalsbruches um so einfacher und leichter gelingt, je *geringer* die Zerreißung oder Ablösung des Schenkelhalsüberzuges ist. Das Röntgenbild gibt bei Berücksichtigung der *Garden*-Einteilung doch gewisse Anhaltspunkte für das Ausmaß der Zerreißung des Schenkelhalsüberzuges durch die Stellung des Kopfes.

Da im Schenkelhalsüberzug ein großer Teil der *ernährenden Gefäße* für den Kopf verlaufen, überrascht es nicht, wie Sie im nächsten Bild sehen, daß bei diesem Fall nach Füllung der Gefäße von der Profunda femoris aus die Kopfgefäße nicht dargestellt werden. Da in diesem Fall auch keine Füllung vom Teresgebiet her stattgehabt hat, ist eine *Totalnekrose* des Kopfes absolut zu erwarten. Wir möchten dabei aber noch darauf hinweisen, daß es ausgeprägte Anastomosen zwischen A. profunda femoris und A. obturatoria gibt, da der Trochanter in diesem Fall sich sowohl aus der Obturatoria rot und aus der Profunda femoris blau gefüllt hat. Auf diese Gefäßverhältnisse hat schon Nussbaumer hingewiesen.

Bei einem anderen Fall sehen Sie nun ein relativ großes Gefäß von der Fovea centralis aus in den Kopf ziehen und ein zweites Gefäß an der Unterseite des Halses den kaudalen Kopfquadranten versorgen. Nur der kraniale Kopfquadrant ist gefäßlos, wodurch eine partielle Nekrose des Kopfes eventuell zu erwarten wäre.

Zum Schluß meiner Ausführungen möchte ich Ihnen im nächsten Diapositiv noch die Verhältnisse im Azetabulum zeigen, wie sie nach Durchschlagen des Nagels in die Pfanne bei Oberschenkelhalsbrüchen bestehen.

Sie sehen den Kopf mit dem durchgeschlagenen Nagel und im nächsten Bild die Pfanne mit der zwar relativ geringen Zerstörung des Knorpels, dafür aber mit einer ausgedehnten Zerfräsung des Pfannengrundes. Es ist anzunehmen, daß der Nagel hier kaum eine zusätzliche Fixierung erhält. Sicherlich besteht dabei aber die Gefahr, das Lig. teres mitzuverletzen.

Da die Mehrzahl der Schenkelhalsbrüche geschlossen reponiert wird und die meisten Chirurgen daher keine richtige Vorstellung vom Ausmaß der Zerstörung des Knochens und der Verletzung des Schenkelhalsüberzuges gewinnen können, habe ich mir erlaubt, Ihnen die Präparate dieser typischen Bruchformen zu zeigen.

J. Eschberger, Wien (Österreich):

Die Histologie der Schenkelhalsbrüche.

Von 1961 bis 1965 haben wir im AUKH XII insgesamt 418 Brüche am proximalen Oberschenkelende histologisch untersucht, davon 144 Schenkelhalsbrüche. Die Biopsien wurden durchwegs von der Bruchstelle entnommen. Von diesen wiesen sehr wenige eine normale Knochenstruktur auf. Im großen und ganzen konnten 2 Gruppen unterschieden werden: 1. solche mit osteoporotischen Veränderungen, die hauptsächlich bei den pertrochanteren Oberschenkelbrüchen vorkommen, und 2. andere mit Knochenverdichtungen und malazieähnlichen Veränderungen, die bei den Schenkelhalsbrüchen am häufigsten zu finden sind.

Die *Histologie* des medialen Schenkelhalsbruches ist eine Histologie des alternden und zum Teil pathologisch veränderten Knochens. Bei dieser Veränderung findet man bei gleichbleibender Bälkchenanzahl eine Verstärkung derselben, wobei aber oft nur die Randpartien und Osteoidsäume der einzelnen Knochenbälkchen von lebenden Zellen erfüllt sind, während die zentralen Anteile nekrotisch erscheinen. Die minderwertige Konstruktion sieht man sehr deutlich in der Struktur des Faseraufbaues, wenn man im polarisiertem Licht untersucht. Gefäße sind stets in wechselnder Anzahl und Kalibrierung vorhanden. Da wegen der ausgedehnten, schon vor dem Unfall vorhandenen Knochennekrose eine Messung der Knochenvitalität nicht sinnvoll erschien, beurteilte ich deshalb die An- und Umbautätigkeit des Knochenmarkes proximal vom Bruch.

Im Knochenmark finden sich nach einer Fraktur typische Bindegewebsveränderungen, die für die Zeitdauer seit dem Unfall charakteristisch sind. Das Bindegewebe bildet bald reichlich Kapillaren und später auch größere Gefäße. Es beginnt nicht nur an der Bruchstelle, sondern auch an anderen Stellen die Bildung von Osteoid an bestehende Knochenbälkchen, die meist vorher nekrotisch wurden.

Der *Oberschenkelkopf wird dreifach mit Blut versorgt:* 1. die Blutversorgung durch das Gefäßsystem im Knochenmark, 2. durch die Kapselgefäße und 3. durch das Lig. capitis femoris. Es war jetzt die Frage, was geschieht, wenn alle drei Versorgungssysteme ausfallen.

Ein Versuch in vivo ist nachfolgender Fall. Es handelt sich um einen 40jährigen Patienten, der eine Luxation der rechten Hüfte mit Abscherung einer Kopfkalotte erlitt. Die Hüfte wurde auswärts in Narkose eingerichtet, der abgebrochene Kopfanteil wurde nicht bemerkt, der Patient kam 5 Wochen nach diesem Unfall in unsere Behandlung. Die Kalotte wurde entfernt und histologisch untersucht. Sie war 50 × 40 × 20 mm groß und nach den 5 Wochen bereits mehr als zur Hälfte revitalisiert. Von der Basis her war bereits ein kräftiges Kapillarnetz ausgebildet, das mit einer Verdichtung der Bindegewebsstruktur einhergeht. An die vollkommen nekrotischen Knochenbälkchen wurde neuer Knochen angelagert. An der Grenze zwischen revitalisiertem und nekrotischem Gewebe ist eine lebhafte Tätigkeit von Riesenzellen zu bemerken. Auch im nekrotischen Gebiet ist die Bindegewebsstruktur erhalten.

Bei den von mir bei der Operation histologisch untersuchten Patienten zeigte sich etwas sehr Überraschendes, nämlich, daß diejenigen Patienten, die einen *normalen* Knochen aufwiesen und keine wesentlichen Bindegewebsveränderungen hatten, am *nekrosegefährdetsten* waren, während die Patienten mit Knochenveränderungen, aber einer kräftigen Bindegewebsreaktion nach der Fraktur, meistens knöchern und ohne wesentliche Nekrose heilten.

Ich möchte noch kurz die Kapselgefäße und die Gefäße des Lig. capitis femoris besprechen. Bei diesen Gefäßen handelt es sich durchweg um verschiedenkalibrige, jedoch immer kleine Arterien, die meist in größerer Anzahl vorhanden sind. Durch einen Kapselriß werden also nie alle Gefäße betroffen, z. B. kann auch ein durch Überdehnung oder Thrombose geschädigtes Lig. capitis femoris wieder durchgängig werden. Sämtliche Gefäße haben an ein subkortikal gelegenes Gefäßsystem Anschluß. Dieser ist für die Ausbildung einer Nekrose von Bedeutung, wenn es flächenhaft durch Kompression geschädigt wird. Hinweisen möchte ich noch auf das fast völlige Fehlen dieser Gefäße bei Arthrose.

Im Hinblick auf diese Erkenntnisse erscheint es wesentlich, eine rasche Revitalisierung des Knochens sowohl durch möglichst baldige Reposition, z. B. in Extension, als auch durch eine exakte stabile Osteosynthese zu erreichen. Die *Wichtigkeit der stabilen Osteosynthese* möchte ich an Hand von Bildern eines Nagelkanales einer stabilen und einer instabilen Osteosynthese mit dem Dreilamellennagel zeigen.

Bei der *stabilen* Osteosynthese sieht man einen glatten Nagelkanal, hinter dem sich reichlich Gefäße befinden. Der Knochen hat sich umgebaut und vollkommen dem Nagel nachgebildet. Ich konnte an keinem meiner Präparate mit einer stabilen Osteosynthese irgendeine schädliche Auswirkung des Dreilamellennagels finden, es sei denn, der Nagel hatte eine Kalotte des Knorpels abgehoben, die dann immer nekrotisch wird. Anders ist es beim *nichtstabilen* Nagel. Man sieht keine glatte Wandung, keine Blutgefäße, jedoch Knochennekrosen und Knochentrümmer. Während bei der stabilen Osteosynthese das Osteosynthesematerial als Leitschiene für die Gefäße dient, ist dieses bei der unstabilen nicht möglich.

Die *Nekrose* nach Schenkelhalsbrüchen ist fast nie total, sondern es handelt sich meistens um eine Nekrose des kranialen Kopfquadranten. Daß die Annahme einer avaskulären Nekrose, zumindest in einer Anzahl von Fällen nicht stimmt, möchte ich an Hand dieses Bildes zeigen. Man sieht sehr schön großkalibrige Gefäße neben und in der nekrotischen Stelle, ohne daß es bei dieser guten Durchblutung zu einer Bildung von vollwertigen Knochen gekommen wäre.

Zusammenfassend kann gesagt werden: Der Bruch eines Schenkelhalses erfolgt fast immer in einem *veränderten* Knochen. Jeder abgebrochene Kopf hat bei richtiger Behandlung die Möglichkeit zu überleben oder sich zu revitalisieren. Das *stabile* Osteosynthesematerial fördert in seiner Umgebung die Bildung von Gefäßen und Knochen. Der Mangel an Blutgefäßen ist nicht die einzige Ursache der Kopfnekrosen.

Aussprache:

G. E. Rösingh u. J. James, Amsterdam (Holland). (Mit 1 Abb.):

Der Schenkelhalsbruch führt in vielen Fällen zur Femurkopfnekrose. Diese Komplikation wird durch Gefäßverschluß verursacht. Dadurch entsteht eine Ischämie des Gewebes, und wenn die Zirkulation nicht rechtzeitig wiederhergestellt wird, folgt der Gewebszerfall. Da morphologische Zeichen von Zellverfall in Osteocyten erst nach mehreren Tagen bestehender Ischämie gefunden werden (Burwell 1964, Catto 1965), besteht die allgemeine Meinung, daß diese Zellen ziemlich spät durch die Ischämie beschädigt werden. Wir haben jedoch durch Experimente über ischämische Veränderungen im Femurkopf in dieser Hinsicht andere Auffassungen bekommen.

Bei fünf 2 Monate alten Kaninchen wurde die Zirkulation im Femurkopf an einer Seite durch eine um das Collum femoris herumgeschnürte Ligatur unterbrochen; das Lig. teres wurde schon vorher durchschnitten. Die fünf Tiere wurden nach 2, 6, 12, 24 und 72 Stunden getötet. Ein sechstes Tier wurde zur Kontrolle benützt. 2 Stunden nach der Operation waren in den Hämatoxylin-Phloxin-Schnitten Veränderungen zu finden. Nach 6 Stunden waren Zeichen von Zellverfall im Knochenmark und Endost zu sehen, während die Osteocyten noch keine Änderungen zeigten. Nach 12 Stunden waren eine wechselnde Anzahl der Osteocytkerne im Vergleich zur Kontrollseite etwas abgerundet. Eine deutliche Pyknose von Osteocyten zeigte sich nach 24 Stunden; 72 Stunden nach der Operation wurden erstmalig leere Osteocyt-Lacunen gefunden.

Morphologische Veränderungen konnten in mit der *Feulgen*-Methode gefärbten Schnitten früher beobachtet werden, welche bekanntlich spezifisch die Desoxyribonucleinsäure (DNA) im Chromatingerüst der Kerne anfärbt. Im Vergleich zu der Kontrollseite war die Chromatinstruktur schon 6 Stunden nach der Operation vergröbert. Dieses Phänomen war nach 12 Stunden prononziert, wobei der Kern etwas abgerundet war. Die Chromatinstruktur war nach 24 Stunden ganz homogen mit zuweilen vacuolären Aufhellungen; 72 Stunden nach der Operation war die Färbung von einem Teil dieser Kerne deutlich verblaßt.

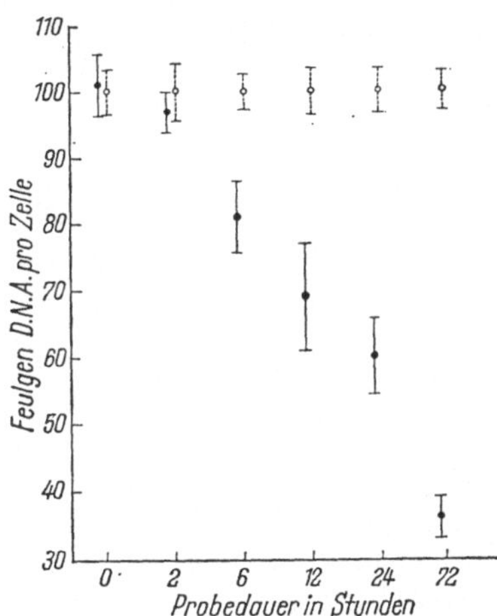

Abb. 1. Folgen der Femurkopfischämie auf die *Feulgen*-DNA-Werte von 40 Osteo-cytkernen der Kontroll- (o) und operierten (●) Seite; Mittelwerte mit 95% Vertrauensgrenze

In Sonderschnitten, welche unter sorgfältig kontrollierten Umständen angefertigt wurden, wurde die Menge pro Kern gebundenen *Feulgen*-Farbstoffes mittels eines integrierenden Mikrodensitometers quantitativ bestimmt (Methode nach JAMES, 1965).

Bei jedem Versuchstier wurde der Mittelwert der DNA-Messungen von 40 Osteocytenkernen aus der Kontrollseite verglichen mit dem Mittelwert von 40 Kernen aus einem gleichzeitig verarbeiteten Schnitt von der operierten Seite. Diese Meßresultate — mit Umrechnung der Kontrollwerte auf 100 — sind mit der statistischen 95%-Vertrauensgrenze in Abb. 1 graphisch dargestellt.

Aus dieser graphischen Darstellung geht hervor, daß die Menge pro Zelle gebundenen *Feulgen*-Farbstoffes schon 6 Stunden nach der Operation einen signifikanten Verlust zeigt mit Steigerung der Streuung zwischen den Kernen.

Da der Verlust der biologischen DNA-Konstanz als ein Zeichen irreversibler Schädigung einer Zelle interpretiert werden kann, wird angenommen, daß nach 6 Stunden Ischämie die gesamte Zellpopulation der Knochenkerne eines Femurkopfes beim Kaninchen in Zerfall geraten ist. Diese Beobachtungen könnten vielleicht einen Hinweis bilden für die Auffassung, daß die Periode reversibler Änderungen bei Schenkelhalsbrüchen mit Gefäßabschnürungen wesentlich kürzer ist, wie in der Klinik allgemein auf Grund von Routinepräparaten in isolierten Fällen vermutet wird. *Zirkulationsfördernde* Maßnahmen, wenn notwendig, müßten also *innerhalb weniger Stunden* nach dem Unfall getroffen werden, um aseptische Nekrosen zu verhindern.

Literatur: BURWELL, R. G.: J. Bone, Surg., **46 B,** 110 (1964), **48 B,** 532 (1964). — CATTO, M.: J. Bone, Surg., **47 B,** 749 (1965). — JAMES, J.: Cytogenetica **4,** 19 (1965).

J. Trueta, Barcelona (Spanien):

Die Anatomie der Gefäße des Oberschenkelkopfes und ihre Empfindlichkeit gegenüber traumatischer Schädigung.

Man glaubt allgemein, daß die große Zahl von Komplikationen, die nach Brüchen des Schenkelhalses und Verrenkungen des Kopfes zu verzeichnen sind, durch die *Besonderheiten der Gefäße* am oberen Ende des Oberschenkels zustande kommen. Diese etwas bedenkliche Blutversorgung ist in der funktionellen Anatomie des Hüftgelenkes begründet, dessen Hauptcharakteristik seine außerordentliche Beweglichkeit ist. Sie ist verantwortlich für die Isolation von jeder Blutversorgungsquelle durch den hyalinen Knorpel, der den größten Teil des Schenkelkopfes überzieht. Diese Isolierung der oberen Oberschenkelepiphyse von der Blutversorgung wird beim Kind durch den Wachstumsknorpel noch bedeutsam erhöht, so daß sich die Epiphyse in die Gruppe der kurzen Knochen einreiht, die gegen Ischämie empfindlich sind, wie das Kahnbein des Fußes und der Hand, das Mondbein, das Sprungbein und die Kniescheibe. Um eine klare Vorstellung von der Gefäßanatomie am oberen Oberschenkelende zu bekommen, ist es notwendig, die wechselnden Gefäßmuster von der Geburt bis zum Greisenalter zu studieren. Dies haben wir an der Universität (Abteilung f. Orthop. Chirurgie) in *Oxford* durchgeführt, und dieser Vortrag gründet sich auf die Ergebnisse, die wir dort gesammelt haben.

Der extraartikuläre Verlauf der Arterien des Schenkelhalses- Paletta (1820), Cooper (1823), Sappey (1869) und Langer (1876) waren unter den Autoren des 19. Jahrhunderts, die die Gefäßversorgung des Hüftkopfes und Schenkelhalses studiert haben. bekannt. In jüngerer Zeit waren diese gefolgt von Lexer (1904), Nussbaum (1924), Kolodny (1925), Williams (1930), Logroscino (1934), Lanz und Wachsmuth (1938), Vereby (1942), Wolkott (1943), Tucker (1949), Howe und Schwartz (1959), Trueta und Harrison (1953), Judet (1955), Müssbichler (1956), Trueta (1957), Hulth (1958) und andere. Die Arbeit all dieser Autoren hat dazu beigetragen, die Gefäßanatomie in diesem Gebiet zu klären.

Die *Hauptarterien-Versorgung* erreicht das proximale Ende des Oberschenkels über die A. circumflexa media, wobei ein Ast von der tiefen A. femoralis kommt, entweder direkt oder mit Hilfe einer der eng benachbarten Collateralen der tiefen Femoralarterien, besonders von der absteigenden und lateralen Circumflexa. Die mediale Circumflexa folgt der Hinterfläche des Schenkelhalses und gibt einige Äste an die Außenrotatoren der Hüfte ab und an die Oberschenkelkopfepiphyse. Sie verläuft dann rund um den unteren Teil der Lateralseite des Schenkelhalses, und zwar so eng am Hüftgelenk, daß sie teilweise in die Kapsel nahe ihrer periostalen Befestigung eingeschlossen wird. Und *hier* ist der Punkt, wo die wichtigsten Äste der A. circumflexa media diese Arterie verlassen, um in den Schenkelhals und in den Oberschenkelkopf einzutreten. Die A. circumflexa media folgt dann in einem Bogen auf die Vorderseite des Schenkelhalses in Richtung zu ihrer Austrittsstelle aus der A. profunda femoris.

Wir haben die Bedeutung von jeder dieser Äste der A. circumflexa media überprüft, und zwar hinsichtlich der Ernährung des Hüftkopfes und des Schenkelhalses beim Erwachsenen (Trueta und Harrison 1953), und später auch beim Kind (Trueta 1957). Im folgenden geben wir eine Zusammenfassung unserer Befunde.

Die Methode der Gefäßdarstellung ist aus der Arbeit entwickelt worden, in welcher ich damit beschäftigt war, die Nierendurchblutung zu studieren (Trueta 1947). Zum erstenmal wurde in dieser Arbeit die Mikroradiographie zu Forschungszwecken verwendet und eine feine Bariumsulfatsuspension, bekannt unter dem

Handelsnamen *Micropaque*, wurde zusammen mit der Transparenzmethode von SPALTEHOLZ verwendet, um die feineren Details der Gefäßversorgung zu prüfen.

Während das Studium der Gefäßversorgung am oberen Oberschenkelende beim Erwachsenen sehr eingehend durchgeführt wurde, wurde dies beim wachsenden Kind irgendwie vernachlässigt. Nur LATARGET und TRILLAT (1935) beim Foetus und beim Neugeborenen, TUCKER (1949), TRUETA (1957) und LAGRANGE (1963) und vielleicht noch der eine oder andere sind bekannt, die die Gefäßversorgung beim Kind studierten. Als Ergebnis unserer Untersuchung möchte ich hier die *5 wichtigeren Stadien* der Gefäßentwicklung nach der Geburt bei europäischen Kindern anführen, wobei jedes Stadium eine bedeutsame neue Phase des Wachstums an der oberen Oberschenkelepiphyse darstellt. Die charakteristischen Merkmale der Gefäße bei jedem der 5 Stadien tragen erwiesenermaßen zu den besonderen pathologischen Merkmalen der Hüfte während jeder Wachstumsperiode bei. Es ist wichtig, zu betonen, daß individuelle sowohl wie rassenbedingte Variationen vorkommen.

Nomenklatur

Aus Gründen der Klarheit ist es ratsam, jede Gruppe von Gefäßen, die den Oberschenkelkopf ernähren, mit Namen zu belegen, da ich glaube, daß der Mangel an Verständnis für die relative Bedeutung der Gefäßäste, die von der A. circumflexa media und der A. obturatoria als Blutzuführung für den Oberschenkelkopf abzweigen, auf den Gebrauch des Wortes „netzartig", zur Bezeichnung aller Collateralgefäße die von der A. circumflexa ausgehen, zurückzuführen ist. Ich will hier der Nomenklatur, die HARRISON und ich verwendeten, folgen, um die Gefäßversorgung beim Erwachsenen zu beschreiben (TRUETA und HARRISON 1953). Mit Ausnahme von einigen dünnen Gefäßen des Lig. teres, die bei der Geburt aufhören, den Hüftkopfknorpel zu durchdringen, schrumpfen die gänseblümchenartigen Gefäßenden bis zum völligen Verschluß und die Gefäße des Lig. teres bleiben nicht mehr in Zusammenhang mit denjenigen der Oberschenkelepiphyse bis zum Alter von 6—8 Jahren. Nach den Zonen des Hüftkopfes, die diese Gefäße versorgen, wird der Kopf durch zwei Flächen, die sich unter 90° schneiden, in 4 Sektoren eingeteilt. Da der Epiphysenknorpel normalerweise medialwärts und nach unten gerichtet ist, nennen wir die Gefäße, welche den oberen seitlichen Quadranten versorgen, *laterale Epiphysengefäße*, und jene, die sich im mittleren oberen Quadranten verteilen, *mediale Epiphysengefäße*. Die äußeren Metaphysengefäße nennen wir *obere Metaphysengefäße*, ein Wort, das sich durch die Neigung der Epiphysenlinie, welche die äußere Metaphyse über den mittleren Metaphysenquadrant stellt, empfiehlt. Schließlich nennen wir die verbleibenden medialen Metaphysengefäße entsprechend derselben Neigung der Epiphysenlinie *untere Metaphysengefäße*. Diese Nomenklatur wurde allgemein angenommen, aber von SEVITT und THOMPSON (1965) kritisiert, weil die laterale Epiphysenarterie bzw. Arterien häufig von der A. circumflexa in Verbindung mit den Gefäßen, die das obere Metaphysensegment des Kopfes ernähren, abzweigen. Aus diesem Grund ziehen es diese Autoren vor, zur Verwendung des Wortes „*Retinaculagefäße*" zurückzukehren, da dieses Wort nicht die Endbestimmung angibt, sondern eher ihren möglichen Ursprung. Dies mag als unnütze Diskussion erscheinen, jedoch ziehe ich es vor, eher die Hauptbetonung auf die *Bestimmung* der Gefäße zu legen, als auf deren Ursprung, da das erste Merkmal konstant ist, während das zweite variieren kann. Ich habe Epiphysengefäße während des Wachstums gesehen, die direkt aus der A. circumflexa nahe dem Ast der oberen Metaphysenarterie entsprangen, oder die mit einem kurzen gemeinsamen Stamm der lateralen Epiphysengefäße begannen, um sich dann sofort in aufsteigende (Epiphysen) und in absteigende (Metaphysen) Äste zu teilen. Bevor diese Gefäße in die Epiphyse eintreten, werden sie von einer fibrösen Scheide, die eine große Arterie und mehrere Venen enthalten kann, zusammengehalten.

Phase I: Von Geburt bis 18—24 Monate (Kinder europäischer Herkunft). Die Blutzufuhr der Epiphyse geschieht wie beim Fötus durch Arteriolen, die vom Circulus articuli vasculosus nach WILLIAM HUNTER kommen, denn das Fortschreiten der A. nutritia und ihrer Äste wird durch den Aufbau des Wachstumsknorpels gehemmt. Schon beim Fötus kommt die Hauptblutversorgung von der Außenseite des Hüftknorpels über die Gefäße, die wir laterale Epiphysengefäße nennen, auch dann, wenn viele vertikal aufsteigende Gefäße in die unterste Region der Epiphyse eintreten. Diese Gefäße treten an der Oberfläche des Metaphysensegments aus, auch dann, wenn sie eigentlich nicht zur Metaphyse gehören. Sowie die Reifung des Epiphysenkerns fortschreitet, nimmt die relative Bedeutung dieser aufsteigenden Gefäße ab, während jene der äußeren Epiphysengefäße zunimmt. Kurz nach Geburt wird die Beteiligung der Gefäße des Lig. teres an der Blutversorgung, sofern sie überhaupt existiert, bedeutungslos. Dies führt zu einem bemerkenswerten *Überwiegen* der lateralen Epiphysengefäße im Alter von 18—24 Monaten aufwärts, ein Überwiegen, das, wenn auch vermindert, bis zum Ende des Lebens bestehen bleibt.

Die Verantwortung für die Ernährung des *oberen Metaphysensegmentes* des Hüftkopfes liegt bei den Gefäßen, die aus der Circumflexa zusammen oder sehr eng mit den lateralen Epiphysengefäßen entspringen. Ich habe erwähnt, daß dies sehr oft zu einer besonderen Anordnung mit einiger klinischer Bedeutung führt, nämlich, daß die lateralen Epiphysengefäße und die oberen Metaphysengefäße von einem einzigen Stamm aus der A. media circumflexa abzweigen und dabei ein Y mit jedem dieser beiden Äste bilden und zu einer der gegenüberliegenden Seiten des Wachstumsknorpels gerichtet sind. Die Blutversorgung des *unteren Metaphysensegments* wird von einer Gruppe Gefäße durchgeführt, die diese Zone direkt gegenüber vom extrakapsulären Teil des Schenkelhalses erreichen, oder aus der letzten Verzweigung der A. nutritia stammt. Sie sind gewöhnlich klein, aber zahlreich.

Phase II: Von 18—24 Monaten bis zum Alter von 6—8 Jahren. Die Gefäße, welche die Epiphyse von dem unteren Metaphysensegment des Kopfes erreichen, nehmen *ständig* an Zahl *ab*, während die lateralen Epiphysengefäße progressiv die Funktion der Ernährungsgefäße der Epiphyse übernehmen. Normalerweise verschwinden in keinem Stadium die Gefäße, die von unterhalb des Wachstumsknorpels kommen, vollständig, aber im Alter vom 3.—4. bis zum 6.—8. Jahr (nach welchem die Gefäße des Lig. teres die Knochenepiphyse penetriert haben) stammen im Durchschnitt ungefähr 70—80% der gesamten Blutmenge, die durch die Epiphyse fließt, aus den lateralen Epiphysengefäßen allein. In diesem Stadium ist die Ernährungsabhängigkeit des Sekundärkernes von den Gefäßen derart, daß die Unterbrechung ihres Blutflusses, wenn sie lange genug dauert, schweren Schaden am Knochen und Knorpel der Oberschenkelepiphyse verursacht.

Bei über 75 guten Gefäßdarstellungen an Leichen von Kindern aus dem Vereinigten Königreich, Spanien und Portugal, von denen ich die meisten veröffentlicht habe (TRUETA 1957), wurde nicht ein einziger Fall eines Eindringens der Gefäße des Lig. teres vor dem 6. Lebensjahr gefunden. Dieser Befund ist seither in Frankreich von LAGRANGE (1963) bestätigt worden. Allerdings ist die Anzahl weit zu gering, um die Möglichkeit ausschließen zu dürfen, daß es auch individuelle Variationen bei der Gefäßversorgung weißer Kinder geben mag.

Bei afrikanischen Kindern existiert ein solches systematisches Fehlen des Eindringens von Gefäßen des Lig. teres nicht, wie wir an Hand unserer 9 Gefäßdarstellungen an Leichen von Negerkindern bis zum 4. Lebensjahr feststellten.

Die Besonderheit in der vasculären Versorgung mag angesichts der Seltenheit der *Perthes*-Erkrankung bei afrikanischen Kindern in Rechnung gestellt werden.

Phase III: Vom Alter von 6—8 bis zu 11 und 12 Jahren. Diese Phase ist durch das tiefe Eindringen von Gefäßen des Lig. teres in die Epiphyse und durch ihre multiplen Anastomosen mit den Ästen der lateralen Epiphysengefäße charakterisiert. Das Penetrationsalter variiert individuell, aber es ist sehr selten, im Alter von 8 Jahren schon eine bestehende Anastomose zu finden. Im Alter von 10 Jahren ist der vorjugendliche Zustand der Blutzirkulation der Epiphyse endgültig ausgebildet, obwohl manchmal auch die Teilnahme der medial gelegenen epiphysären Arteriolen (aus den Gefäßen des Lig. teres und jene, die von der Oberfläche der Metaphyse übrigbleiben) nicht so groß ist, wie beim Erwachsenen. Gelegentlich wird sogar im Alter von 9 Jahren die Unabhängigkeit der Gefäßversorgung für die Epiphyse vom übrigen Oberschenkel durch eine Zunahme der Vascularisierung am Metaphysenende des Wachstumsknorpels betont, wodurch der jugendliche Typ der Gefäßversorgung angedeutet wird.

Phase IV: Von 11—12 Jahren bis zum Epiphysenschluß. In dieser Zeit rapiden Wachstums beziehen sich die vasculären Veränderungen, die man antrifft, auf die Vorbereitung der Verschmelzung des Wachstumsknorpels, der an sich von der unter dem Einfluß des somatotropen Hormons der Hypophyse stimulierten Aktivität der Sexualhormone abhängig ist. Während dieser Phase findet eine metaphysäre vasculäre Proliferation statt, welche den Widerstand der Knochenstruktur in dem entsprechenden Metaphysensegment beeinflußt. Dies erklärt vielleicht manches der Pathologie des Schenkelhalses in dieser Altersgruppe, besonders das Gleiten der oberen Oberschenkelepiphyse. Über die Besonderheiten der Gefäßversorgung beim jugendlichen Neger sind bis jetzt keine Befunde verfügbar.

Phase V - Von der Verschmelzung der Epiphyse bis zum Greisenalter. Die Beseitigung des Wachstumsknorpels stellt den Erwachsenentyp der vasculären Versorgung her, der bis zum Ende unverändert bleibt. Da das Ziel dieses Kongresses ist, Tatsachen zu diskutieren, die mit dem Bruch des Schenkelhalses zusammenhängen, ein Zustand, der fast nur das höhere Lebensalter betrifft, werde ich mich auf die Anordnung der Gefäße beschränken, die sie bei einer Fraktur oder ihrer Behandlung am Erwachsenen für Schädigungen empfänglich macht.

Ich habe wiederholt betont, daß die Hauptquelle der Blutversorgung für den Oberschenkelkopf von den *lateralen Epiphysengefäßen* kommt, die in den Kopf von hinten oben eintreten, gewöhnlich 2—6 an der Zahl, und eine kurze Strecke nach ihrem Eintritt spiralförmig verlaufen. An dieser Stelle liegen sie immer innerhalb einer dicken fibrösen Scheide. Bei ihrem Verlauf folgen sie eng der alten Epiphysenfläche, aber liegen etwas oberhalb davon, oberflächlich der Epiphysennarbe. Sie verlaufen abwärts und medial und, wie wir an Hand von seitlichen Röntgenaufnahmen sehen können, auch etwas vorne, in einer feinen Kurve zur Gelenkoberfläche zwischen der Fovea des Hüftkopfes und dem unteren Gelenksrand. Die ständigen Arterien dieser Gruppe variieren in ihrer Größe: eine ist gewöhnlich größer als die anderen, und häufig gibt es ein Gefäß, dessen Äste ausschließlich über das obere seitliche Segment des Kopfes verteilt sind, das von allen durch Kompressionskräfte, die darauf einwirken, am verletzbarsten ist.

Die *mittleren Epiphysenarterien* laufen lateral in derselben Höhe wie die Fovea capitis, durch welche sie eintreten, bis sie eine Anostomose mit den hauptsächlichen lateralen Epiphysengefäßen finden. Die Länge ihres Verlaufes ist ihrer Größe proportional.

Die überwiegende Verteilungsrichtung der Äste dieser hauptsächlichen Epiphysenarterien verläuft in die Epiphyse und zur Gelenkoberfläche. Im Vergleich dazu ist der Zufluß zur Metaphyse gering. Die Epiphysengefäße sind in einer charakteristischen Reihe von Arterienarkaden angeordnet, von denen Äste die Mutterstämme in einem Winkel von ungefähr 90° verlassen und verlaufen senkrecht zur Gelenkoberfläche. Diese radiale Anordnung erfolgt unabhängig davon, ob die Gefäße in frontalen, sagittalen oder horizontalen Schnitten studiert werden. Parallel verlaufende, benachbarte Gefäße bilden auf diese Art die seitlichen Begrenzungen der Bögen. Die Gipfel der Gefäßbögen sind ebenso wie ihre Stützpfeiler zur Oberfläche hin gerichtet und von diesen Bögen werden weitere Äste abgegeben, die selbst wiederum die gleiche Anordnung aufweisen. Zwei oder drei Reihen solcher Bögen liegen in der Epiphyse zwischen den Hauptgefäßen und dem Gelenkknorpel. Dieses charakteristische Muster der kleineren intraossären Arterien ist ein Merkmal der Epiphyse und nicht nur eines der Zweige der lateralen Epiphysengefäße. Die Äste, die von der mittleren Epiphysenarterie entspringen, verhalten sich genau in der gleichen Weise.

Das metaphysäre Arterien-Muster: Es gibt gewöhnlich 2, 3 oder 4 *obere Metaphysenarterien,* die gewöhnlich aus den Gefäßen kommen, welche bald zu der lateralen Epiphysengefäßgruppe aufsteigen. Die metaphysären Gefäße treten in die obere Seite des Schenkelhalses ein, und zwar etwas vom Rand des Gelenkknorpels entfernt. Sie zeigen einen absolut geraden Verlauf senkrecht nach unten in den Knochen, hinunter zum Schenkelhals. Wenn sie etwa ein Viertel ihrer Strecke durch den Schenkelhals zurückgelegt haben, wenden sie sich plötzlich in einer leichten Kurve nach oben medial, und zwar zu der Stelle, die vorher durch den Epiphysenknorpel belegt war. Eine wichtige Besonderheit dieser vertikal absteigenden oberen Epiphysengefäße, die ich erwähnt habe, ist, daß sie gewöhnlich einen gemeinsamen Ursprung mit den lateralen Epiphysengefäßen haben. Die klinische Bedeutung dieser Anordnung wird später diskutiert werden.

Die *unteren Metaphysenarterien* treten nahe dem unteren Rand des Gelenkknorpels in den Knochen ein. Häufig ist ein Gefäß größer als alle anderen dieser Gruppe, und dieses Gefäß beschreibt eine kurze Spirale, bevor es sich in Äste aufteilt, die nach oben zur Epiphyse laufen. Die kleineren arteriellen Äste dieser Gruppe von Metaphysengefäßen verteilen sich über einen großen Teil der Metaphyse. Das bogenförmige System der Anastomosen, wie man es in der Epiphyse sieht, fehlt hier, und das Muster ist eher das von Ästen abnehmenden Kalibers, die einem geraden oder abgewinkelten Weg zur Epiphyse folgen.

Bevor diese in den Knochen eindringen, stimmen die Metaphysenarterien durch ihre häufigen verbindenden Anastomosen im Subsynovialgewebe mit der Gefäßordnung des *Hunter*schen „Circulus articuli vasculosus" überein. Am Schenkelhals neigt der Kreis dazu, vorne nicht vollkommen zu sein. Kleine hintere Gefäße laufen aus dem Gefäßkreis in den Schenkelhals.

Die Systeme der Epiphysen- und Metaphysengefäßsysteme zeigen reiche Anastomosierung. Eine Anzahl von Verbindungsästen verlassen die Hauptepiphysenbögen unter rechtem Winkel und verlaufen abwärts in die Metaphyse. Im Kaliber sind sie gewöhnlich kleiner als die Gefäße der Epiphysenbögen und in der Form entsprechen sie häufig Spiralen. Wir haben nie einen Beweis für eine A. nutritia des Oberschenkels gefunden, die ihr Versorgungsgebiet bis hinauf in die Metaphysenregion ausdehnt.

Veränderungen am Gefäßbaum mit dem Alter - Im Laufe unserer Studie des Gefäßmusters am oberen Oberschenkel konnten wir *nie* einen Beweis für die Abnahme der Leistungsfähigkeit des Gefäßbaumes mit fortschreitenden Jahren finden. Unter unseren Gefäßdarstellungen waren mehrere Präparate von Personen zwischen 70—100 Jahren und kein durch das Alter begründeter Unterschied wurde jemals gefunden.

Die relative Bedeutung jeder Arteriengruppe für die Blutversorgung des Oberschenkelkopfes

Nach unseren eigenen Arbeiten und den Untersuchungen anderer Autoren kann festgestellt werden, daß die lateralen Epiphysengefäße etwa vier Fünftel bis zwei Drittel der oberen Oberschenkelepiphyse ernähren. Die unteren Metaphysenarterien versorgen etwa zwei Drittel der Metaphyse des Oberschenkelkopfes. Es sind daher nach der Rangordnung die *lateralen Epiphysengefäße die wichtigsten*. Wir wissen, daß sie jene sind, die das Segment des Kopfes versorgen, welches einer schweren Schädigung durch komprimierende Kräfte am stärksten ausgesetzt ist. Schließlich sind sie von allen Gefäßen, die den Oberschenkelkopf versorgen, durch Traumen am meisten verletzlich. NUSSBAUM (1926), der sich anscheinend der Bedeutung dieser Gefäße bewußt war, bezeichnete sie als „ramus nutritius colli et capitis". Es gibt so viele Beweise dafür, daß unsere lateralen Epiphysengefäße eigentlich als Ernährungsgefäße der oberen Oberschenkelepiphyse bezeichnet werden könnten. Wie wir jetzt sehen werden, hängt die zukünftige Unversehrtheit des Oberschenkelkopfes nach einem Schenkelhalsbruch hauptsächlich, wenn nicht ausschließlich, von der *Erhaltung der lateralen Epiphysenarterien* zum Zeitpunkt des Bruches, während des Transportes des Patienten und im Verlauf der Behandlung ab.

Der Mechanismus der Schädigung der lateralen Epiphysengefäße nach Brüchen des Schenkelhalses

Da wir von der außergewöhnlichen Vorherrschaft der lateralen Epiphysengefäße über die anderen Gruppen von Gefäßen für die Blutversorgung des Oberschenkelkopfes überzeugt waren, führte auf meiner Abteilung in Oxford CLAFFEY Untersuchungen durch, denen ich die folgenden Daten entnehme (CLAFFEY 1960). Bei einer Reihe von Präparaten von Leichen, die den Schenkelhals nahe am Kopf durchtrennt hatten, wurde das distale Fragment verschoben und nachher wurden die Gefäße des Präparates aufgefüllt. Es wurde festgestellt, daß jeder „Bruch" distal von der Eintrittsstelle der lateralen Epiphysengefäße in den Knochen, ebenso wie bei Brüchen am lebenden Menschen, *eine Verschiebung nach oben mit einer Verdrehung des distalen Fragmentes nach lateral* verursacht. Wenn dies geschah, wurde das obere Retinaculum,

welches in seiner fibrösen Scheide die lateralen Epiphysenarterien enthält, vom Knochen abgezogen und eine beträchtliche Verschiebung der
Fragmente war ohne Schaden und sogar ohne Spannung der Gefäße
möglich. Tatsächlich waren bei dieser üblichen Verschiebung die lateralen Epiphysenarterien eher entspannt als gedehnt. Andererseits stellte
sich heraus, daß diese übliche Verschiebung regelmäßig eine Schädigung
der unteren Metaphysengefäße verursachte, die glücklicherweise für die
Ernährung eines viel weniger wichtigen Segmentes des Oberschenkelkopfes verantwortlich sind. Nur, wenn das distale Fragment um eine
Strecke die der Hälfte des Hüftkopfdurchmessers entsprach, nach oben
verschoben war, was eine beträchtliche Verschiebung darstellt, wurde
eine Spannung an den Gefäßen ausgeübt. Der wellenförmige und spiral-
förmige Verlauf dieser Gefäße scheint den Zweck zu haben, sie vor
Schädigung durch allzu große Spannung zu schützen.

Im auffallenden Gegensatz zu diesen Beobachtungen stellte sich heraus, daß die lateralen Epiphysengefäße äußerst leicht in ihrem Verlauf
innerhalb des Knochens zerreißen können, und zwar nach ihrem Eintrittspunkt in den Hüftkopf, wo sich der Schenkelhals steil ungefähr
0,5 cm unterhalb des Gelenkknorpelrandes nach oben wendet. Gelegentlich treten sie auch distal von diesem Punkt in den Knochen ein, aber
selten proximal davon.

*Ohne Ausnahme stellte sich bei allen unseren Präparaten heraus, daß
die Gefäße jedesmal komplett zerrissen waren, wenn der Bruch den Eintrittspunkt der lateralen Epiphysengefäße erreichte.* Als Folgerung dieser Untersuchungen wurde geschlossen, daß die wichtigsten Einzelheiten, um die
zukünftige Vitalität des Hüftkopfes voraussagen zu können, durch den
Bruchspalt gegeben sind. Wenn das obere seitliche Ende des Bruchspaltes
oberhalb der Eintrittszone der lateralen Epiphysengefäße in dem Kopf
liegt, kommt es *unvermeidlich zur Nekrose.*

Leider ist es nicht leicht zu erkennen, wo der Bruchspalt liegt. Ich kann hierbei
die Untersuchung an 50 nicht ausgewählten Fällen anführen, deren Röntgenbilder
vor der Einrichtung der Schenkelhalsfraktur befundet wurden. Das Röntgenbild
vor der Einrichtung gibt keinen zuverlässigen Aufschluß darüber, ob der Bruchspalt den verwundbaren Punkt erreicht oder nicht, eine Tatsache, die zu erklären
vermag, weshalb die Methode nicht angewendet wird. Man fand, daß nur in 12
von diesen 50 Fällen deutlich zu sehen war, wie der Bruchspalt den intraossären
Verlauf der lateralen Epiphysengefäße kreuzte. Bei allen anderen Fällen war es
zweifelhaft, ob der Bruch diesen Punkt erreicht hatte oder nicht, was beweist,
daß die Röntgenologie noch nicht genügend verbessert worden ist, um uns bei
dieser wichtigen Frage zu helfen.

Um die klinische Bedeutung des Bruchspaltes für die Voraussage
des zukünftigen Verhaltens des Oberschenkelkopfes noch weiter zu be-
leuchten, wurden insgesamt 197 Krankengeschichten und Röntgenbilder
von Patienten, die wegen eines Schenkelhalsbruchs in Oxford behandelt
worden waren, untersucht. Von diesen standen uns die Nachunter-
suchungsbefunde von 178 Fällen zur Verfügung. Die Röntgenbilder
zeigten, daß 24 dieser Fälle zu der gefährdeten Gruppe gehören (die
wir Gruppe I nennen). *Bei allen war es zur avasculären Nekrose des Ober-*

schenkelkopfes gekommen. Dies stellte also ein 100% richtiges Resultat der Vorhersage dar. Bei einer weiteren Gruppe von 20 Fällen, bei denen die Röntgenbilder nicht deutlich genug waren, um die Unverletztheit oder das Gegenteil im Gebiet der lateralen Epiphysengefäße zu zeigen, hatten 10 eine Kopfnekrose. Sogar mit unseren etwas groben Methoden der Freilegung der gefährdeten Zone der Halskopfverbindung bekamen 34 von 44 „möglichen" Fällen mit Behinderung der lateralen Epiphysengefäße an ihrem Eintrittspunkt in den Knochen eine Kopfnekrose und von allen jenen, bei denen überhaupt kein Zweifel bestand, hat kein Oberschenkelkopf die Fraktur überstanden.

Andere Ursachen für die Nekrose des Oberschenkelkopfes als der Verlauf des Bruchspaltes

1. *Verschiebung der Bruchstücke.* Ich habe Ergebnisse vorgelegt, nach denen die Verschiebung der Bruchstücke als Ursache einer Nekrose des Oberschenkelkopfes keine entscheidende Rolle spielt. Dazu ist die klinische Erfahrung zu ergänzen, daß nur außergewöhnliche Grade von Verschiebung des distalen Fragmentes nach oben die lateralen Epiphysengefäße schädigen können. Das Ausmaß der Verschiebung, das eine traumatische Verrenkung der Hüfte begleitet, ist beim Erwachsenen oft größer und müßte demnach unvermeidlich eine Kopfnekrose zur Folge haben, wenn die Verschiebung die Ursache der Ischämie wäre. Dies ist jedoch glücklicherweise bei weitem nicht der Fall.

Es mag viel gefährlicher sein, ausgedehnte Repositionsmanöver in Allgemeinnarkose, bei denen das distale Fragment in eine extreme Innenrotation gezwungen wird, durchzuführen, wobei die lateralen Epiphysengefäße durch den Rand der Bruchoberfläche am Schenkelhals abgeschnitten werden können. Dies scheint allerdings nur bei seltenen Gelegenheiten möglich zu sein. Bei keinem der Fälle, die wir untersucht haben, dessen *Bruchspalt nicht den gefährlichen Punkt* erreicht hatte, kam es später zur Kopfnekrose. Die Möglichkeit besteht, daß extreme Adduktion des Oberschenkels die oberen Metaphysenarterien, die gewöhnlich als Arterienast aus den lateralen Epiphysengefäßen entspringen, anspannen kann. Bei diesen Fällen könnte, wenn der Riß ein oberes Metaphysengefäß beträfe, die Blutgerinnung eine Thrombose der Epiphysenarterie oder -arterien durch eine retrograde Ausdehnung des Thrombus verursachen, besonders dann, wenn der Riß nahe an der Abzweigung der Metaphysenarterien entstand. Allerdings glaube ich, daß diese Möglichkeit selten ist.

2. *Durchschneidung der lateralen Epiphysengefäße im intraossären Verlauf durch die laterale Kante des Schenkelhalses bei Abduktionsbrüchen.* Bei Brüchen mit einem sehr vertikalen Bruchspalt, bei denen ein Einstauchen der Fragmente in Valgusstellung zustande gekommen ist, könnte das tiefe Eindringen der Außenseite des Schenkelhalses in den Kopf gelegentlich die Gefäße an einer Stelle kurz nach ihrem Eintritt durchtrennen, auch dann, wenn der Bruchspalt den gefährlichen Punkt nicht erreicht hat. Dies erklärt die Natur der Fälle, bei denen es zwar zur

frühen callösen Heilung an der Innenseite des Schenkelhalses gekommen war, jedoch trotzdem später eine Kopfnekrose eintrat.

3. *Schädigung der Zirkulation durch die Nagelung.* Claffey (1960) untersuchte die möglichen Schäden, welche ein *Smith-Petersen*-Nagel der Blutversorgung der Oberschenkelepiphyse zufügen könnte und fand, daß es fast unmöglich war, mehr als einen der Äste der lateralen Epiphysengefäße gleichzeitig zu unterbrechen, gleichgültig, in welche Richtung der Nagel eingeschlagen wurde. Was die Schädigung der Gefäße des Lig. teres betrifft, kann gesagt werden, daß bei 6 Fällen nach Einführung von *Smith-Petersen*-Nägeln in Richtung der Fovea capitis die Injektionsflüssigkeit durch die A. circumflexa media bei allen an den abgeschnittenen Enden der Gefäße des Lig. teres herauskam. Diese waren daher nicht wesentlich geschädigt.

Es ist also schwer möglich, die Nagelrichtung und Nagellage für die Ischämie des Oberschenkelkopfes verantwortlich zu machen, zumindest dann nicht, wenn ein *Smith-Petersen*-Nagel oder eine Schraube ähnlicher Stärke verwendet werden. Ich habe keinen Beweis für eine mögliche Schädigung durch den *Moore*-Nagel oder ähnliche Nägel, aber es erscheint sehr unwahrscheinlich, daß die Einbringung von 4 oder 5 dünnen Nägeln mehr Schaden an der Zirkulation des Oberschenkelkopfes verursachen könnte als ein Nagel mit schneidenden Lamellen, der um vieles dicker ist.

4. *Gefäßschäden durch Verzögerung der Behandlung.* Es erscheint selbstverständlich, daß die lateralen Epiphysengefäße ebenso wie andere Kopfgefäße vor der genauen Reposition eines Schenkelhalsbruches, während des Transportes oder wenn der Patient im Bett liegt, einer Dehnung ausgesetzt sind, die zwar nicht ausreichen mag, einen Riß der Gefäße zu verursachen, die aber zur Thrombosierung durch Schädigung des Endothels führen kann. Dies kann der Grund für eine sekundäre Ischämie infolge fortschreitender Spätthrombose sein, was in manchen Fällen nicht unwahrscheinlich ist, bei denen die lateralen Epiphysengefäße wiederholtem Zug und Dehnung ausgesetzt sind. Wie zu erwarten, konnten die Untersuchungen an Leichen über Schädigung der Kopfgefäße durch Ziehen *keinen* Nachweis über die Auswirkung von einmaligem plötzlichem Zug und Rotation auf den Gerinnungsmechanismus innerhalb der Gefäße erbringen.

5. *Unterbrechen des Blutzuflusses in den lateralen Epiphysengefäßen durch Zusammenbruch der osteoporotischen Spongiosa des Oberschenkelkopfes. Die Spätnekrose nach Brüchen des Schenkelhalses.*

Es ist eine Anzahl neuer Untersuchungen erschienen, die sich mit der Topographie der Nekrose beschäftigen, die den Oberschenkelkopf nach Schenkelhalsfrakturen befällt. Die Arbeiten von Sevitt und Thompson (1955) und Catto (1965) haben post mortem oder nach chirurgischer Entfernung gezeigt, daß die Nekrose sich anfänglich auf den Großteil oder den ganzen Oberschenkelkopf ausdehnt, daß verstreute Revascularisierung und Neubildung von Knochen bald danach eintreten kann. Wie zu erwarten, ist der Kopfteil, der am häufigsten einen Späteinbruch zeigt, jener, der durch den oberen Ast der lateralen Epiphysengefäße mit Blut versorgt wird, der auch die größte Belastung trägt. Wenn die anfängliche Störung der Blutversorgung des Hüftkopfes nicht zu schwer ist, wird die Heilung der Fraktur stattfinden und die fortschreitende Revascularisierung wird den ischämischen Bezirk erreichen, gewöhnlich das obere Segment. Der Umbau führt zu einer Osteoporose, die den tragenden Kopfteil schwächt, und ein Zusammenbruch der Trabekeln (gelegentlich auch nur ein Mikrokollaps) ist für die sekundäre Spätnekrose verantwortlich, die zwei oder mehr Jahre nach der ursprünglichen Fraktur eintritt.

Es wurde gezeigt, daß es ratsam ist, das Fortschreiten des Knochenumbaues für wenigstens 3 Jahre nach der Fraktur zu überwachen. Der gefährdete Kopfteil entspricht genau dem des *oberen Astes der lateralen Epiphysengefäße*, was bestätigt wurde durch die Untersuchungen mittels Venographie von HULTH (1958), durch Injektion von Phosphor und Autoradiographie von BOYD, ZILVERSMIT und CALANDRUCCIO (1955), durch Tetracyclin-Merkung von WOODHOUSE (1962) und von SERVITT durch die Injektionsmethode zur Gefäßdarstellung. CATTO (1965) hat die Rolle betont, die die Gefäße des Lig. teres bei der Revascularisierung von einem Großteil des teilweise nekrotischen Kopfes spielen.

Allgemeine Schlußfolgerungen über die Ursachen der Kopfischämie

Als Zusammenfassung dieser Analyse über die Ursachen der Ischämie des Oberschenkelkopfes scheint ein Faktor alle anderen an Bedeutung zu überragen, nämlich die *Zerreißung der lateralen Epiphysengefäße in ihrem intraossären Verlauf. Allein dieses scheint für die größte Anzahl der Oberschenkelkopfnekrosen nach Schenkelhalsbrüchen verantwortlich zu sein.* Nach diesem Faktor, glaube ich, sind zwei zusätzliche, aber weniger wichtige Ursachen ein langer Aufschub der Reposition und der Abschirmung des Bruchspaltes und unrichtiges Vorgehen während der Reposition, besonders durch übermäßige Innenrotation des distalen Fragments, ohne einen angemessenen Grad von Abduktion des Beines, wodurch die Spannung an den Gefäßen an der Außenseite des Schenkelhalses vermindert würde.

Die Rolle, welche eine traumatische Schädigung der Gefäße des Lig. teres in der Auslösung einer Ischämie des Oberschenkelkopfes spielt, scheint nicht allzu groß zu sein, obwohl dies einige Autoren glauben, die niemals die Oberschenkelgefäße injiziert haben. Zerreißungen der anderen Gefäße des Oberschenkelkopfes haben, obwohl sie die Bruchheilung stören können, nur sekundäre Bedeutung als Ursache einer dauernden Schädigung der Lebensfähigkeit der oberen Oberschenkelepiphyse.

Diskussion

Methoden zur Früherkennung einer schweren Gefäßstörung, die zur Oberschenkelkopfnekrose nach Schenkelhalsbruch führt, sind wiederholt unter Verwendung einer Vielfalt von Verfahren ausgearbeitet worden. TUCKER (1950), ARDEN und VEALL (1953), BOYD, ZILVERSMIT und CALANDRUCCIO (1955) sowie andere haben radioaktive Substanzen verwendet, um herauszufinden, wieviel, wenn überhaupt, des Oberschenkelkopfes abgestorben war; PRICE injizierte Farbstoffe (1962), HARRISON (1962) und andere verwendeten den venösen Abfluß des Oberschenkelkopfes als Methode, die Vitalität des Oberschenkelkopfes zu untersuchen. WOODHOUSE (1962) verwendete die Oxymetrie. Nach dieser beträchtlichen Menge von sorgfältiger Arbeit warten wir noch immer auf die Methode, die uns einen zuverlässigen Hinweis darauf gibt, was mit dem Oberschenkelkopf nach einem Schenkelhalsbruch geschehen wird. Denn *keine* dieser Methoden liefert mehr als eine ungefähre Anzeige über den Zustand der Blutzirkulation des Kopfes zum Zeitpunkt der Untersuchung. Dies ist zu bedauern, denn wir haben jetzt Methoden, die bei frühzeitiger

Anwendung den alten Patienten von Jahren des Siechtums oder zumindest von Jahren der Ungewißheit befreien können. Ich glaube, daß die meisten Chirurgen zustimmen werden, daß es bedauerlich ist, daß wir warten müssen, manchmal viele Monate, um zu entscheiden, ob ein Oberschenkelkopf entfernt werden muß, um ein Leiden zu beenden, das er in einem Stadium des Lebens verursacht, in dem jede Woche zählt. Dies, so glaube ich, ist der Grund für alle Versuche, eine Antwort für dieses Problem zu finden.

Schließlich möchte ich sagen, daß die zur Zeit beste Methode zur Bestimmung des weiteren Vorgehens darin besteht, während der Patient zur Reposition und Ruhigstellung der Schenkelhalsfraktur auf dem Operationstisch liegt, den Bruchspalt zu beobachten.

Eine sorgfältige und schonende Reposition der Fraktur muß *so früh wie möglich* angestrebt werden, wobei man sich besonders der Gefahren einer extremen Einwärtsrotation bewußt sein muß. Nach der Reposition muß ein gutes ap-Röntgenbild angefertigt und der Bereich, wo die lateralen Epiphysengefäße eintreten, sorgfältig untersucht werden. Wenn der Bruchspalt die Zone erreicht, wo die Gefäße in den Knochen eintreten, so zeigt dies an, daß das äußere Segment der Oberschenkelepiphyse ischämisch ist und absterben wird. Infolgedessen ist *sofortiger prothetischer* Ersatz ratsam. Alle anderen Frakturtypen haben einen so hohen Prozentsatz von Überleben des Oberschenkelkopfes, daß der Kopf erhalten werden muß, selbst wenn gelegentlich bei einem zweifelhaften Fall eine spätere Resektion des Kopfes notwendig sein sollte.

Wir können also zu der Schlußfolgerung kommen, daß der Vorschlag von Pauwels (1935), die Prognose nach einer Schenkelhalsfraktur könne gemäß der Richtung des Bruchspaltes gestellt werden, dahingehend korrigiert werden sollte, daß man sagt, daß bei vertikalen Brüchen der verwundbare Eintrittspunkt der lateralen Epiphysengefäße gewöhnlich betroffen ist und dies ergibt eine schlechte Prognose.

Wenn die Einrichtung gut ist, ist die verwendete Art der Nagelung oder die Richtung des Nagels nur von relativer Bedeutung für die Zukunft des Oberschenkelkopfes. Ich hoffe, daß in nicht allzulanger Zeit eine radiographische Methode zur Verfügung stehen wird, um die genaue Lage des oberen Endes der Fraktur sichtbar zu machen.

W. Krösl, Wien (Österreich):

Grundlageerstellung und Ergebnisauswertung durch die medizinische Dokumentation.

Moderne, ernstzunehmende medizinische Forschung wird sich zu irgendeinem Zeitpunkt der Statistik bedienen müssen. Besonders in der *Unfallchirurgie* ist die statistische Ergebnisauswertung unerläßlich und bildet damit die Grundlage der meisten Vorträge auch dieses Kongresses.

Die Besonderheit an dem Material, das Ihnen Vortragende aus den österreichischen Unfallkrankenhäusern diesmal vorlegen werden, besteht jedoch darin, daß es sich zum Teil nicht nur um Ergebnisse aus *einer* Behandlungsstätte, nämlich der des Referenten, handelt, sondern daß Resultate aus *allen* Unfallkrankenhäusern des Bundesgebietes zusammengefaßt und mit Hilfe des Computers im Rahmen der Zentralen Medizinischen Dokumentation (ZMD) der Allgemeinen Unfallversicherungsanstalt (AUVA) statistisch ausgewertet wurden, wodurch es möglich war, bestimmte Fragestellungen auf der Basis einer größeren Zahl und damit auch einer größeren statistischen Wahrheit zu behandeln.

Über den Aufbau dieser ZMD darf ich Ihnen einige Worte sagen. Nach einer Definition von WIPF ist die Statistik die zahlenmäßige Untersuchung von Massenerscheinungen und das in Form einer Tabelle gebrachte Ergebnis einer Untersuchung, wobei heute an den Aussagewert solcher Untersuchungen schon wesentlich größere Anforderungen gestellt werden als früher, da man oft annahm, daß 25 von 100 Fällen unbedingt mit 25% gleichzusetzen seien. Masse und Meßbarkeit sind also nach der zitierten Definition die essentiellen Kriterien, wobei selbstverständlich die Größe der Zahl den Aussagewert einer Statistik hebt.

Durch die wohldurchdachte, erprobte und ausgefeilte Organisation der Unfallheilbehandlung in Österreich, die weitgehend in den Händen der AUVA konzentriert ist, boten sich die günstigsten Voraussetzungen für den Aufbau einer ZMD. Die Anstalt besitzt im ganzen Bundesgebiet *9 Krankenhäuser*, in denen jährlich 200 000 Patienten behandelt werden und hat vertragliche *Unfallabteilungen* in *16* weiteren Krankenhäusern, 4 weitere sind im Bau. (Ich bitte die ausländischen Damen und Herren, diese Zahlen im Hinblick auf unser kleines Land mit seinen 7 Millionen Einwohnern zu sehen.)

Die vorerwähnte Masse war daher gegeben und es galt nun, die Meßbarkeit dadurch zu gewährleisten, daß eine Erfassung *aller* Fälle und die *Richtigkeit* der statistischen Unterlagen gesichert war. Ist das nicht der Fall, verliert die Statistik nicht nur an Wert, sondern sie wird sehr bald völlig wertlos. Unter Berücksichtigung all dieser Erfordernisse haben wir nun in unserem Anstaltsbereich eine ZMD aufgebaut, nachdem wir aus jahrelangen Vorversuchen in einem unserer Wiener Unfallkrankenhäuser viel gelernt hatten und die ersten Kinderkrankheiten ausmerzen konnten. Ursprünglich auf Lochkarten angelegt, speichern wir heute die Daten in einer elektronischen Datenverarbeitungsanlage (EDVA) durch einen Computer der Type IBM 1440 und werden uns nächstes Jahr auf das System 360/30 umstellen, das uns neue Möglichkeiten in Richtung auf eine integrale Dokumentation und das Teleprocessing-System mit dezentraler Eingabe und Abfrage eröffnet. Auf diese Weise konnten wir uns eine lückenlose Erfassung und Speicherung aller Fälle sichern und glauben damit eine wertvolle Grundlage für die weitere wissenschaftliche Arbeit geschaffen zu haben. Einige Vorbedingungen sind allerdings unerläßlich, waren zum Teil bereits gegeben oder mußten erst geschaffen werden.

Die *erste* ist eine gemeinsame Sprache; ohne die geht es nicht. Die Diagnosen müssen einheitlich sein, die Bezeichnung der Behandlungsmaßnahmen der Operationen usw. muß normiert sein. Ob man sich bei den Diagnosen der lateinischen oder der Landessprache bedient, ist gleichgültig, aber *einheitlich* muß es sein. Da wir uns für die lateinische Sprache entschieden haben, wurde für diesen Zweck von Kiszel ein Diagnosenverzeichnis zusammengestellt, das nicht nur eine einheitliche Nomenklatur gewährleistet, sondern auch allen nicht der lateinischen Sprache mächtigen Mitarbeitern (Schwestern, Beamten usw.) ermöglicht, mit diesen Diagnosen zu arbeiten.

Zum *zweiten* müssen die der ZMD gelieferten Unterlagen *einwandfrei* verwertbar und zweifelsfrei interpretierbar sein. Daß das bei mit der Hand unter Zeitdruck und womöglich erst verspätet geschriebenen Krankengeschichten und Befunden nicht gegeben ist, wissen wir alle. In den Einrichtungen der AUVA sind und waren wir immer in der glücklichen Lage, daß *keiner unserer Ärzte gezwungen ist, auch nur ein Wort selbst zu schreiben*. Sei es in der Erstuntersuchung, in der Ambulanz, bei der Visite am Krankenbett oder wo immer, überall hat der Arzt eine Sekretärin neben sich, die während der Untersuchung den Befund in Stenogramm oder mit der Maschine aufnimmt. Die so erhaltenen Krankengeschichten werden im *Umdruckverfahren* vervielfältigt, womit sämtliche benötigten Formulare schon kurz nach Behandlungsbeginn vorhanden sind, aber auch beliebig reproduziert werden können. Eine dieser Unterlagen ist auch das Dokumentationsblatt, das von erfahrenen Verschlüßlerinnen nach einem vor vielen Jahren von Krotscheck ausgearbeiteten Diagnosenschlüssel verschlüsselt wird. In der Locherei werden nach diesen Blättern die Lochkarten angelegt, mit denen man den Computer schließlich füttert. Somit liegen alle verwertbaren Daten, vorläufig Diagnosen, aufgeteilt in Verletzungsart und Körperregion, sowie die Behandlung, auf Band oder Plattenturm. Unser weiteres Ziel ist die Verlaufsdokumentation, an der zur Zeit gearbeitet wird.

Für den diesjährigen Kongreß werden erstmalig die Statistiken, die Sie aus den österreichischen Unfallkrankenhäusern hören werden, mit Hilfe der EDVA in der Medizinischen Dokumentation erstellt. Man könnte diese Art der Datenerstellung als nachgehende Dokumentation bezeichnen, da wir ja aus der Zeit vor mehreren Jahren noch keine elektronisch gespeicherten Daten besitzen.

Ender, der sich schon vor vielen Jahren bei der Bearbeitung von Schenkelhals- und Schienbeinkopfbrüchen mit echter, also auch medizinisch richtiger Statistik befaßt hat, hat sich bemüht, die Ergebnisse aus *allen* österreichischen Unfallkrankenhäusern zusammenzufassen und mit Hilfe der EDVA auszuwerten.

Auf diese Art und Weise konnte durch die größere Zahl auch der Aussagewert der Statistik beträchtlich erhöht werden. Die *AUVA*, die dankenswerterweise die Forschung auf dem Gebiete der Unfallchirurgie großzügig unterstützt, hat durch die Zurverfügungstellung des anstaltseigenen Computers wertvolle Hilfe geleistet und schafft damit die *Voraussetzung für einen echten Fortschritt in der Forschung*.

Podiumsdiskussion: Leiter J. Böhler, Linz (Österreich)

Klinische Untersuchung der Kopfdurchblutung.

J. Böhler:

Trueta hat uns das Wasser mit der Feststellung schon abgegraben, daß alle Methoden zur Durchblutungsfeststellung des Kopfes eigentlich *nicht* erfolgversprechend sind.

Wenn wir uns die Literatur durchsehen, so finden wir eine Reihe verschiedener Methoden: Die Methoden der Gefäßdarstellung, die Venographie und Arteriographie, die Isotopenmethoden, wo entweder das Isotop intravenös gespritzt und dann über dem Schenkelkopf gemessen wird, oder umgekehrt in den Schenkelkopf gespritzt und die Abbaugeschwindigkeit dadurch gemessen wird, daß die Radioaktivität entweder über dem Kopf oder dem Herzen gemessen wird.

Eine weitere Methode, die eigentlich die naheliegendste wäre, ist die Messung der Sauerstoffspannung im Kopf. Darüber liegen aber keine größeren Serien vor. Weitere noch verschiedene andere Methoden sind enzymatische Methoden oder Methoden von Farbstoff-Füllungen und die Messung der Farbstoffverteilung. Alle diese Methoden bringen, wenn man die Ergebnisse durchsieht, erstaunlich gleichmäßige Resultate, die mehr oder weniger darin bestehen, daß ein Viertel bis ein Drittel aller Ergebnisse nicht verwertbar ist, sei es primär aus technischen Fehlern oder anderen Gründen und daß bei den verwertbaren Fällen, wo einwandfreie Ergebnisse abgelesen werden können, noch immer 10—20% sind, bei denen die Endergebnisse nicht den Voraussagen entsprechen.

Das sind ungefähr die Ergebnisse. Ich möchte die einzelnen Diskutanten bitten, daß sie nicht zu sehr auf die Technik ihrer Methoden eingehen, sondern auf ihre Ergebnisse zu sprechen kommen und auf die Resultate, ob sich diese mehr oder weniger mit den geschilderten Erfahrungen decken.

Wir haben zunächst bei den Teilnehmern an der Diskussion eine Reihe von Herren, die sich mit der *Venographie* befaßt haben. Wenn ich also alphabetisch vorgehen darf, bitte ich Andrasina, über seine Erfahrungen mit der Venographie zu berichten.

J. Andrašina, J. Bauer, M. Kovač u. J. Vajó, Košice (Tschechoslowakei):

Es gibt theoretische Voraussetzungen und klinisch-empirische Bestätigung dafür, daß das Trauma lokale und generelle Zirkulationsstörungen zur Folge hat. Man pflegt diese mit Mechanismus, Form und Prognose einer Fraktur in Zusammenhang zu bringen.

Die am häufigsten verwendete Methode zur Verfolgung der Zirkulationsstörung, insbesondere des proximalen Femurendes, ist die ossale Phlebographie. Wenn man auch ihren Wert nicht bestreiten kann, kann diese jedoch sich widersprechende und unzuverlässige Befunde liefern. Dies wird besonders durch zwei Faktoren bedingt. Es sind:

1. Technik der Phlebographie und
2. Zeitspanne der Phlebographie nach erfolgtem Unfall.

Zur Technik: Der Abfluß des Kontrastmittels erfolgt schon wenige Sekunden nach seiner intraossalen Applikation, wenn das Venensystem nach erfolgtem Trauma anatomisch und funktionell intakt blieb. Zur einwandfreien Kontrastdarstellung genügen schon 5—8 ml des Kontrastmittels.

Verwendet man große Mengen des Kontrastmittels (diesen Fehler begeht man am häufigsten beim Einlernen der Methode), bleibt das mit Gewalt injizierte Kontrastmittel im Knochenmark oder Knochengewebe „hängen". Es wird dann sehr langsam, innerhalb vieler Stunden, eliminiert. Die Kontrastkonzentration in den efferenten Venen kann dabei zu gering sein. Der Zirkulationsbefund kann dann als kritisch und ungenügend, doch jedenfalls falsch interpretiert werden.

Zur Zeitspanne Unfall: — Phlebographie. Wir hatten Gelegenheit, Probanden zu verfolgen, bei denen unmittelbar nach Schenkelhalsbruch die ossale Phlebographie auf eine schwere Läsion des regionalen Venensystems deutete. Als wir jedoch einige Tage nachher am Operationstisch vor der *Smith-Petersen*schen Osteosynthese den phlebographischen Befund kontrollierten, sahen wir meistens, daß das Venensystem wieder frei war.

Es ist bekannt, daß bei Gewebsläsionen, auch bei Knochenbrüchen, Thrombokinase in Mengen aus lädierten Zellen freigesetzt wird. Es kommt dann zu gesteigerter Blutgerinnung, die Gewebe, Capillarbereich und Venensystem betrifft. Die kompensatorischen fibrinolytischen Vorgänge, die als reflektorische Antwort der Hämokoagulation nachfolgen, machen die verstopfte Blutbahn wieder frei. Ist die Hämokoagulation gesteigert oder die Fibrinolyse ungenügend, und dafür kann es viele Gründe geben, auf die hier nicht näher eingegangen werden kann, bleibt die Venenokklusion bestehen. Ja, sie kann sich auch deszendent propagieren und Ursache einer Thrombose sein.

Die persistierende Venenokklusion im Bereiche des gebrochenen Femurendes hat selbstverständlich negativen Einfluß auf den Heilungsvorgang. So kann die osseale Phlebographie bei verzögerter Heilung unter diesen Umständen gute Dienste leisten.

Zirkulationsstörungen betreffen jedoch nicht nur das Venensystem. Es wird auch der Durchfluß in den arteriellen und lymphatischen Bahnen in Mitleidenschaft gezogen.

Man kann wenige Stunden nach Schenkelhalsfraktur eine Asymmetrie im Arteriendurchmesser erfassen. Sie erfolgt als kompensatorische oder reflektorische Arterien- und Arteriolenkonstriktion in der betroffenen Region. Spritzt man das Kontrastmittel mittels Katheter in die A. iliaca der betroffenen Seite, kann man den durch die Wandreizung erfolgten Arterienspasmus als falsch positiv bewerten.

Persistiert nach 48 Stunden der arterielle Spasmus, wirkt er sich ungünstig auf den Heilungsverlauf des Knochenbruches aus. Länger dauernde Arterienspasmen sind zwar selten, doch sind diese hartnäckig und sprechen auf Blockaden des lumbalen Sympathicus nur kurzdauernd an.

Die *lymphatischen Bahnen* sind im Hüftbereich nach Schenkelhalsfrakturen anfangs funktionell wenig beeinflußt. Im späteren Verlauf, nach einigen Tagen bis Wochen, konnten wir Verlaufsveränderungen der Lymphbahnen im Bereiche des oberen Femurendes feststellen. Es fehlt der Kranz der Lymphbahnen im Schenkelhalsbereich. Es entsteht höchstwahrscheinlich eine Blockade der Lymphgefäße in unmittelbarer Bruchnähe, etwa durch eingelagertes Fibrin. Die Lymphe fließt dann durch oberflächliche und tibial gelegene Bahnen aufwärts. Die Lymphknoten selbst bleiben unserer Erfahrung nach praktisch unbeeinflußt. Schwoll nach Nagelung oder Extension der Ober- bzw. auch der Unterschenkel, sahen wir eine Verarmung der Lymphgefäßzeichnung und eine bogenförmige Verlagerung. Auch dieser Befund könnte auf eine fibrinöse Okklusion gewisser Lymphgefäßabschnitte zurückzuführen sein.

J. Böhler:

Als nächsten Herrn, der sich mit der Venographie befaßt hat, haben wir Herrn Kazar.

G. Kazar u. R. Jankovics, Budapest (Ungarn). (Mit 2 Abb.):

Im Zentralinstitut für Traumatologie, Budapest, haben wir in 74 Fällen, meistens nach 3—4 Monaten, die Venographie *wiederholt* ausgeführt. Die beiden Ergebnisse der sicher bewertbaren Fälle zeigten eine Übereinstimmung: Entweder waren beide positiv oder beide negativ. Daraus ergibt sich die Folgerung — was auch unsere histologischen Untersuchungen bestätigen —, daß die Venogramme uns zuverlässig über den aktuellen Kreislaufzustand des Schenkelkopfes informieren.

Da die erste Kreislaufuntersuchung bei der Operation, also meistens 3—4 Tage nach dem Unfall, ausgeführt wurde, kamen unsichere Ergebnisse in einem Fünftel unserer Fälle vor: Das Kontrastmittel füllte den Schenkelkopf, es fließt in den Bruchspalt oder ins Gelenk, es war kein Abfluß sichtbar (Abb. 1). In solchen Fällen orientierten uns die wiederholten Venographien über die Kopfdurchblutung.

Die größte Bedeutung der wiederholten Venographien sehen wir aber in der genaueren Beurteilung des Heilungsprozesses. Es ist aus experimentellen und klinischen Untersuchungen bekannt, daß die Belastung den minderwertigen Gelenkknorpel zerstört, also eine Arthrose verursacht. Wir wissen auch, daß bei Schenkelhalspseudarthrosen die Belastungsfläche des Schenkelkopfes nicht einsinkt, der Knorpel lange erhalten bleibt und daß sogar bei partiellen oder totalen Kopfnekrosen keine Arthrose sich entwickelt, weil der Schenkelkopf nicht belastet wird. Die wiederholte Venographie hilft uns zu entscheiden, wie weit der Kreislauf des Schenkelkopfes sich erholt hat, also ob und in welchem Maße er belastet werden darf. Bei sich verbesserndem Kreislauf (Abb. 2) kann — falls die Osteosynthese stabil ist —, ohne eine Spätarthrose zu fürchten, belastet werden. Dagegen soll bei negativem Venogramm oder bei schwachem Abfluß die Belastung möglichst weiter vermieden werden. Durch diese Auslese der Kranken sind wir bestrebt, das von LORENZ BÖHLER gestellte Dilemma zu lösen: es zu vermeiden, daß man die gut heilenden zwei Drittel wegen des einen Drittels mit Kopfnekrose durch lange Monate nicht belasten läßt.

J. BÖHLER:

Ich danke Herrn KAZAR. Wenn ich richtig verstanden habe, haben Sie bei den *primären* Venographien ungefähr ein Fünftel unsichere Ergebnisse und sind Sie außerdem der Meinung, daß Sie den Verlauf sehr gut damit kontrollieren können, wenn Sie eine Revascularisation des Kopfes aus der Venographie ersehen können.

Es wäre sehr interessant zu hören, in welchem Prozentsatz Sie überhaupt eine Revascularisation gefunden haben, also Fälle, wo das primäre Venogramm gezeigt hat, daß eine schwere Durchblutungsstörung des Kopfes oder eine Avascularität besteht. Bei wie vielen davon ist es im weiteren Verlauf, also bei der dritten Monatskontrolle, zur Revascularisierung gekommen?

G. KAZAR:

In Prozenten kann ich es nicht sagen.

J. BÖHLER:

Schätzungsweise.

G. KAZAR:

Wenn ein schlechter Kreislauf festgestellt ist, dann lassen wir lange Zeit nicht belasten. Nötigenfalls jahrelang nicht. Und da haben wir trotz negativem Venogramm oder trotz schlechtem Kreislauf keinen Kopfeinbruch, auch nach 2 bzw. nach 3 Jahren, festgestellt. Das kommt in ungefähr der Hälfte der Fälle vor.

J. BÖHLER:

Haben Sie auch mit der Kontrastmitteldarstellung gesehen, daß sich die Durchblutung gebessert hat, daß also das Venogramm positiv war, nachdem es zuerst negativ war?

G. Kazar:

Bei sicher negativen haben wir nicht gesehen, daß sie später positiv geworden sind. Aber bei unsicher negativen, wo zuerst ein sehr schwacher Abfluß zu sehen war, haben wir später einen sich verbessernden Kreislauf festgestellt und haben keinen Kopfeinbruch gefunden.

J. Manninger, Budapest (Ungarn):

Auf Grund der 276 *frischen* Venographien bei Varusbrüchen konnten wir in keinem Fall einen normalen Kreislauf feststellen. Trotzdem ist die verbliebene Zirkulation einer der wichtigsten Faktoren zur Heilung. Der teilweise lebende Kopf heilt in zwei Dritteln der Fälle endgültig knöchern aus. Von dem restlichen Drittel der Fälle mit Nekrose heilen etwa 50% mit mäßigen Schmerzen und zufriedenstellender Gehfähigkeit. Solange die Erfolge der Prothesen diese guten Erfolge nicht erreichen, ist die Osteosynthese die richtige Behandlung. Deshalb ist derzeit bei Kranken unter 75 Jahren die Osteosynthese die Methode der Wahl.

Um den lebenden oder zur Regeneration noch fähigen Schenkelkopf von dem vollkommen nekrotischen Schenkelkopf zu unterscheiden, bildet die Zirkulationsuntersuchung eine große Hilfe. Bei dem sicher guten Kreislauf und dem Fehlen der Zirkulation des Schenkelkopfes gibt die Venographie ein verläßliches Ergebnis. Dies beweisen die 19 zur Autopsie gekommenen Fälle und die wiederholten Venogramme.

Aufteilung der 276 frischen Venographien:

Positiv:	148		(54%)
recht guter Kreislauf	27	(10%)	
mittlerer oder langs. Abfluß	110	(40%)	
sehr langsamer Abfluß	11	(4%)	
Negativ:	83		(30%)
unsicher negativ	42	(15%)	
sicher negativ	41	(15%)	
Nicht verwertbar	11		(4%)
Technische Fehler	34	(12%)	(12%)

Die etwa 30%ige Unsicherheit der venographischen Untersuchungen kann man im Folgenden schildern: 12% hatten wir durch technische Fehler. Mit einer guten Ausrüstung und einer gewissen Übung kann man diese Zahl wesentlich vermindern. Weitere Probleme bilden die Schwierigkeiten der quantitativen Auswertung der schwachpositiven Fälle, d. h. es zu beurteilen, ob die Zirkulation des Kopfes kompensiert werden kann oder nicht. Hier sollte die Venographie *wiederholt* werden.

Außer den üblichen Methoden könnten in diesen Fällen vielleicht die Stereographie, die Kinematographie oder andere neue Methoden einen weiteren Erfolg erzielen; dies ist die wichtigste Aufgabe der weiteren Untersuchungen. Bei Valgusbrüchen ist die Zirkulationsuntersuchung auch wichtig wegen der 10% Nekrose-Fälle und der immer öfter vorkommenden sekundären Dislokationen, die sehr oft eine schlechte Prognose bedeuten.

Bei jungen Verletzten ist die Zirkulationsuntersuchung von größter Bedeutung. In den ersten drei Monaten kann die Blutversorgung mit wiederholten Untersuchungen in den meisten Fällen entschieden werden. Bei den Fällen, wo keine Zirkulation vorhanden ist, muß eine *langandauernde* Entlastung ermöglicht werden. Mit Stützapparat, evtl. *Voß*scher Operation, Osteotomie usw., kann man den Grad des Kopfkollapses und die Folgen vermindern.

J. Böhler:

Ich habe eine Zwischenfrage: Spritzen Sie bei Jugendlichen in die Epiphyse oder in die Metaphyse oder in beide?

J. Manninger:

Wir hatten anfangs keinen sehr guten Apparat, da haben wir nicht immer die richtige Stelle erwischt. Jetzt, wo wir einen besseren Apparat haben, haben wir schon öfters den richtigen Platz erwischt. Wir haben geteilt Epiphysen- und Metaphysenvenographien gemacht, getrennt, auch mit zwei Nadeln, nacheinander eingespritzt, und da haben wir bei drei Jugendlichen festgestellt, daß zwischen 11 und 15 Jahren noch die beiden Arteriensysteme getrennt sind.

J. Böhler:

Und konnte man eine Prognose stellen aus der Füllung des Kopfes oder der Füllung der Metaphyse?

J. Manninger:

Wir haben nur sehr wenige jugendliche Fälle, und haben nur behauptet, daß, wenn ein Teil des Kopfes — meist der caudale Teil — schon regeneriert ist und guten Abfluß hat, eine Osteotomie angezeigt ist.

J. Riess, Graz (Österreich):

Wir haben bis vor kurzem noch angenommen, daß die Schenkelkopfnekrose in rund einem Drittel der Fälle eine unvermeidbare Unfallfolge darstellt und uns damit zufriedengegeben; dann haben wir geglaubt, daß sich das Schicksal des Verletzten bereits am Unfallort entschieden hat, und angenommen, daß es anläßlich des Unfalles zu irreparablen Gefäßschäden gekommen ist.

Nachdem nun aber auf Grund der neuesten Untersuchungen die Ernährung des Schenkelkopfes — man kann sagen — fast restlos geklärt ist, kommen wir langsam zu der Erkenntnis, daß die Kopfnekrose doch keine unvermeidbare Unfallfolge ist und haben auf Grund des Schrifttums und unserer eigenen Erfahrungen die *Vitalitätsprüfung* des Schenkelkopfes nach Frakturen, Luxationen und Luxationsfrakturen desselben seit rund drei Jahren als obligatorische Routinemaßnahme in unser Programm aufgenommen. Da auf Grund neuerer Untersuchungen der Beobachtungszeitraum bis zum Auftreten des Kopfzusammenbruches rund vier Jahre betragen muß und wir unsere eigene Technik der intraossären Venographie nach anfänglichen technischen Fehlern und Mißerfolgen erst vervollkommnen mußten, sind wir heute noch *nicht in der Lage, mit konkreten Zahlen aufzuwarten.*

Wir haben ursprünglich die Venographie in der von Herzog angegebenen Form durchgeführt, und zwar anläßlich der Nagelung. Es ist dabei zu technischen Fehlern gekommen, es ist das Kontrastmittel in den Bruchspalt ausgetreten, oder es ist im Schenkelkopf liegengeblieben und hat die Nagelung selbst behindert dadurch, daß das metalldichte Kontrastmittel die Lage des Nagels im Röntgenbild überdeckte. Dann kann das Kontrastmittel so rasch abfließen, daß es in der nachfolgenden Aufnahme nicht sicher lokalisiert werden kann.

Wir haben uns daher entschlossen, die Venographie erst vor der Aufsteherlaubnis durchzuführen, das wäre also rund um den 10. Tag nach der Operation.

Wir setzen eine *ideale* Reposition voraus, wodurch ein Austreten des Kontrastmittels aus dem Bruchspalt meistens vermieden werden kann; weiterhin wird normale Wundheilung angenommen sowie ein entsprechender Allgemeinzustand zu einer neuerlichen Allgemeinnarkose.

Bis zum Zeitpunkt der Einführung der ossalen Venographie haben wir unsere Verletzten nach Wundheilung grundsätzlich belasten lassen und eben das Auftreten einer Kopfnekrose abgewartet. Nun teilen wir die Verletzten ein:

3 a*

1. In solche, die ein normales und positives Venogramm haben — diese können
aufstehen und belasten.

2. In solche, bei denen das Venogramm kein sicheres Ergebnis zeigte — diese
dürfen nicht belasten, das Venogramm wird nach rund 6 Wochen wiederholt.

3. Verletzte, bei denen das Venogramm keinen venösen Abfluß zeigte und die
relativ jung sind (d. h. bis ungefähr zum 60.—65. Lebensjahr), dürfen nicht belasten. Sind sie so alt, daß sie den Eintritt ihrer Kopfnekrose nicht mehr erleben
werden, so läßt man sie belasten.

Sind sie rund 65—70 Jahre alt, so stehen wir vor der Frage, ob wir sie ihre
Kopfnekrose erleben lassen oder ob wir eine Metallendoprothese einsetzen sollen.
Die Beantwortung dieser Frage ist wohl am schwierigsten, sie richtet sich nach
dem Lebensalter, dem Beruf, dem sozialen Stand, dem Allgemeinzustand und der
Lebenserwartung sowie der Intelligenz des Verletzten. *Auf keinen Fall finden wir
es richtig, bei der Annahme einer aseptischen Nekrose an Hand eines oder mehrerer
Venogramme in jedem Fall sofort eine Endoprothese einzusetzen.* Die Gründe dafür
sind heute allgemein bekannt und brauchen nicht näher erläutert zu werden.

Man soll einem alten Menschen nicht dem Risiko einer zweiten und immerhin
nicht gefahrlosen Operation aussetzen, wenn man von vornherein weiß, daß er
trotz Endoprothese ebenso wie bei einer Kopfnekrose am Stock gehen wird.

Sicherlich wird man einwenden, daß es Idealfälle gibt, die mit Endoprothese
ohne Stock gehen, es gibt aber auch — wie wir gesehen haben — Verletzte mit
Kopfnekrosen, die keine Beschwerden haben.

Unser Vorgehen ist also jetzt folgendes: Der Verletzte wird nach wie vor *vorläufig noch* nach dem Unfall routinemäßig mit einer Schienbeinkopfnagel-Extension
versorgt und der Bruch durch diese Maßnahme mit einem Gewicht von 5 kg und
langsamer Innenrotation im Laufe von 1—2 Tagen eingerichtet. Röntgenkontrollen in zwei Ebenen überzeugen uns von der Reposition. In der Zwischenzeit erfolgt
die Durchuntersuchung auf Operationstauglichkeit und eine Operationsvorbereitung mit Herz- und Kreislaufstützung. Die Nagelung wird *ungefähr am 5. Tage
vorgenommen.*

Nachdem wir ursprünglich die ossale Venographie *anläßlich der Nagelung* vorgenommen haben und davon aus oben erwähnten Gründen abgekommen sind, über-
prüfen wir die Vitalität des Schenkelkopfes neuestens zusätzlich mit *radioaktivem
Material* in Zusammenarbeit mit dem Isotopenlabor der 1. Medizinischen Klinik
des Landeskrankenhauses. Es wird dabei nach der von FORGON angegebenen Technik radioaktives Jodalbumin i.v. verabreicht und nach 5 Minuten mit Hilfe einer
Spezialkanüle, die an Stelle eines gut sitzenden Führungsdrahtes eingebracht wird,
Gewebsflüssigkeit aus dem Oberschenkelkopf sowie Blut entnommen, die Radioaktivität der Kopfflüssigkeit und des Blutes wird gemessen und daraus auf *die
Vitalität geschlossen.*

Die Nagelung wird in üblicher Weise durchgeführt und die intraossäre Venographie rund um den 10. Tag danach durchgeführt bzw. vor der Aufsteherlaubnis.

Die Technik zeigen wir in unserem Film und wir glauben damit einen ganz
wesentlichen Fortschritt in bezug auf die Prognose, weitere Behandlung und das
weitere Schicksal des Verletzten erzielen zu können und möchten neuerlich betonen, daß eine geeignete und brauchbare einfache Vitalitätsprüfung unbedingt
beim Schenkelhalsbruch durchgeführt werden muß.

W. SPIER, Köln-Merheim (Deutschland):

Wir führten *histologische Vitalitätsbestimmungen* an 14 Hüftköpfen durch, welche
vor der Excision venographiert wurden. Dem Histologen waren bei der Beurteilung
die Ergebnisse der Venographie nicht bekannt.

Die Indikationen zum plastischen Hüftkopfersatz waren 11 frische Schenkelhalsfrakturen, 2 Pseudarthrosen und eine Hüftkopfnekrose. Als Zeichen der Vitalität eines Hüftkopfes werten wir normal gefüllte Gefäße mit regelrechtem Aufbau

der Gefäßwand. Die Zellkernstrukturen sind erhalten, die Osteocyten weisen nur vereinzelt Umgebungsreaktionen im Sinne einer Onkose nach RECKLINGHAUSEN auf.

Bei avitalen Hüftköpfen sind die Gefäßwände hyalin degeneriert, Sinus und Mark prall mit Erythrocyten gefüllt. Die Zellen sind verdämmert und meist nicht mehr anfärbbar. Die Osteocyten zeigen reichlich Umgebungsreaktionen, die Lacunen sind vielfach leer.

Bei der Auswertung zeigte sich in 12 Fällen *Übereinstimmung* zwischen Venogramm und histologischem Ergebnis. Zeichen einer beginnenden Nekrose waren histologisch schon 24 Stunden nach dem Unfall zu erkennen.

In zwei Fällen allerdings fiel das Venogramm eindeutig negativ aus, obgleich der Hüftkopf histologisch vital war. Der Grund für einen solchen venographischen Befund kann darin liegen, daß ein avasculäres Kopfsegment punktiert wird und sich das Kontrastmittel ungenügend in der Spongiosa verteilt. Eine andere Fehlerquelle kann aber auch im Zeitpunkt der Röntgenaufnahme zu suchen sein, welche dann die verhältnismäßig kurze Abflußphase nicht rechtzeitig erfaßt.

Diesen Zeitfaktor im Venogramm suchen wir dadurch auszuschalten, daß wir statt des Kontrastmittels ein J-131-Präparat injizieren und die Aktivität des Venenblutes nach 5 Minuten mit dem Volumetron messen. Ein starker Anstieg spricht für eine gute Durchblutung des Kopfes.

Bei Kontrollen zeigte sich eine *weitgehende Übereinstimmung* zwischen Venographie und Isotopenuntersuchung.

J. BÖHLER:

Als letzten Vertreter der Venographie bitte ich Herrn TRYB.

R. TRYB, Brünn (Tschechoslowakei):

In der 3. Chirurgischen Klinik in Brünn benutzen wir die *transossäre Venographie* als Ergänzungsmethode bei der Bewertung der Vitalität des Schenkelkopfes nach Schenkelhalsbrüchen. Wir haben die Venographie wegen ihrer Einfachheit gewählt. Es ist uns klar, daß keine der Untersuchungsmethoden imstande ist, hundertprozentig sicher die Prognose zu stellen. Wir konnten uns überzeugen, daß auch eine positive Venographie die Vitalität des ganzen Schenkelkopfes *nicht* bestätigt. Bei einem Mann, der erst drei Monate nach der Verletzung in unsere Behandlung kam, haben wir während der Operation die Venographie und die histologische Untersuchung des Knochens durchgeführt.

Die Venographie war positiv, die Venen des Lig. teres gut dargestellt. Die histologische Untersuchung einer Knochenprobe von der oberen Hälfte des Kopfes zeigte eine Nekrose ohne jedes Zeichen von Revascularisation. Hier müssen wir noch die Fälle erwähnen, bei denen das Kontrastmittel entweder in den Bruch oder in den Gelenkspalt austritt. Diese sind unauswertbar. Eine eindeutig negative Venographie konnte in unserem Material mit großer Wahrscheinlichkeit als Zeichen einer Schenkelkopfnekrose verschiedenen Grades angesehen werden. Man muß natürlich auch mit verschiedenem Verlauf der Revascularisation rechnen. Bei der Füllung der Venen des Lig. teres ist die Aussicht auf eine Revascularisation größer. Wir haben auch nekrosefreien Verlauf nach positiven Venographien bei einigen Fällen gesehen. Doch traue ich mir nicht nach einer positiven Venographie, den weiteren Verlauf als gesichert zu betrachten. Alle durch technische Fehler verursachten Mißerfolge verhindern eine Entscheidung über die Lebensfähigkeit des Schenkelkopfes.

Über 30% unserer Fälle konnten wir *nicht* auswerten. In gewissem Maß wurde dies durch eine Vereinfachung der Methode verursacht. Diese Vereinfachung hat sich allerdings nicht bewährt. Bei einer gut eingeübten Methode kann die Prozentzahl der unauswertbaren Fälle unter 30% sinken.

Bei allen vollkommen negativen Venographien, wo das Kontrastmittel lange im Schenkelkopf blieb, zeigte sich noch vor Ende des ersten Jahres eine Nekrose. Ihr Ausmaß konnten wir natürlich nicht vorhersagen. Bis jetzt nekrosefrei sind die Fälle, bei welchen die Kontrastflüssigkeit aus dem Schenkelkopf rasch verschwunden war und die abführenden Venen klar dargestellt wurden. Eine falsche Information können wir eher von der *positiven* als von der negativen Venographie erwarten.

H. SPÄNGLER, Wien (Österreich):

Die Erfahrungen mit der *intraossären Phlebographie* des Oberschenkelkopfes bei medialen Halsbrüchen an der Unfallstation der 1. Chirurgischen Universitätsklinik stützen sich auf bisher 127 Fälle seit Herbst 1963. Gewisse Schwierigkeiten der Injektionstechnik, insbesondere die sichere Beurteilung der Kanülenlage möglichst im Zentrum des Kopffragmentes, waren anfänglich vorhanden, sind aber bei Verwendung des Bildwandlergerätes und Einführung der Nadel unter Sicht weitestgehend zu beheben.

Wir haben vorerst die von HERZOG 1963 angegebene Methode der direkten Kopfpunktion angewandt, sind jedoch dann zur Originalmethode nach HULTH mit geringfügiger Modifikation übergegangen, da uns diese Technik bezüglich einwandfreier Kontrastmittelapplikation sicherer erschien.

Von den 127 Venographien konnten zur exakten Beurteilung des prognostischen Wertes nur 71 herangezogen werden; die übrigen mußten wegen technischer Fehler, fraglichen Resultates, bzw. noch zu kurzen Zeitraums nach der Nagelung (kürzer als ein Jahr), ausgeschieden werden.

Von 30 *positiven* Phlebographien, also solchen, die einen guten venösen Abfluß aufwiesen, konnte bei der Nachuntersuchung, die mindestens ein Jahr, maximal 4 Jahre nach der Nagelung durchgeführt wurde, nur in drei Fällen eine Heilungsstörung mit Kopfnekrose festgestellt werden, was einer Fehlbeurteilung von etwa 10% entspricht.

Bei den 41 Frakturen, die nach der Phlebographie keinen Kontrastmittelabfluß aufwiesen (*negatives* Phlebogramm), kam es in 31 Fällen zu teils partieller, teils totaler Kopfnekrose, in 10 Fällen aber doch zu glatter Heilung, so daß in dieser Gruppe die Fehlbeurteilung etwa 25% beträgt.

Auf Grund dieser unserer Erfahrungen glauben wir sagen zu können, daß die intraossäre Phlebographie bei medialen Schenkelhalsbrüchen — einwandfreie Technik vorausgesetzt — im *positiven* Falle in der überwiegenden Anzahl eine entsprechende Kopfdurchblutung anzeigt und somit ein gutes Heilungsergebnis erwarten läßt. Im *negativen* Falle gibt sie doch einen Hinweis auf die Gefährdung der Vitalität des Kopfes und somit dem Operateur die Möglichkeit, daraus gewisse Konsequenzen bezüglich des operativen Vorgehens und der Nachbehandlung zu ziehen.

J. BÖHLER:

Wenn ich Sie recht verstanden habe: bei positiver Venographie 10% Fehlergrenze, bei negativer Venographie 25%. Wenn man dann die letzte Konsequenz aus einem negativen Venogramm zieht und den Kopf herausnimmt, so haben wir 25% den Kopf weggenommen und sie dem nicht so rosigem Schicksal der Endoprothese ausgeliefert, wie wir morgen hören werden.

Ein Schenkelkopf, der einmal entfernt ist, ist unwiederbringlich entfernt, und es ist ein nicht wiederherstellbarer Irrtum, wenn ein lebensfähiger Kopf entfernt wurde.

Das, glaube ich, müssen wir *unbedingt* festhalten, auch im Hinblick auf die morgige Diskussion!

Soweit zu den *Venographien*. Die Meinungen sind ja nicht ganz einheitlich. Von den Gegnern der Venographie wird mit Recht eingewendet, daß es keine direkte

Darstellung der Durchblutung des Kopfes ist, sondern daß die Blutversorgung und die Sauerstoffversorgung nicht von den Venen, sondern von den Arterien her kommt und deshalb nur die *Arteriographie* oder sonst eine andere Methode, die die arterielle Durchblutung anzeigt, eine ausschlaggebende Untersuchung wäre.

Für die *Arteriographie* haben wir Herrn MAURER.

H.-J. MAURER, E. HOFFMANN, R. HUPFAUER u. H. SCHNABELMAIER, unter Mitwirkung von S. DÖRING, E. HOLTHAUSEN, S. KÜSTER u. W. POHL, Düsseldorf (Deutschland):

Die Häufigkeit der Oberschenkelkopfnekrose bei Schenkelhalsfrakturen unabhängig von der eingeschlagenen Therapie stellt, besonders bei älteren Patienten, ein Problem dar, das den Erfolg der vorgenommenen Behandlung oft wieder in Frage stellt. Auf Grund früherer Untersuchungen von KÖNIG, HALLERMANN u. a. ist bekannt, daß es posttraumatisch häufig zu Thrombosen im Bereich der den Oberschenkelhals und -kopf versorgenden Gefäße kommt. Bei weniger stark ausgeprägten Thrombosen entsteht, wie KÖNIG u. a. zeigen konnten, eine Cyste, bei Ausfall eines größeren Gefäßbezirkes ist dann eine Oberschenkelkopf- bzw. -halsnekrose die Folge. Der Unfallmechanismus spielt für das Zustandekommen dieses Ereignisses eine wichtige Rolle, zum Beispiel können bei einer starken Abduktion die proximalen nutritiven Gefäße vom medialen Schenkelhals und Oberschenkelkopf durch das Labrum glenoidale einer starken Kontusion ausgesetzt werden, oder es werden die den Kopf versorgenden Gefäße durch den Verlauf der Fraktur am dorsal-proximalen Übergang von Schenkelhals zu -kopf zerrissen. Einzelbeobachtungen, auf die an anderer Stelle ausführlich eingegangen werden soll, zeigen, daß auch ohne Fraktur diese Gefäßschädigung zustande kommen kann und dann zu Kopfnekrosen führt. Bei lateralen Schenkelhalsfrakturen und bei peitrochanteren Frakturen ist dagegen mit diesem Ereignis nur in besonderen Einzelfällen zu rechnen.

Um eine im Gefolge der Fraktur auftretende Schenkelhals- bzw. -kopfnekrose abschätzen zu können, sollte versucht werden, durch arteriographische Untersuchungen posttraumatische Gefäßveränderungen abzuklären. Es soll durch diese Untersuchungen angestrebt werden, eine prognostische Aussage zu machen, die es erlaubt, primär oder rechtzeitig den Weg für eine aktive Therapie, zum Beispiel die Implantation einer Endoprothese vorzunehmen. Dadurch würde gerade den häufig betroffenen älteren Patienten ein langes Krankenlager oder eine Zweitoperation erspart werden können.

Im folgenden wird über die ersten Ergebnisse unserer Untersuchungen berichtet.

Methodik. Die Patienten werden in der üblichen Weise retrograd nach SELDINGER arteriographiert. Dabei ist es möglich, auch die gesunde Seite gleichzeitig zu erfassen, wenn der Katheter über die Aortengabel hinaus eingeführt wird. Die Untersuchung wird in der Regel in Lokalanästhesie durchgeführt. Es ist aber auch möglich, die Untersuchung unmittelbar präoperativ in bereits eingeleiteter Narkose vorzunehmen. Zwischenfälle wurden, auch bei sehr alten Patienten, *nicht* beobachtet. Auf eine Testung vor der Kontrastmittelapplikation wurde verzichtet, da der Test keine hinreichend sicheren Auskünfte gestattet.

Beobachtungen. Die Voraussetzung für die Deutung der arteriographischen Bilder ist eine genaue Kenntnis der arteriellen Versorgung von Oberschenkelkopf und -hals (s. a. TRUETA u. a.). Die A. circumflexa femoris medialis versorgt den *gesamten* Oberschenkelkopf und den Schenkelhals mit Ausnahme eines unterschiedlich großen Bezirks an der ventralen Seite des Schenkelhalses; die im Kindesalter im Lig. teres verlaufenden Gefäße sind im Erwachsenenalter bedeutungslos, sie versorgen dann nur noch das Ligament selbst und das Fettgewebe im Acetabulum. Hinreichend charakterisiert ist die Versorgung von Oberschenkelkopf und -hals durch die Befunde von LEXER und WALDENSTRÖM über ein oberes und unteres „Collum-Gefäß“.

Die Beurteilung des arteriographischen Bildes kann durch die Überlagerung mit Haut- und Muskelgefäßen außerordentlich erschwert werden. Es ist daher notwendig, vom Stamm der A. circumflexa femoris medialis auszugehen und dann den Ramus profundus so weit zu verfolgen, bis der den Schenkelhals und -kopf versorgende Ast identifiziert werden kann.

Die Untersuchungen bei lateralen bzw. pertrochanteren Schenkelhalsfrakturen zeigen den Verlauf der A. circumflexa femoris medialis und ihres Ramus profundus deutlich, der bei dieser Form der Fraktur in der Regel nicht alteriert wird.

Bei frischen medialen bzw. intermediären Schenkelhalsfrakturen kann es auf Grund des Unfallmechanismus zu einer Läsion des Ramus profundus der A. circumflexa femoris medialis kommen. Die Auswirkung eines derartigen Gefäßverschlusses zeigt ein weiterer Fall, bei dem präoperativ die Angiographie ebenfalls einen Verschluß des Ramus profundus der A. circumflexa femoris medialis zeigt. Die Röntgenaufnahme des Hüftgelenkes zeigt 4 Monate nach der Durchführung der Nagelung einen osteolytischen Bezirk im medialen proximalen Anteil des Schenkelhalses. Bei der Kontrollarteriographie fehlt dieser Ast weiterhin.

Ergänzend zu diesen Untersuchungen haben wir *arteriographische* Darstellungen bei Nekrosen des Schenkelhalses bzw. -kopfes durchgeführt. Dabei zeigt sich, daß der Ramus profundus der A. circumflexa femoris medialis verschlossen ist. Neben dem Ramus profundus können auch weitere Äste verschlossen sein.

Besprechung der Beobachtung. Das Ergebnis unserer arteriographischen Untersuchungen bei Frakturen des Schenkelhalses zeigt den Wert dieser zusätzlichen Untersuchung, besonders bei alten Patienten. Hinsichtlich der Ätiologie muß bei kurz nach dem Unfall angefertigten Angiographien daran gedacht werden, daß neben einer frischen Thrombose auch eine Kompression durch ein Hämatom oder ein Spasmus (posttraumatisch oder bedingt durch den Kontrastmittelreiz) vorliegen können.

Bei *jungen* Leuten läßt der angiographisch festgestellte Verschluß des Ramus profundus der A. circumflexa femoris medialis keine sichere Aussage über die Prognose zu, da in diesen Altersgruppen noch mit einer Revitalisierung der proximalen Fragmentes zu rechnen ist, die einerseits über einen Collateralkreislauf, andererseits über eine entsprechend starke Mesenchymreaktion zustande kommt. Bei alten Patienten dagegen sind diese beiden Möglichkeiten der Revitalisierung erheblich eingeschränkt, und es ist damit zu rechnen, daß sie bei Patienten jenseits des 70. Lebensjahres nicht mehr im notwendigen Ausmaß eintreten kann. Aus diesem Grunde möchten wir befürworten, bei Patienten jenseits des 70. Lebensjahres mit arteriographisch nachgewiesenem Verschluß des Ramus profundus der A. circumflexa femoris medialis als primäres Behandlungsverfahren die Implantation einer alloplastischen Endoprothese vorzunehmen.

Voraussetzung für den günstigen Verlauf bei Jugendlichen ist neben einer idealen Reposition der Fragmente eine stabile Osteosynthese, da im Gegensatz zu den langen Röhrenknochen, bei denen die umgebenden mesenchymalen Gewebe, vor allem die Muskulatur, zur Knochenbildung beitragen können, diese Voraussetzung infolge der dicken und schlecht vascularisierten Capsula fibrosa bei den proximalen (medialen) Frakturen des Schenkelhalses fehlt.

J. Böhler:

Ich habe immer Schwierigkeiten im Lesen der Arteriogramme. Wahrscheinlich habe ich damit nicht genug Erfahrung. Es sind doch sehr viele Arterien in der gleichen Dicke, die sich überlagern. Was ich auf Ihren Bildern nicht sehen konnte, und was ich Sie daher gerne fragen möchte, ist: Können Sie die Erfahrungen von Trueta bestätigen, daß es nur ausschlaggebend ist, wenn das Gefäß intraossal unterbrochen ist und daß eine extraossale, also subsynoviale Schädigung der Gefäße eigentlich sehr selten vorkommt?

H. J. MAURER:

Zur Deutung der Bilder muß man sagen, daß hier nur die *Serienangiographie* weiterhilft, mit einer relativ schnellen Bildfolge vor allem zu Anfang, um wirklich die verschiedenen Gefäße voneinander trennen zu können. Und dann ist es so, daß bei Verschluß einer größeren Arterie, z. B. des Ramus profundus, auch daran gedacht werden muß, daß es posttraumatisch zu Spasmen kommt und daß sich diese wieder lösen können. Die intraossären Veränderungen können wir in der Regel bei der Arteriographie nicht sehen. In günstigen Fällen sehen wir noch die Aufzweigung des Ramus profundus oberhalb des Schenkelhalses. Trotzdem gibt die Arteriographie, wie wir ja an einigen Bildern mit einer Osteolyse zeigen konnten, doch wichtige Hinweise.

J. BÖHLER:

Also Sie sehen die *intraossalen* Gefäße nicht?

H. J. MAURER:

Nein, die kann man nicht sehen.

J. BÖHLER:

Das ist im Widerspruch zu dem, was uns TRUETA gesagt hat, daß die extraossalen Gefäße eigentlich praktisch *nicht* verletzt werden.

H. J. MAURER:

Die extraossalen Gefäße können auch verletzt werden. Das hängt wieder vom Mechanismus der Fraktur ab.

J. TRUETA:

Bei meinen Leichenversuchen habe ich sehr wenig Verletzungen der extraossalen Gefäße gefunden. Sie können vorkommen, aber höchstens in einem Verhältnis von 1:10. Ausschlaggebend sind nur die intraossalen Gefäßverletzungen eben an der Eintrittsstelle am äußeren oberen Kopfquadranten.

E. AMANN, Wien (Österreich):

Einleitend möchte ich betonen, daß wir keinerlei Erfahrungen mit der prä- oder intraoperativen Vitalitätsbestimmung des Schenkelkopfes besitzen, so daß ich zur Frage der Treffsicherheit der einzelnen Methoden keine Stellung nehmen kann.

Unsere Untersuchungen, die wir gemeinsam mit KAUFMANN vom Pathologisch-Anatomischen Institut der Universität Wien durchführen, beziehen sich auf die *ferment-chemische Vitalitätsprüfung* operativ entfernter Schenkelköpfe anläßlich der Endoprothesenoperation. Die Hüftköpfe wurden unmittelbar nach der Entfernung in Scheiben geschnitten und der Diaphorasereaktion unterworfen.

Von 50 in ununterbrochener Serie untersuchten Schenkelköpfen nach frischer medialer Schenkelhalsfraktur von Patienten im Durchschnittsalter von 79 Jahren waren nur 2 Schenkelköpfe komplett vital. Bei 48 Oberschenkelköpfen fanden sich devitalisierte Bezirke hauptsächlich im kranialen und ventrocaudalen Kopfabschnitt bzw. 3 Totalnekrosen. Bei 30 Schenkelköpfen (60%), also fast zwei Dritteln, war mehr als die Hälfte des Kopfes nekrotisch. 18 Schenkelköpfe (36%), etwa ein Drittel, zeigten kleine fleckförmige Nekrosen ohne gefäßanatomische Zuordnung.

BOYD ist der Meinung, daß sich segmentförmige Nekrosen im kranialen und ventrocaudalen Kopfabschnitt nicht mehr revitalisieren. In unserem Material findet sich diese Konstellation bei 14 Schenkelköpfen. Wir müßten also von vornherein mit 17 Nekrosen (34%), also einem Drittel, rechnen. Die kleinen fleckförmigen Nekrosen bei 16 Schenkelköpfen sowie die Nekrosen im oberen Kopfabschnitt bei 15 Schenkelköpfen können sich vielleicht unter bestimmten Umständen revitalisieren.

Ob allerdings bei Nekrosebezirken im kranialen Kopfabschnitt, die mehr als die Hälfte ausmachen, eine Revitalisierung möglich ist, erscheint ungewiß.

Ergebnisse von Gefäßuntersuchungen bezüglich der Vitalität des Hüftkopfes dürfen *nicht* überbewertet werden, denn es besteht kein Zweifel, wie AXHAUSEN und MAATZ es seinerzeit erwähnten, daß der Hüftkopf nach medialer Schenkelhalsfraktur sehr häufig das Schicksal eines Transplantates erleidet. Wäre es nicht so, so müßte es noch häufiger zur Kopfnekrose kommen.

Autoradiogramm (BOYD)		*Diaphorase* (AMANN u. KAUFMANN)	
keine Speicherung von P^{32}	35%	keine Vitalität	34%
komplette Speicherung	30%	komplette Vitalität	4%
segmentale Speicherung	35%	segmentale Vitalität	62%
80 Patienten		50 Patienten	
Alter?		Durchschnittsalter 79 Jahre	
großes Zeitintervall zwischen		6-Tage-Intervall zwischen	
Unfall und Operation		Unfall und Operation	

J. BÖHLER:

Das deckt sich eigentlich sehr mit den klinischen Erfahrungen. 17 totale Nekrosen, die Sie hatten, ergibt 30%. Bei den anderen ist eben eine Revascularisation möglich.

M. FORGON, Debrecen (Ungarn):

An der 1. Chirurgischen Universitätsklinik in Debrecen haben wir ein *Isotopverfahren* für das Messen des Blutumlaufes im Schenkelkopf ausgearbeitet, welches uns wegen seiner Einfachheit, Genauigkeit und wahrscheinlichen Treffsicherheit schon nach den anfänglichen Erfahrungen den meist gebrauchten Meßverfahren gegenüber vorteilhafter erscheint.

Das Wesen unseres Verfahrens. Wenn ein Isotop, ohne eine spezielle Affinität zum Knochen intravenös eingespritzt und es nach gleichmäßiger Verteilung im Blutkreislauf, was nur wenige Minuten in Anspruch nimmt, in der aus dem Caput femoris abgesaugten Flüssigkeit nachgewiesen werden kann, ist die Folgerung zwingend, daß es in den Femurkopf nur durch die erhaltende Zirkulation gelangen konnte. Wenn hingegen in dem Femurkopf-Punktat kein Isotop nachgewiesen werden kann, so spricht dies zweifelsohne für eine unterbrochene Blutzufuhr. Als Isotop wurde von uns mit J 131 markiertes Human Serumalbumin verwendet.

In der Praxis ist die Durchführung recht einfach: Sobald die Operation so weit gediehen ist, daß die Lage der Führungsdrähte beurteilt werden kann, wird das Isotop in der Menge von 15—20 μC i.v. injiziert. Nach Ablauf von 5—10 Minuten werden — durch eine an Stelle eines Führungsdrahtes hochgeschobene Kanüle — aus dem Femurkopf einige Kubikzentimeter — meistens 1—2 cm³ — Flüssigkeitsmenge abgesaugt.

Die Radioaktivität des Kopfpunktates wird mit der Aktivität des kreisenden Blutes zu gleicher Zeit verglichen. Kontrollmessungen an nicht frakturierten Femurköpfen ergeben, daß eine Proportion 1 : 1 in den Aktivitäten nie erreicht wird, da das Femurkopfpunktat nie reines Blut, sondern vielmehr durch zellige Elemente, Fett und Interstitialflüssigkeit verdünnt ist. Proportionen 1 : 2 sind noch als normal aufzufassen. Von hier ab darf aber auf eine Schädigung der Blutversorgung geschlossen werden. Größere Abweichungen in den Aktivitäten bis zu 1 : 20 bzw. 1 : 25 dürfen als Zeichen der Schwere der Schädigung der Blutversorgung gewertet werden.

Abgesehen von orientierenden Kontrollmessungen an Gesunden, haben wir derlei Messungen in 40 Frakturfällen durchgeführt. Hiervon konnte dreimal bald eine objektive Selbstkontrolle durchgeführt werden. Ein Patient mit subkapitaler Schenkelhalsfraktur — nach unseren Messungen *ohne* Kopfdurchblutung —, verschied nach vier Wochen, ein anderer Patient mit erhaltener Kopfdurchblutung zwei Wochen nach der Nagelung. Bei einer Patientin wurde der nekrotische Femurkopf bei bestehender Pseudarthrose reseziert. Die histologische Verarbeitung dieser drei Femurköpfe hat die Meßergebnisse vollauf bestätigt.

An 28 Patienten konnte etwa ein Jahr später eine Röntgenkontrolle durchgeführt werden, nach deren Bewertung die Irrtumswahrscheinlichkeit unserer Methode etwa 10% beträgt.

Zur Beurteilung der Treffsicherheit einer Methode möchte ich noch einiges hinzufügen: Eine 100%ig sichere Beurteilung ist nur dann möglich, wenn ein Femurkopf später histologisch verarbeitet werden kann; und das ist nur ganz selten. Es ist der Fall, wenn der Patient stirbt, oder wenn der Femurkopf aus anderen Gründen zur Resektion kommt. Die Beurteilung der Verläßlichkeit der Messung aus dem zeitlichen Abstand von etwa einem Jahr an Hand der klinischen und röntgenologischen Befunde ist durch zwei Umstände beeinträchtigt:

Der eine Störfaktor ist die Arterie im Lig. teres. Es ist nämlich noch ungeklärt, ob diese kleine Arterie — der normalerweise in der Blutversorgung des Femurkopfes keine nennenswerte Bedeutung zukommt —, auf kompensatorischem Wege eine wichtigere Rolle erlangen kann. So haben ZOLCZER, KAZAR und MANNINGER in einem Fall bei der phlebographischen Kontrolle nach einem Jahr eine gute Füllung der Gefäße im Lig. teres gesehen, obwohl bei der Phlebographie vor einem Jahr noch keinerlei Gefäßfüllung zu beobachten war. Derlei Beobachtungen weisen auf die Möglichkeit einer Eröffnung der Gefäße im Lig. teres nach Unterbrechung der Hauptversorgungsgefäße des Femurkopfes hin, wodurch die Ersterwähnten in der Blutversorgung eine größere Bedeutung erlangen, als ihnen vorher beigemessen wurde.

Es ist aber auch auf die Möglichkeit einer Revascularisation durch den Bruchspalt — bei Nagelungen mit einwandfreier Stabilität — Bedacht zu nehmen.

In unseren Tierversuchen konnte man sogar mit der vollen Revascularisation eines total avasculär gemachten Kopfes durch Einsprossen der Blutgefäße über den Frakturspalt rechnen, wenn die Fixation des abgesägten, also vollkommen avasculär gemachten Femurkopfes zu der Grundoberfläche einwandfrei war. Die volle Revascularisation eines solchen Schenkelkopfes im Tierversuch nahm etwa 6 Wochen in Anspruch.

Wir behaupten nicht, daß die Möglichkeiten beim Menschen gleich wären, diese Möglichkeiten — evtl. teilweise — dürfen aber bei späterer Beurteilung eines Meßverfahrens auch nicht außer acht gelassen werden.

Die *Vorteile* unseres Verfahrens erblicken wir in folgenden Punkten:

1. Es ist technisch einfach, es erfordert keine Spezialausrüstung.

2. Es handelt sich hierbei um eine direkte Methode zur Messung der arteriellen Blutversorgung und nicht um eine indirekte Methode mit Messung des venösen Abflusses, wie es bei der Phlebographie der Fall ist.

3. Es kann bereits in einem frühen Stadium angewandt werden, wenn die technische Bewertung der Phlebographie noch zweifelhaft ist.

4. Es vermittelt einen Überblick über den gesamten Femurkopf im Gegensatz zu Testungen mit Sonden.

5. Infolge seiner Empfindlichkeit läßt es Schlüsse nicht nur in bezug auf die vollkommen unterbrochene, sondern auch auf die teilweise geschädigte Blutversorgung zu.

6. Das Ergebnis kann schon im Verlaufe der Operation zur Verfügung stehen.

P. BRÜCKE, Wien (Österreich):

Im Unterschied zu den arterio- und phlebographischen Methoden, die die Vitalität indirekt über die Durchblutung messen, haben wir direkt an intraoperativen Biopsien eine *ferment-histochemische Methode* angewandt, mit der man makroskopisch entscheiden kann, ob diese Biopsie teilweise oder ganz devitalisiert ist.

Diese Methode wurde bisher an 80 Fällen angewandt. Wir haben 40 positive und 40 negative Resultate erhalten und die positiven in *stark* positive unterteilt und in *schwach* positive, die negativen in *abschnittsweise* negative und *ganz* negative. Bei den negativen Resultaten haben wir in der Nachuntersuchung zeigen können, daß die Fehlerquelle etwa 10% beträgt, während bei den positiven Resultaten, d. h. bei den ferment-histochemisch vitalen Köpfen, die Fehlerquelle etwa 20% beträgt.

J. Böhler:

Wenn ich jetzt die einzelnen Herren fragen darf: Welcher von Ihnen würde auf Grund eines *negativen* Ergebnisses seiner jeweiligen Untersuchungsmethode sich dazu entschließen, seinen *eigenen* Oberschenkelkopf resezieren und eine Endoprothese einsetzen zu lassen? Keiner? — (Stürmischer Beifall aus dem Publikum.) — Also ich persönlich glaube, man sollte die Endoprothesen doch nicht so radikal ablehnen. Ich würde die Altersgrenze dazu heranziehen und sagen, daß man unter einem Alter von 75 Jahren den Kopf lassen sollte. Aber ich glaube doch, daß ich bei einem biologischen Alter von mehr als 75 Jahren den Kopf bei einem negativen Ergebnis herausnehmen würde.

Wer ist auch dieser Meinung oder wer stimmt dagegen?

H. Spängler:

Im Prinzip ja. Nur haben wir gerade bei sehr alten Leuten ein *Phlebogramm* — ich könnte einen 91jährigen Patienten und einen 85jährigen zeigen, wo eine ausgezeichnete Durchblutung im Phlebogramm zu sehen war. In so einem Fall oder bei einem technischen Fehler ist der wesentlich größere Eingriff der Endoprothese doch eine zu große Belastung. Aus diesem Grunde haben wir uns daher zur primären Plastik noch nicht entschlossen.

J. Böhler:

Sie haben gesagt, eine gute Durchblutung war zu sehen?

H. Spängler:

Ja, es wird ja immer das Alter herangezogen, weil man von vornherein annimmt, daß die Durchblutung schlecht ist, weil die Osteoporose da ist.

J. Böhler:

Sie haben mich falsch verstanden. Ich habe gemeint, bei einem biologischen Alter von mehr als 75 und bei einem einwandfreien *negativen* Durchblutungsbefund.

H. Spängler: Also, ja.

J. Böhler:

Daß dann also doch die Indikation gegeben ist zur Resektion. Nicht grundsätzlich bei einem Alter von über 75, sondern nur bei denen mit einem eindeutig *negativen* Durchblutungsbefund. Das wäre meine Einschränkung zu der vorherigen Abstimmung.

H. Spängler:

Dazu prinzipiell ja. Ich selbst habe es noch nicht gemacht.

J. Manninger:

Wir hatten 30% negative Auswertungen außer technischen Fehlern gehabt. Davon haben wir 15 von 30% als absolut sicher negativ festgestellt. Fälle von über 75 Jahren nehmen wir vom Tisch ab und machen einige Tage später eine Endoprothese.

J. Böhler:

Und die zweite Frage, die noch offen wäre, sind die *Jugendlichen*. Ich glaube, da ist die Durchblutungsbestimmung auch bedeutungsvoll. Einem Jugendlichen kann man ohne weiteres zumuten, daß er unter Umständen auch einige Jahre entlastet, und daß man wartet, ob es nicht zu einer Revascularisation kommt. Also, daß eine ganz wesentliche Indikation zur Durchblutungsbestimmung bei den ganz Alten und bei den Jugendlichen besteht.

Ich möchte noch fragen: Wer glaubt, daß in der Zwischengruppe, die die Mehrzahl darstellt, die Feststellung der Durchblutung einen wesentlichen Einfluß auf Behandlung und Prognose hat?

Ist einer unter Ihnen, der glaubt, daß er in der Altersgruppe von 40—70 seine Methode der Durchblutungsbestimmung benötigt, um die Behandlung richtig durchzuführen, oder kann man auch auf diese diagnostischen Methoden auf Grund der Ergebnisse, die wir heute gehört haben, verzichten?

M. Forgon:

Wir lassen uns zwischen 65 und 75 Jahren neuerdings von der *Isotopenuntersuchung* leiten.

J. Böhler:

Das heißt, daß Sie unter Umständen schon ab 65 eine Endoprothese machen?

W. Ehalt, Graz (Österreich):

Darf ich eine Frage in die Debatte werfen: Es sind von Herrn Böhler die verschiedenen Methoden angezogen worden zur Frage: Kopfentfernung oder nicht. Aber ich glaube, es ist in den verschiedenen Ausführungen auch zum Ausdruck gekommen, daß wir Durchblutungsmessungen auch für die Entscheidung: belasten oder nicht belasten, brauchen. Ich glaube, dies ist eine Frage, die vielleicht nicht so integrierend, aber vielleicht doch für das weitere Schicksal wichtig ist. Kann man aus diesen Untersuchungen wenigstens den Schluß ziehen: Frühbelastung oder Spätbelastung?

Ich glaube, wir sehen die Frage so: Was hat man von den verschiedenen Methoden zu halten? 1. Entscheidung, Kopf heraus oder drinnen lassen, und 2. die Entscheidung, Frühbelastung oder Spätbelastung. Ich glaube, man sollte die zweite Frage durch diese Untersuchungen klären.

J. Böhler:

Diese Frage wollten wir von Herrn Manninger bzw. Herrn Kazar beantwortet hören. Wie oft ist nach drei Monaten bei der wiederholten Venographie eine Besserung der Durchblutung feststellbar? Das heißt, wie oft kann sich überhaupt die Durchblutung nach der primären Venographie bessern?

Können Sie das verlaufsmäßig festhalten? Ich habe eigentlich den Eindruck gehabt, daß dies nicht sehr sicher ist, wenn ich Sie recht verstanden habe?

Herr Manninger, Sie haben ja gesagt, daß Sie die Indikation zur Entlastung vom Venogramm abhängig machen. Ist dies ausreichend verläßlich?

J. Manninger:

Ja. Wir haben seit den letzten zwei Jahren diese Auffassung, daß wir nur gute Positive belasten lassen, und die fraglichen wiederholen wir nach drei Monaten. Wir machen die Frühbelastung erst nach drei Monaten. Über die Belastung entscheidet die wiederholte Venographie.

H. J. Maurer:

Eine Komplikation bei Gefäßuntersuchungen, die für den Patienten an und für sich bedeutungslos ist, ist, daß es durch eine Reaktion des Kontrastmittels und der Wand zu *Spasmen* kommen kann. Dadurch werden die Gefäße, auch größere Arterien, eng gestellt, und man kann eine Fehldeutung bekommen.

Entweder das Gefäß ist verschlossen, oder es ist kein Abfluß, so daß gerade die Deutung der Bilder mit eng gestellten Gefäßen oder, wie wir sie auch sehen, mit vollständig kontrahierten Gefäßen relativ schwierig werden kann. Man müßte also, wie es die Kollegen hier getan haben, die Untersuchung wiederholen. Man sollte aber bei diesen Patienten, bei denen derartige Spasmen auftreten können, doch im ganzen etwas vorsichtig sein.

P. BRÜCKE:

Ich glaube, daß die Methodik sowohl der Phlebographie als auch die der Arteriographie in der Methodik selbst sehr große Fehlerquellen hat. Besonders die Phlebographie erfaßt immer nur einen Teil des Abflußgebietes, und daraus dann auf Revascularisierung zu schließen, scheint mir etwas zu verfrüht. Ich glaube, man sollte versuchen, neue Methoden — wie etwa die histologischen oder histo-chemischen Methoden — auszuarbeiten, und könnte dann bei negativem Fermentbefund oder nekrotischer Histologie bei der Nachuntersuchung von einer Revascularisierung sprechen. Aber bei der Arteriographie oder Phlebographie halte ich dies für verfrüht.

J. BÖHLER:

Glauben Sie nicht, daß dies gerade umgekehrt ist? Daß man mit der Kontrastfüllung doch eigentlich den ganzen Gefäßbaum des Kopfes mehr oder weniger zur Darstellung bringen kann, während man mit der histo-chemischen Methode ja immer nur einen bestimmten kleinen Knochenzylinder herausnehmen kann? Wir wissen ganz genau, es gibt fleckige Nekrosen, und wenn Sie Pech haben, kommen Sie gerade in den nekrotischen Teil, und wenn Sie Glück haben, in einen durchbluteten oder umgekehrt.

P. BRÜCKE:

Es ist sicher richtig, daß man nur einen ganz kleinen Teil mit der Biopsie erfassen kann. Vielleicht mit einer ausgedehnteren oder öfteren Biopsie, die vielleicht nicht immer zumutbar ist, mehr oder weniger. Sicher ist aber, daß es bei der Phlebographie trotz gutem Abfluß durch einen Stichkanal zu einem Rückfluß kommt, daß es zur Thrombose eines Gefäßes kommen kann, auch ohne daß der Kopf nekrotisch wird.

J. BÖHLER:

Wenn ich kurz zusammenfassen darf — es ist eine sehr subjektive *Zusammenfassung* —: Ich habe den Eindruck gewonnen, daß alle diese Untersuchungsmethoden doch eine so *große Fehlergrenze* haben, wie sie *ungefähr dem Prozentsatz der Kopfnekrosen* entspricht, das sind, wie wir von EIGENTHALER hören werden, etwa 15—20%. Also diese Untersuchung hilft uns beim frischen Schenkelhalsbruch nicht sehr viel weiter. Ferner: daß es vielleicht eine Indikation dafür gibt bei den Alten über 75 Jahre, wo wir bei einwandfrei negativer Durchblutung den Kopf entfernen können. Sind Sie mit dieser Kurzfassung einverstanden? Ja? Dann danke ich vielmals.

E. Jonasch, Wien (Österreich):

Valgus-Brüche. (Mit 2 Abb.)

Für unsere Untersuchungen stand das Material des Unfallkrankenhauses Wien 20 mit 141 Fällen aus den Jahren 1925 bis 1962 zur Verfügung.

Den größten Anteil stellten Verletzte zwischen dem 70.—79. Lebensjahr mit 30,5%. Das Durchschnittsalter der Verletzten betrug 76,6 Jahre.

Wegen der *richtigen* primären Behandlung, nämlich ob konservativ oder operativ, sollten folgende zwei Fragen geklärt werden:

1. Bei welchen Fällen kommt es zu einer Lösung der Einkeilung, und

2. bei welchen Fällen tritt in der Folgezeit eine Kopfnekrose auf?

1. *Zur Lösung der Einkeilung:* Bei unseren Fällen, die anfangs alle konservativ nur mit Bettruhe behandelt wurden, kam es in *9%* 5 bis 16 Tage nach dem Unfall zu einer Lösung der Einkeilung.

Alle diese Fälle zeigten im *Röntgenbild von der Seite ein Klaffen der Bruchstücke an der Ventralseite von mindestens 1 mm* (Abb. 1).

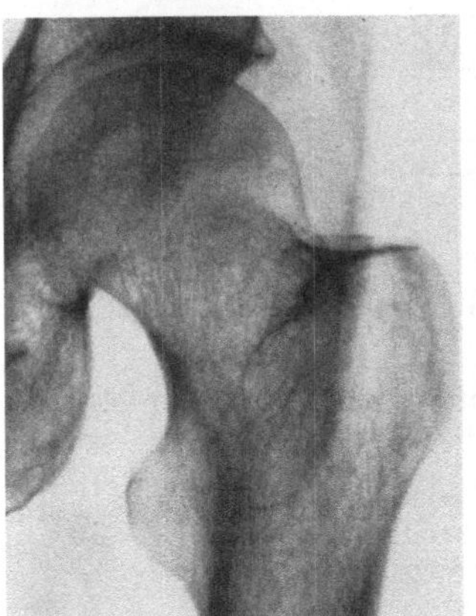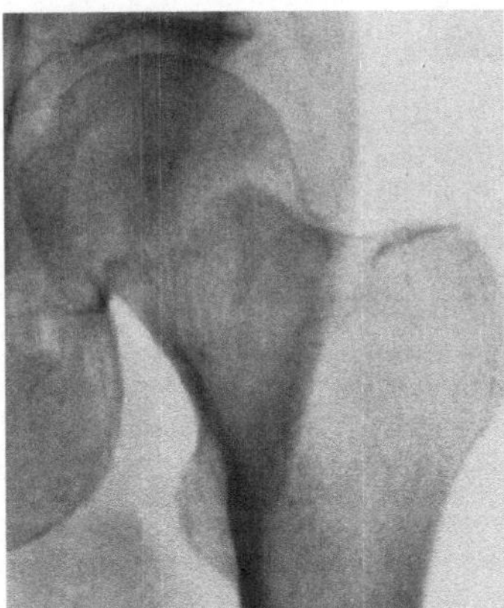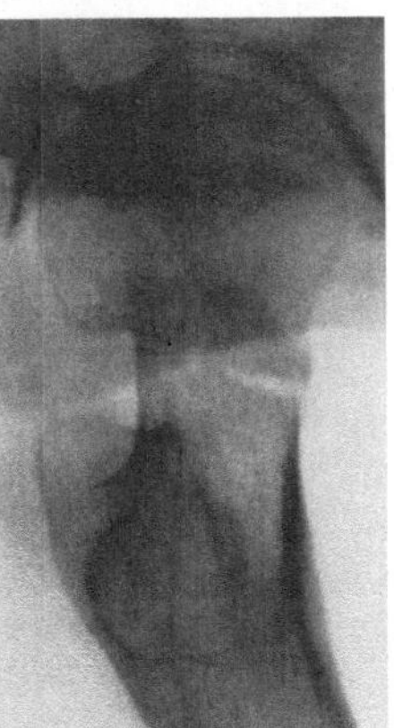

Abb. 1. Bei 9% der Patienten kam es zur Lösung der Einkeilung 5—16 Tage nach dem Unfall. Diese Fälle zeigten im Röntgenbild von der Seite ein Klaffen der Bruchstücke an der Ventralseite von mindestens 1 mm

2. *Zur Kopfnekrose:* Als weitere Frage sollte geklärt werden, bei welchen Fällen es zu einer Kopfnekrose kommt. Sie trat bei unseren Fällen in *15%* auf, und zwar 4 Monate bis 4 Jahre nach der Verletzung.

Diese Frage kann *nicht eindeutig* beantwortet werden, doch ist auffallend, daß bei sämtlichen Fällen im Röntgenbild von der Seite eine *beträchtliche Antekurvation* bestand (Abb. 2). Andererseits gibt es aber genügend Fälle, bei denen es trotz starker Antekurvationsstellung nicht zur Ausbildung einer Kopfnekrose kam.

Interessant ist es, zu berichten, daß bei den Fällen, bei denen eine Lösung der Einkeilung erfolgte und die deshalb genagelt werden mußten, genauso wie bei den *nicht* gelösten Fällen, in 15% eine Kopfnekrose auftrat. Man kann daraus schließen, daß die Nagelung mit dem Dreilamellennagel keinerlei Einfluß auf die Entstehung einer Kopfnekrose hat.

Auf Grund unserer Untersuchungen kann man sagen:

1. Die primären Röntgenbilder erlauben keine sichere Prognose bezüglich einer später auftretenden Kopfnekrose.

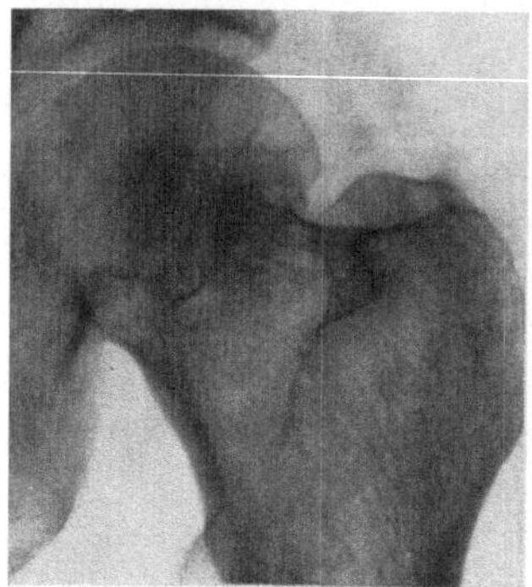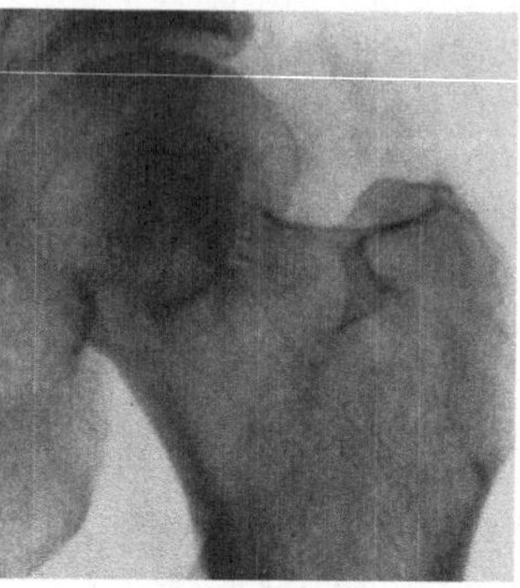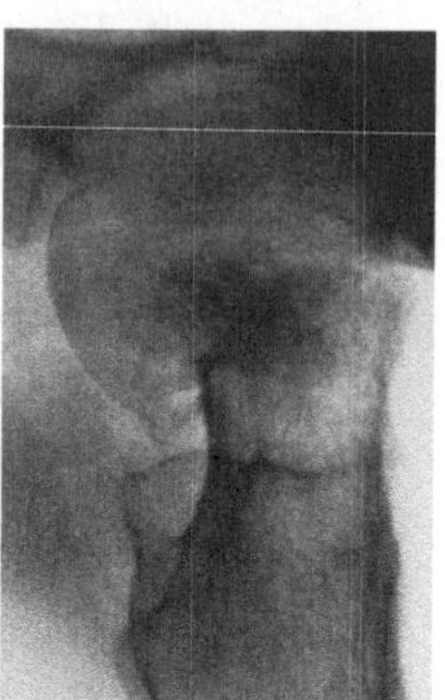

Abb. 2. Bei 15% der Patienten kam es zur Kopfnekrose 4 Monate bis 4 Jahre nach dem Unfall. Alle diese Fälle zeigten im primären Röntgenbild von der Seite eine beträchtliche Antekurvationsstellung

2. Die Behandlung der eingekeilten Valgusbrüche soll primär konservativ sein.

Die Verletzten sollen einige Tage Bettruhe einhalten und, wenn keine Schmerzen bei der Bewegung im Hüftgelenk bestehen, mit dem Aufstehen und der *vollen* Belastung des Beines beginnen. Die knöcherne Heilung des Bruches erfolgt zwischen 6 und 8 Wochen. Die Behandlung mit einer Gipshose ist nicht nur überflüssig, sondern stellt für die älteren Verletzten eine übermäßige Belastung dar.

3. Alle die Fälle, die im primären Röntgenbild von der Seite ein *Klaffen* der Bruchstücke an der *Ventralseite*, wenn auch nur von 1 mm, aufweisen, sollen *operativ* mit einem Dreilamellennagel versorgt werden, da es bei diesen Fällen *immer* zur Lösung der Einkeilung kommt.

Die Behandlung dieser Fälle mit einer Gipshose ist ebenfalls nicht angezeigt, da es in der Gipshose, selbst wenn keine Belastung erlaubt wird, eine langsame Lösung der Einkeilung erfolgt.

Aussprache

W. Marquardt, Stuttgart (Deutschland):

Die eingekeilten Valgusbrüche des Schenkelhalses kommen nun leider auch bei *Jugendlichen* und *jüngeren Menschen* vor. Wegen der beträchtlichen Fehlform des Hüftgelenkes sollte in diesen Fällen nicht resigniert werden. Die Lösung — Reposition und Verschraubung der eingekeilten Fraktur — ist in diesen Fällen *nicht* zweckmäßig. Zur Primärversorgung eignet sich die intertrochantere Osteotomie des Oberschenkelknochens unter dreidimensionaler Korrektur. Es muß die Abduktusstellung in der Frontalebene von meistens 30—35°, die Innenrotationsdeformität von in der Regel mindestens 30° in der Horizontalebene und die ebenfalls mindestens 30gradige Flexionsdeformität in der Sagittalebene korrigiert werden. Es kommt dann zu etwa umgekehrten Winkeleinstellungen, wie wir sie von der *Imhäuser*-Osteotomie bei der Coxa vara epiphysarea kennen.

Wesentlich ist, daß der Hüftkopf zentral in die Pfanne eingestellt wird. Bei dem Verfahren werden keine zusätzlichen Schäden gesetzt, ja es ist sogar mit einer wesentlichen Entlastung einzelner Gefäße zu rechnen.

E. Frank, Wien (Österreich):

Metallurgische Probleme der Osteosynthese. (Mit 3 Abb.)

Der technische Fortschritt charakterisiert unsere Zeit, so auch die Chirurgie und im besonderen die Osteosynthese. So sollte man glauben, daß die Verwendung von austenitischen Chrom-Nickel-Molybdänstählen bei der Herstellung von Implantaten eine Selbstverständlichkeit ist.

Leider müssen wir die Feststellung machen, daß nicht selten Implantate verwendet werden, die auf Grund nicht einwandfreien Ausgangsmaterials oder auf Grund von Mängeln bei der Herstellung zu Schädigungen im Organismus führen.

Folgen derartiger Unzulänglichkeiten sind *Korrosion* und *Metallose*.

An die Implantate, die bei der operativen Behandlung des Schenkelhalsbruches Verwendung finden, werden in ganz außergewöhnlichem Maße statische und dynamische Anforderungen gestellt, die über die normalen Forderungen hinausgehen, die ganz allgemein an Osteosynthesematerial gestellt werden.

Natürlich spielt auch die Beherrschung der Operationstechnik, gerade beim Schenkelhalsbruch, eine gewichtige Rolle. Dennoch müssen wir leider die Feststellung machen, daß hin und wieder, auch bei bester Operationstechnik, Schenkelhalsnägel Verbiegungen oder Brüche aufweisen, deren Ursache entweder in der verwendeten Stahlsorte oder in der Art der Herstellung zu finden ist.

Wenn wir uns mit der Untersuchung der Fehler beschäftigen, die beim Osteosynthesematerial auftreten, dann müssen wir diese Untersuchungen aus dreierlei Sicht betreiben:

1. Fehler im Ausgangsmaterial (Stahlqualität),

2. Fehler bei der Fertigung der Implantate (z. B. Kaltverformung, Wärmebehandlung),

3. Fehler beim Operationseinsatz.

Zu 1. *Stahlqualität:* Die Legierung austenitischer Chrom-Nickel-Molybdänstähle, wie sie heute gefordert werden muß, hat eine *genau* festgelegte Toleranzbreite der im Edelstahl vorhandenen Elemente, die in der folgenden *Stahlanalyse* wiedergegeben ist:

Kohlenstoff	$\leq$	$0{,}07\%$
Silizium	$\leq$	$1{,}0\ \%$
Mangan	$\leq$	$2{,}0\ \%$
Chrom		$16{,}5-18{,}5\%$
Molybdän		$2{,}0-2{,}5\%$
Nickel		$10{,}5-13{,}5\%$

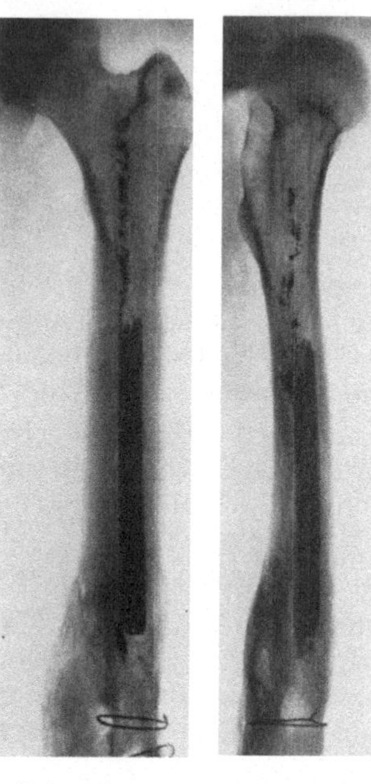

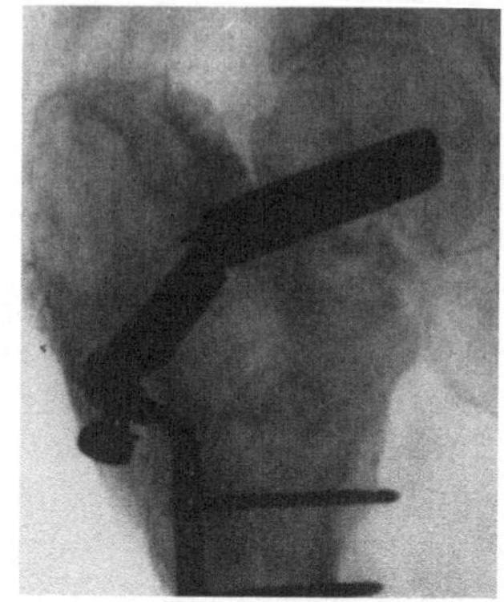

Abb. 2. Dreilamellennagel, der den statischen Beanspruchungen *nicht* gewachsen war. (Die Brüche ereignen sich fast ausschließlich an der Stelle der stufenförmigen Absetzung im Bereich der Lamellen.)

Abb. 1: *Beispiel einer Korrosion.* Dieser drastische Fall eines korrodierten Oberschenkelmarknagels erübrigt jeden näheren Kommentar und sollte eine eindringliche Warnung sein, zur Osteosynthese martensitische Stähle zu verwenden. Um die korrodierten Metallteile findet sich eine Anhäufung von Rostgranulomen und Gewebenekrosen als Ausdruck der Metallose

Die Bezeichnung der Edelstähle ist in den verschiedenen Ländern unterschiedlich, sie hat nichts zur Sache, gemeinsam ist ihnen jedoch die oben ausgewiesene Toleranzbreite in ihrer chemischen Zusammensetzung.

Die *Magnetisierbarkeit*, geprüft mittels magnetischer Waage, darf einen Permeabilitätswert von 1,05 Gauss/Oersted *nicht* überschreiten. Der amagnetische Zustand wird durch Nickel, Kohlenstoff und Mangan begünstigt; übersteigt der Kohlenstoffgehalt jedoch 0,07%, so führt dies zum Auftreten von interkristalliner Korrosion. Schließlich sind Eigenschaften in bezug auf Streckgrenze sowie Zugfestigkeit von ebenso großer Bedeutung wie die geeignete Zusammensetzung des Edelstahles.

Zu 2. *Herstellung des Implantates:* Die Kontamination des entstehenden Implantates durch unedle Stähle, z. B. bei Einspannvorrichtungen, muß vermieden werden. Eine Temperaturbeanspruchung zwischen 400 und 900 Grad führt durch Ausscheiden von chromreichen Karbiden zu interkristalliner Korrosion.

Besonders zu beachten ist ferner die intakte Oberflächenbeschaffenheit eines Implantates. Abrupte Querschnittsveränderungen, Kerben, Stempelungen usw. bringen die Gefahr einer Spalt- bzw. Spannungskorrosion und somit die Gefahr von Dauerbrüchen mit sich. So sollten Stempelungen, z. B. an pertrochantären Platten, die die Winkelgrade angeben (was im allgemeinen nicht unpraktisch ist), oder das Einstempeln von Namenszügen (z. B. einer Firmenbezeichnung) vermieden werden.

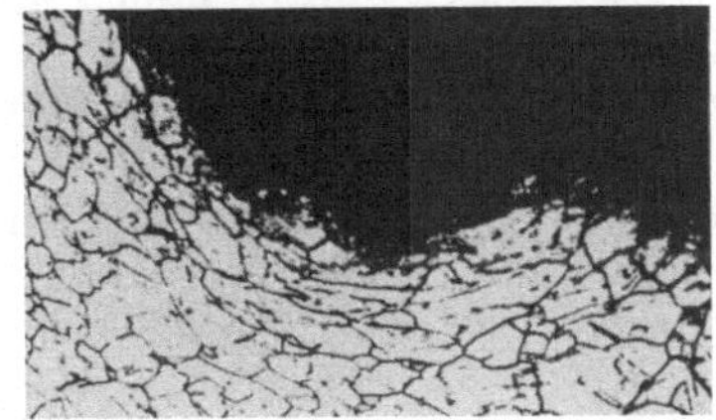

Abb. 3. Das Gefüge zeigt eine örtliche Verformung. Im stempelungsnahen Bereich des Gefüges hat die Walzrichtung mit ihren annähernd polygonalen Feldern eine deutliche Quetschung erfahren. Die Felder zeigen sich besonders im Maximum der Stempelung deutlich zusammengepreßt. Durch eine derartige Gefügeveränderung wird die Homogenität des Gefügeaufbaues unterbrochen und der so veränderte Gefügebereich zur Anode, der homogene Anteil des Implantates zur Kathode. Auf diese Weise entsteht in ein und demselben Implantat ein Ionenaustausch, der schließlich zu Spannungskorrosion und Bruch Anlaß geben kann, vor allem, wenn sich derartige chemische und physikalische Vorgänge in der Nähe von Versenklöchern abspielen

Warum, darauf gibt uns die Gefügebeurteilung im metallographischen Bild im Bereich einer derartigen Stempelung eine klare Antwort.

Zu 3. *Fehler beim Operationseinsatz:* Bezüglich der Kontamination der Implantate beim Operationseinsatz mit „unedlem Instrumentarium" gilt das gleiche wie bereits unter Punkt 2 erwähnt: Vermeiden des Zusammenbringens von edlem mit unedlem Stahl.

Gewisse Beschädigungen des Implantationsmaterials können auch bei sorgfältigster Operationstechnik nicht vermieden werden, wie z. B. die Verletzung der Oberfläche beim Anziehen der Schrauben in einem präformierten Versenkloch (z. B. an der pertrochanteren Platte).

Wir finden daher selbst bei einwandfreiem Material in diesen Bereichen in einer Reihe von Fällen Kontaktkorrosion.

Das *Zurechtbiegen* von Osteosynthesematerial, wie beispielsweise die Veränderung des Plattenwinkels mittels Schränkeisen durch den Operateur, muß auf jeden Fall vermieden werden.

Der Operateur muß sich im klaren sein, welche Gefügeveränderungen durch ein solches Vorgehen das Implantat erleidet und darf nicht überrascht sein, wenn durch eine solche zusätzliche Beanspruchung Brüche an Platten entstehen.

Wir haben in der Tat zahllose Plattenbrüche im Plattenwinkelbereich gesehen, weshalb diese pertrochanteren Platten *verstärkt* wurden, so daß ein Zurechtbiegen durch den Operateur nicht mehr in Angriff genommen werden kann.

Ergebnis: Brüche dieser verstärkten Platten wurden praktisch nicht mehr gesehen.

Seit rund 2 Jahren haben wir Implantate nach verschiedener Verweildauer im menschlichen Organismus, an denen sich nach der Entfernung makroskopisch Mängel gezeigt haben, einer exakten metallurgischen Untersuchung unterzogen. Wir mußten dabei die Feststellung machen, daß allein bei den Dreilamellennägeln die aufgetretenen *Mängel* (Bruch, Magnetismus, Rost, Verbiegung usw.) *zu 70 % auf Kosten schlechter Stahlqualität* und *unzulänglicher Herstellung* zu buchen sind, während *30 % auf Kosten des Operationseinsatzes* bzw. auf die *Operationstechnik* zurückzuführen sind.

Untersuchungen an *fabriksneuen* Implantaten, die wir exaktest durchführen ließen (Prof. Dipl.-Ing. Dr. H. Zitter, Vorstand des Institutes für Allgemeine und Analytische Chemie an der Montanistischen Hochschule Leoben) zeitigten überraschenderweise, daß *zwei Drittel dieser fabriksneuen Implantate nicht entsprachen.*

Diese untersuchten Implantate waren Erzeugnisse *deutscher, Schweizer* und *österreichischer* Firmen.

Die Untersuchungsergebnisse waren bei weitem nicht zufriedenstellend, es zeigte sich andererseits, daß es sehr wohl möglich ist, einwandfreie Implantate herzustellen.

Schlußfolgerung

Die Lieferfirmen müssen sich zu stichprobenartigen Chargenüberprüfungen bereit erklären. (In der Industrie ist dies eine Selbstverständlichkeit, warum nicht beim Osteosynthesematerial?) Abnahmebestimmungen sind bereits ausgearbeitet.

Der Operateur soll sich auf die Qualität eines Implantates verlassen können, er kann es aber nur dann, wenn er in groben Zügen mit der Problematik vertraut ist und selbst mit dieser Qualitätsforderung an seine Lieferfirmen herantritt.

Wir müssen unsere *Patienten und* letzten Endes auch *uns* selbst vor den Folgen *schützen*, die sich durch Verwendung insuffizienten Materials ergeben können.

H. Hackstock u. M. H. Hackenbroch jun., Linz (Österreich):
Stabilitätsuntersuchungen verschiedener Osteosynthesematerialien beim Schenkelhalsbruch. (Mit 1 Abb.)

Die Stabilität einer Osteosynthese ist entscheidend für die Frakturheilung. Vom rein mechanischen Blickpunkt aus gesehen hängt sie ab von der Art des Osteosynthesematerials, vom Alter des Knochens und von der Form der Fraktur.

Wir haben in unseren Versuchen Schenkelhalsknochen von mindestens 60jährigen Menschen verwendet. Die Knochen wurden nach der Entnahme tiefgekühlt, bei Nagelung 6 Stunden außerhalb des Gefrierfaches und bei Belastungsprüfung 20—24 Stunden nicht mehr gekühlt. Als Bruch wurde ein *Pauwels III* mit der Säge geschnitten. Es lagen somit so ungünstige Bedingungen vor, wie sie bei einer Fraktur nicht gegeben sind.

Die Belastungsversuche führten wir im Labor für Werkstoffprüfung in den Österr. Stickstoffwerken in Linz durch. Als Prüfaggregat stand uns eine Universalprüfungsmaschine „Testor" der Firma *Wolpert* zur Verfügung.

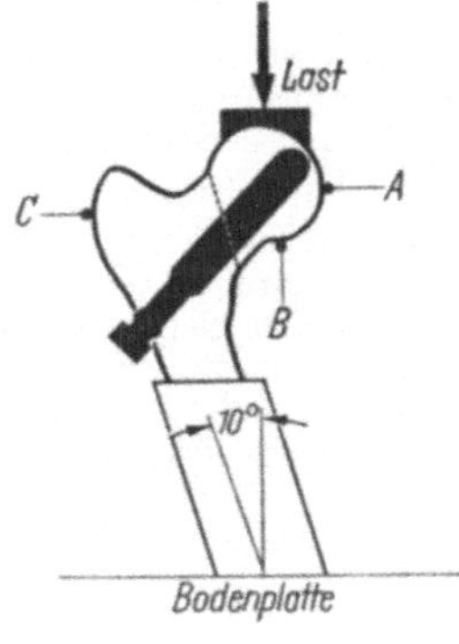

Abb. 1: *Versuchsanordnung.* Bodenplatte und Halterung für den Oberschenkelschaft sind miteinander verschweißt und an der Basis der Prüfmaschine verschraubt. Der Oberschenkelschaft wird mit Stellschrauben fixiert. Der Neigungswinkel zur Lotrechten beträgt 10°. An den Punkten A, B und C sind Meßuhren angebracht mit einer Meßgenauigkeit von $^1/_{100}$ mm. Gemessen wurde die vorübergehende Deformität unter Last und die bleibende Verformung nach Entlastung. Die Belastung begann mit 10 kg und wurde jeweils um 10 kg gesteigert

Im folgenden sind die Belastungswerte am Punkt B, also die Verschiebung nach unten beschrieben. Wir haben folgende *Osteosynthesematerialien geprüft*:

Multiple Nagelung n. *Simon-Weidner*	*Küntscher*-Nagel
Telson-Schrauben	*Böhler*-Nagel mit Platte
Deyerle-Gleitschrauben mit Platte	*AO*-Schenkelhalsnagel
Böhler-Nagel	*Pugh*-Gleitnagel
Küntscher-Y-Nagel	*Winter*-Gleitschraube

Ergebnisse

Multiple Nagelung nach Simon-Weidner. Unter 100 kg Last vorübergehende Verschiebung von $^{204}/_{100}$ mm am Punkt B. Bleibende Deformität nach Entlastung $^{110}/_{100}$ mm. Nach 200 kg und 250 kg bleibende Deformität von über $^{1070}/_{100}$ mm.

Telson-Schrauben. Deutlich stärkere Verbiegung der Schrauben und Abkippung in Varusstellung.

Deyerle-Gleitschrauben mit Vierlochplatte. Durch die Verschraubung am Oberschenkelschaft wird eine größere Last toleriert. Nach 200 kg verbiegen sich auch diese Schrauben deutlich.

Wir haben bei diesen drei Verfahren auch das Material selbst geprüft: Die *Deyerle*-Schrauben zeigten eine Zugfestigkeit von 150 kg/mm²

Querschnitt, die *Simon-Weidner*-Nägel von 135 und die *Telson*schrauben von 100 kg/mm² Querschnitt.

Böhler-Nagel. Es tritt hier relativ schnell eine *bleibende* Verformung ein. Es kommt zu einer Kippung des Kopfes in Varus als auch zu einer Parallelverschiebung nach unten, bedingt durch Einschneiden der Nagellamellen in die Spongiosa des Kopfes und Ausbruch der dünnen Corticalis des Trochanter major.

Küntscher-Y-Nagel. Es überwiegt hier die Parallelverschiebung nach unten, die bis zu einer gewissen Lastgrenze ausgeprägt ist. Nach Verklemmung der beiden Nägel ist die Verbiegung und Verschiebung weniger stark.

Küntscher-Schenkelhals-Nagel. Dieser Nagel zeigt auch bei hoher Belastung die *geringste* Verschiebung. Die feste Verankerung in der Corticalis des Oberschenkelschaftes und das exakte Aufliegen am *Adam*schen Bogen verhindern eine stärkere Verschiebung.

Böhler-Nagel mit 2-Lochplatte. Im Belastungsbereich bis 100 kg große Stabilität mit Dauerverformung von $^{65}/_{100}$ mm am Punkt B. Unter 200 kg Varus-Kippung und Verbiegung des Nagels.

AO-Schenkelhalsnagel. Im mittleren Lastbereich sehr stabil, unter 200 kg fast reine Parallelverschiebung nach unten durch Einschneiden des Nagels (was die Aufhellungszone am *Adam*schen Bogen deutlich macht).

Pugh-Gleitnagel. Vorübergehende Verformung am Punkt B bei 100 kg $^{130}/_{100}$ mm, Dauerdeformität nach Entlastung von $^{40}/_{100}$ mm. Durch leichte Verbiegung des Nagels und Herausgleiten kommt es zum Kippen in Varus und zur Parallelverschiebung.

Gleitschraube nach Winter. Durch die glatten Schnittflächen und den Zug der Schraube kam es schon primär zu dieser Verschiebung. Der Bruch war aber stabil und bot den gleichen Ausgangswert wie andere Verfahren. Nach 180 kg kam es beim Versuchsfall zum Bruch im Bereich des *Adam*schen Bogens. Bei diesem Verfahren beobachteten wir auch Rotation des Kopfes, wie dies von allen Methoden mit nur einer Schraube bekannt ist.

Zusammenfassung

Auf Grund unserer Versuche konnten wir feststellen, daß alle von uns geprüften Osteosynthesematerialien mit Ausnahme des *Küntscher*nagels dem Kopfbruchstück im Lastbereich zwischen 50 und 150 kg eine mehr oder weniger große Verschiebung gestatten. Alle Nägel, Schrauben oder Platten verbiegen sich bei höherer Last.

Entscheidend für die Stabilität gegen statische Druckeinwirkung sind: *Bei multiplen Nagelungen* die genaue Verteilung der Stifte über den ganzen Schenkelhalsquerschnitt und — abgesehen von der Güte des Materials — der Einschlagwinkel.

Bei starren Nägeln und Gleitnägeln: die Lage am *Adam*schen Bogen, die Verankerung in der Corticalis des Oberschenkelschaftes und der Einschlagwinkel.

Wir haben bewußt darauf verzichtet, Vergleiche zum klinischen Verlaufsbild anzustellen, da die Übertragung der experimentell gewonnenen Ergebnisse auf die Klinik problematisch und nicht ohne weiteres möglich ist.

Tabelle 1. *Durchschnittliche Verformungswerte aller von uns genagelten Knochen am Punkt B in $^1/_{100}$ mm*

kg	Bö	BöPl	K	KY	D	P	W	SW	AO	T
50	56	24	13	5	13	25	33	69	15	22
80	109	43	75	19	45	52	52	238	40	160
100	231	61	79	197	76	67	82	288	74	216
120	300	125	84	254	230	158	147	312	140	250
140	390	350	94	280	270	216	257	388	350	381

(Bö = *Böhler*-Nagel, BöPl = *Böhler*-Nagel mit Platte, K = *Küntscher*-Nagel, KY = *Küntscher*-Y-Nagel, D = *Deyerle*, P = *Pugh*, W = *Winter*, SW = *Simon-Weidner*, AO = *AO*-Schenkelhalsnagel, T = *Telson*-Schrauben)

Bei 100 kg Belastung ist der *Böhler*-Nagel mit Platte am stabilsten. PUGH, *AO*, DEYERLE und KÜNTSCHER sind nur geringfügig weniger stabil. Bei 140 kg liegen die Belastungswerte bei allen Verfahren mit Ausnahme des *Küntscher*-Nagels schon relativ hoch.

Aussprache

M. FORGON, Debrecen (Ungarn):

Die reichen Erfahrungen mit modernen Methoden der Osteosynthese beweisen, daß die *ideale* Fixation eines Bruches zur *idealen* Heilung desselben führen muß. Diese Feststellung müßte auch in bezug auf Schenkelhalsbrüche Geltung haben. Es ist daher nachzuprüfen, ob das meist gebrauchte Verfahren zur Behandlung der Schenkelhalsfraktur, und zwar die Fixation mit einem *Smith-Petersen*-Nagel, den Erfordernissen einer idealen Fixation entspricht.

Meines Erachtens keinesfalls. Wer würde denn je daran denken, eine supracondyläre Fraktur mit einem *Küntscher*-Nagel zu stabilisieren. Das kurze Nagelende im distalen Bruchstück kann keine sichere Fixation gewähren. Diese wird indessen erhofft von einem gleich kurzen Stück eines Nagels, wobei das eine Bruchstück in der Regel avasculär ist.

Infolge der Knochenresorption im Alter ist das Spongiosabalkensystem reduziert und weitgehend resorbiert, weshalb im Schenkelhals Hohlräume entstehen. Interessanterweise ist das Caput femoris von diesem Resorptionsprozeß weniger betroffen.

Die atrophische Spongiosa verleiht dem Nagel im Zentrum keinen Halt; somit kann es zur Verschiebung kommen. Unter diesen Umständen kann auch ein Dreilamellennagel gegen Rotationskräfte keinen Schutz gewähren. Wenn aber die Fixation des Halses nicht im Zentrum, sondern in Corticalisnähe und nicht mit einem, sondern mit *mehreren* Nägeln bewerkstelligt wird, in einer verhältnismäßig wohlerhaltenen Spongiosa, ist die Stabilität sicherer, insbesondere gegen Verdrehung. Wenn an Stelle der Nägel Schrauben verwendet werden, können durch diese komprimierende Kräfte entfaltet werden. Ohne auf die Bedeutung der Kompressionskräfte einzugehen, verweise ich auf die bekanntermaßen günstige Wirkung derselben auf die Frakturheilung. Das Einbohren von 4 Schrauben, eine nach der anderen parallel in gleicher Richtung, ist schwierig. Wenn die Schrauben aber durch einen Block zusammengefaßt sind, muß nur dessen Mitte mit der Zentralachse des Schenkelhalses beim Anbohren eines *Kirschner*-Drahtes übereinstimmen. Die Lage der 4 Schrauben ist durch den Block bestimmt. Entsprechend den Bohrungen im Block divergieren die Schrauben leicht. Das Anschrauben eines kurzen Ansatzstückes an die Diaphyse vermehrt die Stabilität. Da die Schrauben nur an ihrem peripheren Ende ein Gewinde haben, können sie in den Bohrkanälen verrutschen. Hierdurch ist die Nachkompression der Resorptionszonen der Frakturenden möglich. Bei 40 auf diese Weise versorgten Fällen erlebten wir kein Ausgleiten des Nagels, keine Redislokation der Frakturen und keine Pseudarthrose.

W. WEHNER, Leipzig (Deutschland):

Die klinischen und experimentellen Ergebnisse zeigen, daß der Schenkelhalsbruch die einzige wesentliche Frakturlokalisation an den Extremitäten ist, an der wir trotz ausreichender Größe des Skelettabschnittes keinen hohen Stabilisierungsgrad bei der Osteosynthese erreichen. So interessieren uns auch die mit dem Stabilisierungsgrad zusammenhängenden Ergebnisse in bezug auf die *Pseudarthrose*, wobei wir ja heute in den vorangegangenen Vorträgen die Sonderstellung dieser Fraktur in biomechanischer und pathophysiologischer Hinsicht besprochen haben. Ich darf stichwortartig nur an die Probleme der Osteoporose, dem fehlenden Periostüberzug, die Probleme der Ernährung des Oberschenkelkopfes, die veränderten statischen Verhältnisse am Collum-Diaphysen-Winkel und Antitorsionswinkel sowie an die zunehmende Verkürzung des Schenkelhalses durch Resorption erinnern. Wir betrachten es als einen Ausdruck dessen, daß die Metallosteosynthese sich in so verschiedenartiger Weise variiert hat und daß es so viele Vorschläge der Stabilisierung gibt, wobei man *2 große Gruppen* unterscheiden kann:

1. Die Gruppe, die besondere Rücksicht zu nehmen versucht auf die erhaltengebliebene Blutversorgung. Wir haben in unserer Klinik vor vielen Jahren einen damals von REHN bei uns inaugurierten tunnelförmigen Nagel verwendet, und wir hatten jetzt Gelegenheit, nach einer Zeitspanne von 10 Jahren diesen Patienten klinisch zu untersuchen, und haben mit diesem Nagel weder bessere noch schlechtere Ergebnisse gefunden, als mit dem sonst bei uns über Jahrzehnte verwendeten Dreilamellennagel.

2. Die Gruppe der Metallosteosynthesen nimmt mehr Rücksicht, das vorzeitige Auswandern des Nagels zu verhindern, einen höheren Stabilitätsgrad zu erreichen, vielleicht auch die abduzierende dislozierende Muskulatur auszuschalten oder zusätzlich Knochenspäne zu verwenden.

Da es uns besonders interessierte, wie häufig *Pseudarthrosen* auftreten, und in der Literatur sehr unterschiedliche Ergebnisse zu finden sind, die von 1—32% reichen, haben wir an unserem relativ großen Krankengut Nachuntersuchungen angestellt. Von den Patienten, die seit 1953 mit dem Dreilamellennagel operiert worden waren, war es uns möglich, 346 Patienten nachzuuntersuchen, und wir haben die vielleicht enttäuschende Feststellung treffen müssen, daß unter Beachtung der Operationsstatistik 13% dieser Nachuntersuchten eine Pseudarthrose durchgemacht hatten oder aufwiesen. Ein einzelner Fall war dabei, der eine subjektiv schmerzfreie Gehleistung von über einer Stunde hatte. Wenn wir diese 13% Pseudarthrosen weiter untergliedern würden, in die vorhandene Bruchebene oder nach anderen Grundsätzen, so würden die einzelnen Gruppen zu klein werden, so daß wir nur diese Gesamtsumme angeben möchten und dabei betonen, daß wir eine Ausbildungsstätte sind, und daß diese Operationen von verschiedensten Operateuren ausgeführt wurden. Die postoperative Ruhigstellung betrug bei unseren Fällen durchschnittlich drei Wochen Liegezeit nach der Osteosynthese auf der Schiene und vier weitere Wochen Bewegungstherapie. Die volle Belastung erfolgte durchschnittlich erst nach 50 Tagen.

G. Schlag, Linz (Österreich):

Anästhesiologische Probleme bei der Schenkelhalsfraktur.

Die Schenkelhalsfraktur ist eine typische Verletzung im höheren Alter.

Die Senkung der postoperativen Gesamtletalität bei der operierten Schenkelhalsfraktur ist nicht zuletzt auch auf die moderne Anästhesie, die Kenntnisse der Pathophysiologie des alternden Menschen, auf eine optimale präoperative Einstellung und auf eine intensive postoperative Betreuung zurückzuführen. Im Rahmen dieses Berichtes sollen die anästhesiologischen Erfahrungen und Probleme von 285 operierten Schenkelhalsfrakturen aufgezeigt werden.

Krankengut

Aus einer großen Anzahl unfallchirurgischer Patienten im Unfallkrankenhaus Linz wurden die operierten medialen Schenkelhalsfrakturen vom Jahre 1951—1965 zusammengefaßt. Die operative Versorgung durch eine Schenkelhalsnagelung wurde an 285 Patienten durchgeführt.

Geschlechtsverteilung: Es wurden von den 285 Operationen 167 (58,6%) bei Frauen und 118 (41,4%) bei Männern durchgeführt.

Altersverteilung: Der höchste Prozentsatz von 31,22 lag in der Altersgruppe zwischen 70 und 79 Jahren. Der Anteil der Altersgruppe über 60 Jahre beträgt 72% der genagelten Schenkelhalsbrüche. Schon daraus ersieht man, daß sich das Krankengut vorwiegend aus geriatrischen Patienten zusammensetzt.

Anästhesieverfahren: In den ersten Jahren wurde vorwiegend die Lokalanästhesie mit Infiltration der Fraktur und des Operationsgebietes mit 0,5- bis 1,0%igem Procain angewendet. Die Kombination der Lokalanästhesie mit einem Cocktail lytique (Chlorpromazin, Promethazin, Pethidin) wurde nur in zwei Fällen verwendet. Die Kombination der Lokalanästhesie mit einem Lachgas-Sauerstoff-Äthergemisch konnte sich nicht durchsetzen. Auf Grund der wesentlich geringeren Atemdepression des Äthergemisches wurde dieses Anästhesieverfahren dem lytischen Cocktail vorgezogen.

Die Methodik der Anästhesie hat sich im Laufe der Jahre immer mehr der Allgemeinanästhesie mit einer Pentothal-Einleitung und einer Aufrechterhaltung mit Lachgas-Sauerstoff-Äthergemisch zugewandt.

Das Fluothan hatte die Anwendung des Äthers im Jahre 1963 abgelöst. Die regionale Anästhesie hat nach Einführung des Fluothans vollkommen an Bedeutung verloren.

Letalität: 23 Patienten starben *während* ihres Spitalaufenthaltes. Daraus ergibt sich bei 285 operierten medialen Schenkelhalsfrakturen eine *Gesamtletalität von 8%.* Alle Todesfälle ereigneten sich in einem Alter über 60 Jahren. Das Durchschnittsalter der Verstorbenen lag bei 77 Jahren.

Bei den Todesursachen überwiegt die fulminante Pulmonalembolie mit 30%. Bei Hinzurechnen der Infarktpneumonien betrug die thrombo-embolische Todesursache 39%. Kardiovasculäre Erkrankungen (Herzinfarkt, Herzinsuffizienz) und Pneumonien waren mit je 26% die Todesursache. Wird das Anästhesieverfahren in Relation zur Letalität gestellt, wurde der höchste Prozentsatz an Todesfällen bei der Lokalanästhesie (19,5%) bzw. der Kombination der Lokalanästhesie mit einem N_2O-O_2-Äthergemisch (18,7%) verzeichnet. Dabei ist jedoch zu beachten, daß in Lokalanästhesie die schlechtesten Risikofälle durchgeführt wurden.

Da häufig noch die Ansicht besteht, daß die Schenkelhalsfraktur bei alten Patienten als eine Notfallsoperation betrachtet werden sollte, haben wir die Relation Unfallzeitpunkt—Operationszeitpunkt geprüft. Diese ergab, daß die sofortige Operation am Unfallstag *keine* wesentliche Herabsetzung der postoperativen Gesamtletalität verursachte. Auf Grund unserer Untersuchung steht die Letalität in keiner signifikanten Relation zur Dauer der Anästhesie und der Operation. Von 252 Fällen konnte die Operationsdauer festgestellt werden. Die Operationsdauer betrug bei 224 Patienten weniger als zwei Stunden (78%). Die Dauer der Anästhesie und Operation ist daher bei diesem Krankengut nicht ausschlaggebend. Es ist vielleicht bemerkenswert, daß in der Altersgruppe zwischen 60 und 70 Jahren alle Todesfälle bei der Operationsdauer von mehr als zwei Stunden auftraten. Hier könnte man einen gewissen Einfluß der Dauer auf die Letalität feststellen.

Kein Patient starb im Operationssaal. Nur ein Patient starb innerhalb 24 Stunden postoperativ an einer Pulmonalembolie. Die Operation wurde in diesem Fall erst neun Tage nach dem Unfall durchgeführt. Also zu einem Zeitpunkt der größten Emboliegefährdung. Im weiteren Verlauf der ersten Woche starben noch zwei Patienten. In keinem Fall kann eine direkte Beziehung der Todesursache zur Anästhesie gezogen werden.

Auf *Grund unserer Erfahrungen* hat sich die Anästhesie bei der Schenkelhalsfraktur vorwiegend mit den Problemen des alten Patienten zu beschäftigen. Zur Erkennung und Beherrschung dieser Probleme erschienen uns die präoperative Behandlung, die Prämedikation, das Anästhesieverfahren und die postoperative Behandlung zur Senkung der Gesamtletalität von Bedeutung.

a) Die *präoperative Untersuchung* ist eine absolute Voraussetzung zur Operabilität des Patienten. Es muß immer so viel Zeit vorhanden sein, daß man ein klinisches Bild des Patienten vor Einleitung der Anästhesie besitzt.

Die Frage der Notfallsoperation der Schenkelhalsfraktur wurde viel diskutiert. Heute steht man auf dem Standpunkt, daß die Operation erst *nach* entsprechender Vorbereitung des Patienten durchgeführt werden sollte. Lorhan konnte an 60 Fällen, die innerhalb 12 Stunden operiert wurden, eine Gesamtletalität von 42% feststellen. Die Letalität von 551 genagelten Schenkelhalsfrakturen betrug 24%. Wyant u. Mitarb. berichteten über 17% Todesfälle bei Notfallsoperationen im Vergleich zu 6,3% bei präoperativ vorbereiteten Patienten. Ein längerer Aufschub der Operation ist ebenfalls mit einem Anstieg der postoperativen Letalität verbunden. Rund 33% unserer Todesfälle wurden in der zweiten Woche nach dem Unfall operiert.

Als bester Zeitpunkt für die Operation erscheint der *2.—4. Tag* nach dem Unfall.

Die präoperative Untersuchung soll folgende Punkte umfassen:

1. Anamnese: Digitalis, Antihypertensiva, Corticosteroide.
2. Puls, RR, EKG.
3. Lungen-Röntgen, 15-Sekunden-Atempause, evtl. Spirometrie, Astrup.
4. Blutgruppe, Hämoglobin, Hämatokrit, evtl. Blutvolumen.
5. Harn, RN, Serum-Kreatinin.
6. Blut, Blutharnzucker.

b) *Prämedikation:* Bei alten Leuten soll diese möglichst sparsam verabreicht werden. Besonders Barbiturate sind zu vermeiden, die eine Depression des zentralen Nervensystems hervorrufen. Bei hochgradiger Gefäßsklerose wird oft ein Umkehreffekt von Barbituraten beobachtet. Durch die zerebrale Anoxie kommt es zu Schlafstörungen und Verwirrtheitszuständen. Es werden daher Tranquillizer, wie das Chlordiazepoxid (*Librium*), Diazepam (*Valium*) und aus der Reihe der Benzodiazepine (*Mogadon*), empfohlen. Am Vorabend: *Mogadon* p. o. 5—7,5 mg; am Operationstag: präoperativ *Valium* 10 mg, *Atropin* 0,25—0,3 mg, i. m.

c) *Anästhesieverfahren:* Die Wahl des Anästhesieverfahrens bei der Schenkelhalsfraktur hat besonders auf den alten Patienten Bedacht zu nehmen. Die Lokalanästhesie wurde bei uns vorwiegend in den ersten Jahren und bei schlechten Risikofällen verwendet. Nahezu 48% unserer Todesfälle ereigneten sich in der Gruppe der Lokalanästhesie bzw. der Kombination der Lokalanästhesie mit Allgemeinanästhesie.

Unsere Todesfälle standen in *keiner direkten* Relation zur Anästhesie. Von den 11 Todesfällen in der Gruppe der Lokalanästhesie verstarben 6 an einer Pulmonalembolie bzw. Infarktpneumonie. Es könnten diese Todesfälle in indirekter Relation zur Anästhesie gestellt werden. Besonders im Alter besteht eine größere Empfindlichkeit auf die toxischen Effekte der Lokalanästhetika. Es muß daran erinnert werden, daß die Maximaldosis des Lokalanästhetikums im Alter weitgehend reduziert ist. In den ersten Jahren der Anästhesie wurde diese nur vom Chirurgen durchgeführt, und eine genaue Überwachung des Patienten im Hinblick auf den Blutdruck erfolgte nicht. Durch den Verlust der Gefäßelastizität im Alter ist die Gefahr der Hypotension besonders groß. Das sicherste Verfahren der Anästhesie beim alten Menschen ist eine oberflächlich gehaltene *Inhalationsanästhesie.* Von unseren Patienten wurden 80% in reiner Allgemeinanästhesie operiert. Vor Einführung des Fluothans wurde Äther verwendet. Die postoperative Letalität war bei Äther und Fluothan ungefähr gleich 5,1 : 5,7%.

Die *Einleitung* der Allgemeinanästhesie wird im Bett mit 50—150 mg eines Thiobarbiturates (Pentothal 2,5%ige Lösung) durchgeführt. Nach Einschlafen des Patienten wird dieser auf den Extensionstisch gelagert. Die *Allgemeinanästhesie* der Schenkelhalsfraktur soll *immer* mit einer Intubation verbunden sein. Nach Verabreichung von 20—40 mg Succinylcholin wird der Patient mit reinem Sauerstoff hyperventiliert und der Larynx ausreichend mit einem Lokalanästheticum gesprayt. Man kann durch eine gute Oberflächenanästhesie auch bei Spontanatmung die Anästhesie sehr leicht halten. Zur Aufrechterhaltung der Anästhesie wird als Basis Lachgas und Sauerstoff (40—45%) verwendet. Zusätzlich hat sich Fluothan in geringer Konzentration (0,3—1,0%) sehr gut bewährt. Die Sauerstoffkonzentration soll 50% nicht übersteigen, da beim Emphysemerkrankten die bekannte Gefahr der Sauerstoffdepression besteht. Bei präoperativ respiratorischen Komplikationen soll der Patient kontrolliert beatmet werden. Zur Relaxation hat sich das Diallyl-Toxiferin (*Alloferin*) in geringer Dosierung (5 mg) sehr gut bewährt. Den 1%igen Succinylcholin-Dauertropf lehnen wir wegen der postoperativen Atemdepression ab.

Unmittelbar nach Beendigung der Operation soll der Patient wach sein. Vor der Extubation wird sorgfältig abgesaugt, da es sehr häufig zu Sekretansammlungen kommt. Vor Transferierung des Patienten vom Operationstisch soll man besonders bei curaresierten Patienten das Minutenvolumen bestimmen. Die Lagerung des arteriosklerotischen, hypertonischen Patienten muß sehr vorsichtig erfolgen.

Die *intraoperative* Überwachung soll mit äußerster Sorgfalt erfolgen. Die Patienten sind bei uns an einem Monitor angeschlossen, der das EKG, die Frequenz und durch Lichtplethysmographie die periphere Pulswelle

4 b*

registriert. Die Kontrolle des Blutdruckes wird auf auskultatorischer Basis durchgeführt. Bei kardial gefährdeten Patienten legen wir präoperativ einen percutanen Venenkatheter zur Messung des zentralen Venendruckes in der V. cava superior an.

d) Die *postoperative Behandlung* setzt sich aus folgenden Punkten zusammen:

1. RR, Puls, EKG (Digitalis, RR-Stabilis).
2. Aerosol, evtl. assist. Beatmung, Tracheotomie, Atemgymnastik.
3. Elektrolyt- und Flüssigkeitshaushalt, Blutvolumen.
4. Einfuhr- und Ausfuhrkontrolle, spez. Gew. Harn, RN, S-Kreatinin, Katheterprophylaxe.
5. Thrombo-Embolie-Prophylaxe.
6. Ernährung.

Schlußfolgerung

Die Anästhesie bei der Schenkelhalsfraktur hat sich vorwiegend mit geriatrischen Problemen auseinanderzusetzen. Die präoperative Vorbehandlung des Patienten ist *absolut* zu fordern, denn nur durch eine optimale Einstellung kann die postoperative Letalität gesenkt werden. Eine leicht geführte Allgemeinanästhesie erwies sich gegenüber der Lokalanästhesie als vorteilhaft. Die postoperative Betreuung soll weiterhin in der Hand des Anästhesisten in Verbindung mit dem Internisten und Chirurgen liegen, da sehr häufig kardio-vasculäre, respiratorische und Infusions- bzw. Transfusionsprobleme in Erscheinung treten.

R. Schadenböck u. G. Schlag, Linz (Österreich):
Die Antikoagulantien-Prophylaxe der Thrombo-Embolie bei Frakturen im Bereich der Hüfte.

Bei Verletzungen und Operationen im Bereich der Hüfte ist die Thrombo-Embolie eine der *häufigsten* Todesursachen. An der Gesamtletalität (8%) der Schenkelhalsfraktur ist in unserem Krankengut die *Pulmonalembolie* in dem sehr hohen Ausmaß von 39% vertreten. Deshalb haben wir seit 1. 6. 1966 die generelle Antikoagulantien-Prophylaxe eingeführt. Von 100 Patienten mit Frakturen im Bereich der Hüfte (Schenkelhals-Pertrochantere u. Azetabulumfrakturen) wurden 50 antikoaguliert und 50 Patienten als Kontrollserie allgemein prophylaktisch behandelt (Ev. Digitalisierung, schonende Anästhesie, Frühmobilisation).

Alle Patienten über 40 Jahre wurden, sofern keine Kontraindikationen bestanden, *antikoaguliert*.

Als *Kontraindikationen* wurden folgende Erkrankungen angesehen:

1. Hämorrhagische Diathesen,
2. Geschwüre des Gastro-Duodenaltraktes,
3. Leber- und Nierenparenchymschäden,
4. Hypertonie mit systolischen Werten über 200 mm Hg,
5. begleitende Verletzungen des ZNS (bis zum 10. Tag),
6. tiefer Spontan-*Quick* unter 60%.

Die Kontrollgruppe erfaßte hauptsächlich Patienten mit Kontraindikationen zur Antikoagulation. Das Durchschnittsalter der antikoagulierten Gruppe betrug 67 Jahre, das der Kontrollgruppe 60 Jahre.

Als Antikoagulans verwenden wir den kurzwirkenden Dicumarolanalog „*Sintrom*". Dieses wird rasch aus dem Körper ausgeschieden. *Sintrom* wird im Körper nicht abgebaut und erscheint unverändert im Harn. Es neigt zu keiner Kumulation, da nach 24 Stunden die Substanz aus dem Blut ausgeschieden ist. Für die Unfallchirurgie erscheint und das *Sintrom* deshalb geeignet, weil es relativ rasch seine Wirkung entfaltet und gut steuerbar ist.

Die *Dosierung* des *Sintrom* wird nach folgenden Richtlinien durchgeführt:

Tabelle 1

Dosis	Initialdosis				Erhaltungs-dosis	
	1. Tg/mg	Tab.	2. Tg/mg	Tab.	mg	Tab.
Durchschnittsdosis (= Normaldosis)	16	4	8	2	3	¾
Reduzierte Dosis	12	3	4—6	1—1½	1—2	¼—½
Erhöhte Dosis	20—24	5—6	8—10	2—2½	4—6	1—1½

Die Initialdosis wird nach Ausfall der Gerinnungsvalenz (*Quickwert*) bestimmt.

Die Einzeldosis sollte nach Möglichkeit immer zur gleichen Tageszeit verordnet werden. Die Gerinnungsvalenz wird zu Beginn, am dritten Tag und anschließend nach zwei Tagen bestimmt. Nach Einstellung genügt die Bestimmung zweimal wöchentlich. Die Bestimmung der Gerinnungsvalenz wurde mit einer Lungenthrombokinase (*Geigy*) durchgeführt.

Tabelle 2

Quick %	Dosis
> 100	erhöht
100	normal
< 90	reduziert

Zur Blutentnahme verwenden wir 3,8%iges Na-Citricum, welches mit Blut im Verhältnis 1 : 4 vermischt wird. Wir erhielten einen Norm-Mittelwert von 100% = 18,7 Sek., während der Mittelwert mit der 3,64%igen Na-Citricumlösung von *Geigy* zwischen 14 und 16 Sek. beträgt.

Die Prophylaxe beginnen wir entweder präoperativ, am 1. oder 2. postoperativen Tag. Am sichersten erscheint jedenfalls die präoperative Antikoagulation, da rund 20% aller *tödlichen* Embolien innerhalb 48 Stunden postoperativ auftreten.

Am Operationstag sollte die Gerinnungsvalenz zwischen 30—40% liegen, was praktisch in jedem Fall innerhalb von zwei Tagen erreicht werden kann. Vitamin-K als Antidot der Cumarine sollte zur Anhebung der Gerinnungsvalenz nicht verwendet werden, da dabei schwere Thrombosen und Embolien beobachtet wurden. Durch die Operation kommt es am Operations- und am ersten postoperativen Tag zu einem Abfall des *Quick*wertes um 10—20%. Am zweiten und dritten postoperativen Tag kommt es dann zum Einsetzen der körpereigenen Gegenregulation mit einer Anhebung des *Quick*wertes. Wird nun am Operations- oder ersten postoperativen Tag mit der Antikoagulation begonnen, muß man die reduzierte Initialdosis geben. Um eine wirkungsvolle Prophylaxe zu erreichen, ist eine Gerinnungsvalenz von 25—30% erforderlich. Bei der Therapie sollte der *Quick*wert zwischen 15 und 20%

liegen. Bei alten Patienten muß man besonders vorsichtig sein, da es durch die Dicumarolanaloge zu einer Steigerung der Kapillarpermeabilität und Verminderung der Kapillarresistenz kommt. Es besteht daher bei arteriosklerotischen Gefäßen die Gefahr einer Blutung.

Die Dauer der Antikoagulation variierte bei unseren 50 Fällen zwischen 2 und 12 Wochen. Die Durchschnittsdauer der Antikoagulations-Prophylaxe soll 3—4 Wochen betragen.

Komplikationen

Eine tödliche Infektion kann in Beziehung zur Antikoagulation gebracht werden, welche nach einem postoperativen Hämatom auftrat.

Zu dem schwer reduzierten Allgemeinzustand der Patientin trat noch eine katatone Psychose. Ein weiterer Patient starb nach 195 Tagen an einer exacerbierten Tuberkulose. Inwieweit die Antikoagulation bei der Exacerbation der Tuberkulose mitbeteiligt war, kann nicht gesagt werden. Eine floride Tuberkulose stellt jedenfalls eine *Kontraindikation* der Antikoagulation dar. Weitere Komplikationen der antikoagulierten Patienten im Vergleich zur Kontrollgruppe waren:

Tabelle 3

	anti-koaguliert	nicht antikoaguliert
Thromboembolie	4% (0 Exit.)	12% (3 Exit.)
Blutungen	16%	6%
Wunde	4%	6%
Hämaturie	4%	0%
Melaena	4%	0%
Epistaxis	4%	0%
Haut	0%	0%
Erbrechen	2%	0%
Kopfschmerzen	2%	0%

Die postoperative Blutung bzw. das Hämatom ist *nicht immer* als Folge der Antikoagulation anzusehen. Die prophylaktische Antikoagulation ist lediglich ein zusätzlicher Faktor, der die Neigung zur postoperativen Blutung begünstigt.

Eine schwere Melaena ereignete sich durch irrtümlicherweise gleichzeitige Verabreichung von Phenylbutazon (*Tanderil*), welches die Wirkung der Cumarine potenziert.

Folgende Medikamente wirken zu den Cumarinen synergistisch oder antergistisch:

Hyperkoagulämie wird bewirkt:
Barbiturate,
Purinkörper,
Diuretica (Saluretica),
Corticosteroide,
Digitalis,
Tranquillizer,
Neuroleptica.

Hypokoagulämie wird bewirkt:
Salizylate,
Phenylbutazon,
Breitbandantibiotica,
Thyroxin,
PAS,
Ronicol.

Ergebnisse

Bei unserem Krankengut von 50 antikoagulierten Patienten wurde *kein* Todesfall durch eine Thromboembolie verursacht. In der Kontrollgruppe kam es infolge einer Thromboembolie zu 3 Todesfällen.

Tabelle 4

Ursache der Todesfälle	Anti-koaguliert	Nicht antikoaguliert
Cardiovasculär	1	2
Respiratorisch	1	1 (Inf.)
Infektion	2	—
Fulm. Pulmonalembolie		2

Die Blutungskomplikationen erscheinen uns mit 16% etwas hoch. Davon betrafen jedoch nur 4% das Wundgebiet.

In der Kontrollgruppe kam es in 6% zu Hämatomen. Die Frakturen im Bereich der Hüfte neigen zu stärkeren Blutungen. Mikrohämaturien, Epistaxis, Blutungen in der Haut sind eher harmlose Blutungskomplikationen.

Auch im Rahmen der Antikoagulation kann es zu einer thromboembolischen Komplikation kommen. Wir hatten in der antikoagulierten Gruppe eine Pulmonalembolie, die als Lungeninfarkt auftrat und eine oberflächliche Thrombophlebitis beobachtet. Beide Fälle führten zur Heilung.

Die Prophylaxe der Thromboembolie mit 50 Fällen reicht natürlich nicht aus, um endgültige Urteile abgeben zu können. Daß die Antikoagulantien-Prophylaxe wertvoll ist, scheint uns die Tatsache zu beweisen, daß in dieser Gruppe *keine* tödliche Embolie auftrat.

Aussprache

Spängler, H., u. F. Zekert, Wien (Österreich):

Bei den Schenkelhalsfrakturen, den typischen Brüchen der alten Leute, haben wir an der Unfallstation der 1. Chir. Universitätsklinik in Wien *keine* generelle Thromboseprophylaxe durchgeführt. Die Indikation zur gezielten Antikoagulantienprophylaxe stellen wir bei anamnestischen und klinischen Hinweisen auf erhöhtes Thromboembolie-Risiko, wie z. B. durchgemachten Lungeninfarkten, abgelaufenen tiefen Thrombosen usw. Bei den einer Prophylaxe unterzogenen Patienten beobachteten wir *keine* Thromboembolie.

Die 723 Patienten mit hüftgelenksnahen Frakturen, die während 5 Jahren, von 1962—1966 zur Aufnahme kamen, hatten ein Durchschnittsalter von 74,7 Jahren. Bei diesen 723 Patienten untersuchten wir die Häufigkeit der Thromboembolien und kamen dabei zu folgenden Ergebnissen: 33 Thromboembolien = 4,5%, davon 21 gestorben (operiert 543: 20 Thromboembolien = 3,6%, davon 11 gestorben = 2%. Konservativ 180: 13 Thromboembolien = 7,2%, davon 10 gestorben = 5,5%). Bei Betrachtung der Haupttodesursachen stehen bei diesen 723 Patienten die Thromboembolien zahlenmäßig an dritter Stelle:

	Operiert (543)	Konservativ (180)
Cardiale Ursachen (33)	12	21
Pneumonien (32)	13	19
Thromboembolien (21)	11	10
Urämie (20)	2	18
Sepsis (6)	4	2
Tuberkulose (3)	—	3
Cerebr. Insulte (3)	3	—
Sonstiges (5)	1	4

Wir glauben, daß unser Vorgehen der *gezielten* Thromboseprophylaxe im Verein mit den anderen prä- und postoperativen internistischen Maßnahmen gerechtfertigt ist, da wir die Gesamtmortalität (bei den operierten und konservativ behandelten Patienten) auf 5% senken konnten.

H. Eberle, Zürich (Schweiz):

An der Züricher Unfallklinik führen wir seit 1961 die *routinemäßige* prophylaktische Antikoagulantientherapie durch. Ich möchte Ihnen an Hand von drei Beispielen zeigen, warum wir auf diese Therapie eigentlich gekommen sind.

Eine Serie von 76 medialen Schenkelhalsfrakturen in den Jahren 1955—1957, also *vor* der Antikoagulations-Ära an unserer Klinik, ergaben 4 Embolietodesfälle durch massive Lungenembolie. Eine gleichartige Serie von 1962—1965 an Hand von 144 Fällen ergab *keine* Embolietodesfälle, wir haben auch keine sonstigen schweren thromboembolischen Störungen. Eine weitere lückenlose Serie von 100 *Thomson*-Plastiken ergab nur einen Embolietodesfall. Wir sind diesem Fall speziell nachgegangen. Es hat sich gezeigt, daß dies der einzige Fall war, bei dem irrtümlicherweise die prophylaktische Antikoagulantientherapie *nicht* durchgeführt wurde. Wir geben an unserer Klinik relativ geringe Dosen. Wir erklären dies dadurch, daß es sich um traumatische Fälle handelt. Wir gehen auf einen *Quick*wert von 30—40 und schauen dies für die traumatischen Fälle als optimal an. Wir haben auch Gelegenheit, in dieser Höhe mit diesen *Quick*werten zu operieren. Auf Grund unserer Erfahrungen seit 1961 sind wir der Ansicht, daß die prophylaktische prä- und postoperative Antikoagulantientherapie, ungeachtet des Alters, vor allem in der geriatrischen Medizin einen großen Fortschritt bedeutet.

W. Mayer, Tübingen (Deutschland):

Die Erfahrungen der Chir. Universitätsklinik in Tübingen belaufen sich auf 50 000 Patienten, die mit Antikoagulantien behandelt wurden.

Vor zwei Jahren konnte ich auf dem Deutschen Kongreß für Chirurgie über 50 Fälle berichten, bei denen präoperativ bei Schenkelhalsbrüchen Antikoagulantien gegeben wurden, und zwar verwendeten wir bewußt das Marcoumar, das ein Mittel ist, welches im Gegensatz zu dem, was der Kollege vorhin sagte, eine gewisse Kumulation zeigt. Wir achten darauf, daß bei der Operation der *Quick*wert leicht ansteigt, daß er also *nicht* mehr im Fallen ist. Wir haben bei diesen 50 Fällen und auch seither, bei den mehr als 50 neuen Fällen, die wir genagelt haben, keine thromboembolische Komplikation erleben müssen. Wir haben zwei Fälle gehabt, die ein Hämatom bekamen, die vereiterten. Seitdem wir postoperativ bei Verwendung von Antikoagulantien *grundsätzlich* eine Saugdrainage anlegen, sind wir auch von dieser Komplikation befreit.

H. Krotscheck, Kalwang (Österreich):

Die Böhlernageltechnik. (Mit 1 Abb.)

Von der Überzeugung ausgehend, daß wir noch nicht in der Lage sind, mit absoluter Sicherheit vorherzusagen, welcher Hüftkopf nach einer Schenkelhalsfraktur ernährt ist und welcher nicht, daß es aber, wie histologisch bewiesen, unter günstigen Verhältnissen eine Wiederbelebung mangelhaft durchbluteter Hüftkopfbezirke gibt, so muß unsere Zielsetzung bei der Behandlung dieser besonderen Fraktur die *optimale Osteosynthese* sein.

Voraussetzung für eine belastungsstabile Osteosynthese eines Schenkelhalsbruches ist eine *gute Reposition* der Fraktur. Eine anatomische Reposition wird nur ausnahmsweise möglich sein, da, wie wir heute gesehen haben, im Frakturbereich fast immer zahlreiche Defekte bestehen. Es muß aber ein guter Kontakt der Bruchflächen angestrebt werden. Schon die Beurteilung des primären Röntgenbildes weist den Weg der Reposition. Bei den Brüchen vom Typ *Garden III* gelingt die Reposition immer durch leichten Längszug und Innenrotation des Beines, der hintere und kaudale Anteil des Halsüberzuges ist bei dieser Fraktur erhalten und die Bruchstelle gewissermaßen nur aufgeklappt. Bei den Brüchen vom Typ *Garden IV* besteht eine echte Seitenverschiebung im Bereiche des Schenkelhalses, hier würde die sofortige Innenrotation eher zu einer Zunahme der Verschiebung der Halsfragmente führen. Diese verhältnismäßig seltene Fraktur läßt sich aber auch meist durch dosierten Längszug, eventuellen Seitenzug und erst abschließender Innenrotation konservativ reponieren. Nur ausnahmsweise wird eine blutige Reposition erforderlich sein, sie muß aber bei unzureichender Adaptierung der Bruchflächen unbedingt erfolgen. Eine Unterstellung des Schenkelhalses ist praktisch und theoretisch unmöglich, gelingt sie scheinbar, so wird sie mit einer Varusstellung des Hüftkopfes erkauft. Ein Rohr läßt sich eben nicht mit Seitenverschiebung ineinanderschieben.

Ob die Schenkelhalsnagelung als Notoperation am Unfalltag oder, nach vorhergehender Extension, 3—5 Tage später durchgeführt wird, erscheint bezüglich der Belastungsstabilität belanglos. Wir nageln nur in Ausnahmefällen, wenn besondere Umstände dazu zwingen, primär, also am Unfalltag. Die Reposition erfolgt in der Regel im Dauerzug am suprakondylären Nagel mit maximal 5 kg, die Röntgenkontrolle nach 24 Stunden zeigt, ob ein Innenrotationszug angebracht werden darf, oder nicht; wirkungsvoll innenrotiert kann natürlich nur proximal des Kniegelenkes werden, aus diesem Grund der suprakondyläre Nagel für die Extension.

Nach dem Alter des Patienten entsprechender Prämedikation wird er auf den Extensionstisch umgelagert. Die Operation erfolgt in Lokalanästhesie. Zwei Röntgengeräte sind Voraussetzung, ihr Ersatz durch einen oder zwei Bildverstärker mit Fernseheinrichtung verkürzt die Operationsdauer erheblich. Bei Verwendung von Bildverstärkern muß man sich allerdings darüber im klaren sein, daß auch bei einer 7-Zoll-Röhre unser Bild verhältnismäßig klein ist und vor allem für den Ungeübten die Beurteilung des Nageleinschlagwinkels schwierig ist. Die Markierung der Nageleinschlagstelle durch eine Nadel bleibt also weiterhin ein gutes Hilfsmittel.

Für die richtige Lage des Dreilamellennagels muß gute Abstützung am *Adam*schen Bogen und fester Halt in der lateralen Korticalis des Schaftes gefordert werden. Der Knochen alter Menschen ist häufig porotisch, daher kann der Nagel nur an der Korticalis guten Halt finden. Der Nageleinschlagwinkel soll zwischen 135 und 155° liegen. Sind diese Forderungen erfüllt, so lassen sich die an der Frakturstelle auftretenden Scher- und Biegungskräfte nahezu in reine Druckkräfte umleiten, eine

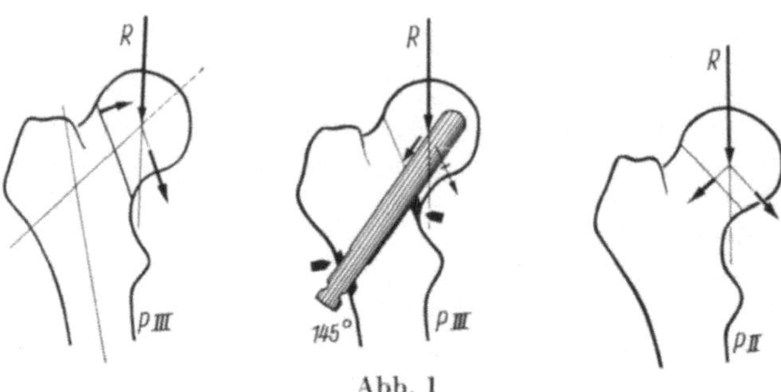

Abb. 1

Tatsache, die Bumiller und andere exakt nachwiesen. Nach Pauwels ergeben sich die auf die Fraktur wirkenden Scher- und Biegungskräfte aus der resultierenden von Körpergewicht und Muskelzug (Abb. 1). Trifft diese Resultierende die Fraktur nicht mehr, wie beim Bruch vom Typ *Pauwels III*, so treten freie Scher- und Zugkräfte auf, die an der Fraktur nicht mehr gebremst werden. Wir müssen also diese Scherkräfte stoppen und in Druckkräfte umlegen. Dies gelingt bei der vorhin erwähnten Nagellage und Abstützung. Es ist also beim Bruch vom Typ *Pauwels III* nur eine ganz geringe Variation bezüglich der günstigsten Lage des Dreilamellennagels von vornherein gegeben. Sie muß am Repositionsbild genau bestimmt werden, am besten mit einem Schnittmuster des Nagels. Diese ideale Nagellage ist mit einem starren System (also einer Lasche) nur sehr schwer erreichbar. Wesentlich leichter ist, diese günstigste, die Scherkräfte ausschaltende Nagelposition, bei den Brüchen vom Typ *Pauwels II* zu erreichen. Hier gewährt uns die günstigere statische Position der Fraktur mehr Spielraum. Es trifft die Resultierende *R* noch die Fraktur, es wird also nach Reposition ein Teil der Scherkräfte durch die Fraktur gebremst, der Nagel ist somit nicht mehr allein für die Umwandlung in Druckbelastung verantwortlich. Das Prinzip der Abstützung am *Adam*schen Bogen und die Verankerung in der lateralen Schaftkorticalis bleibt natürlich unverändert, eine etwas flachere Nagellage wird aber hier auch noch Belastungsstabilität gewährleisten.

Berücksichtigt man diese Überlegungen bei der Osteosynthese mit dem Dreilamellennagel, wird man immer eine belastungsstabile Osteosynthese erreichen. Der Spielraum für die günstigste Nagellage ist zwar gering, sie ist bestimmt durch die Lage am *Adam*schen Bogen, also im

Hals, entsprechende Steilheit im Trochantermassiv und feste Verankerung in der lateralen Schaftkorticalis, nötigenfalls mit einer Lasche und einer Schraube. Bei dieser Nagellage entsteht durch Umleitung der Scher- und Biegungskräfte Kompression, so wie dies bei jedem Gleitnagel versucht wird. Es entsteht also ein für die Heilung und Stabilität günstiger Druck. Die Nagellage im Hüftkopf ist durch die vorhin erwähnte Lage des Nagels im Trochantermassiv zwangsläufig bestimmt, sie muß kaudal der Mitte liegen. Um dem Muskelzug der Außenrotation entgegenzuwirken, muß außerdem die Nagelspitze im medialen Bild hinter der Kopfmitte sitzen. Um eine Valguskippung des Kopfes zu verhindern, muß vor Einschlagen des Dreilamellennagels der Führungsdraht in die Pfanne vorgeschlagen werden. Ist es anatomisch infolge angeborenen Coxa vara nicht möglich, eine derartige Nagellage und vor allem Steilheit des Einschlagwinkels zu erreichen, so muß subtrochanter valgisiert werden.

Wird eine Schenkelhalsfraktur derart versorgt, so lassen sich Pseudarthrosen mit Sicherheit vermeiden. Wir haben also bisher keinen Grund, von dieser bewährten, von Böhler ausgearbeiteten Osteosynthese abzugehen.

L. Eigenthaler u. H. Möseneder, Salzburg (Österreich):
Ergebnisse der mit dem Böhler-Nagel operierten Schenkelhalsbrüche.
(Mit 1 Abb.)

In den 10 Jahren von 1955—1965 wurden in den Unfallkrankenhäusern Wien XII, Wien XX, Graz, Linz und Salzburg und in den Unfallabteilungen des Landeskrankenhauses Steyr und des Hanuschkrankenhauses in Wien 2056 *frische Schenkelhalsbrüche* behandelt.

Dieses relativ große Krankengut wurde im vergangenen Jahr auf Anregung unseres Präsidenten von verschiedenen Untersuchern gesichtet, soweit wie möglich klinisch und röntgenologisch nachuntersucht, zentral gesammelt und nach einheitlichen Richtlinien in der chefärztlichen Station der Allgemeinen Unfallversicherungsanstalt in Wien ausgewertet. Nicht zur Auswertung kamen von den 2056 Fällen 92, die gleichzeitig an einer Lähmung, an Tabes, Parkinson oder Poliomyelitis litten.

Tabelle 1. *Altersverteilung von 1961 frischen*
Schenkelhalsbrüchen

Bis 15 Jahre	12 Fälle	
15—19 ,,	18 ,,	
20—29 ,,	37 ,,	
30—39 ,,	54 ,,	
40—49 ,.	90 ,,	
50—59 ,,	324 ,,	
60—69 ,,	505 ,,	53%
70—79 ,,	588 ,,	
80—89 ,,	302 ,.	
90 und mehr	31 ,,	47%

Die restlichen 1961 Fälle verteilen sich dem Alter nach so, daß sie bis zum 69. Lebensjahr 53% und darüber hinaus 47% ausmachen. Das

Durchschnittsalter beträgt 68 Jahre (Tab. 1), das der Operierten 72 Jahre.

Unter 70 Jahren überwiegen die Frauen nicht sehr stark, über 70 Jahre waren in dem Krankengut dreimal so viele Frauen als Männer, sicherlich, weil die Osteoporose bei den Frauen eine wesentlich größere Rolle spielt (Tab. 2).

Tabelle 2. *Geschlechtsverteilung von 1961 frischen Schenkelhalsbrüchen*

	weiblich	männlich	zusammen
bis 70 Jahre	577	463	1 040
über 70 Jahre	691	230	921
zusammen	1 268	693	1 961

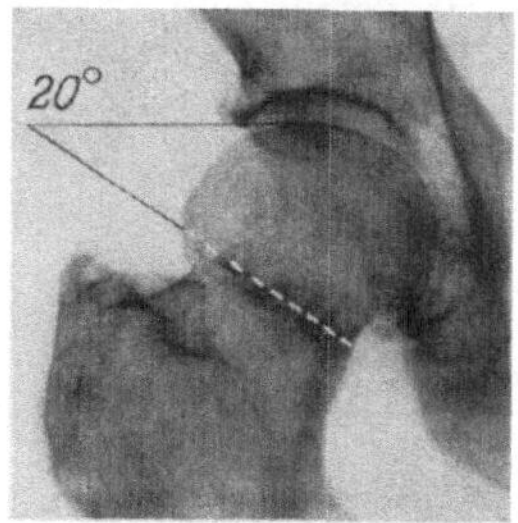

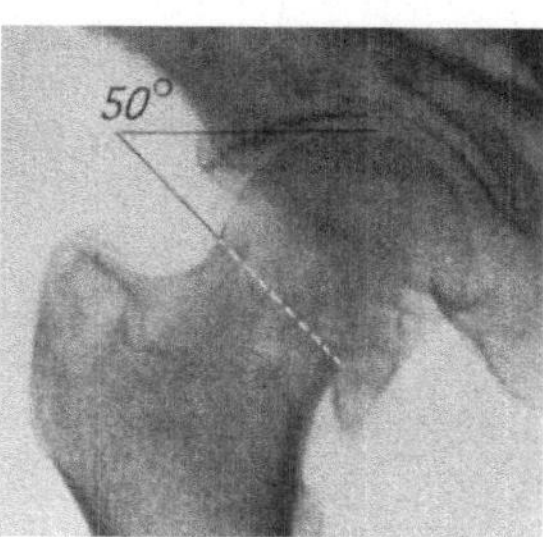

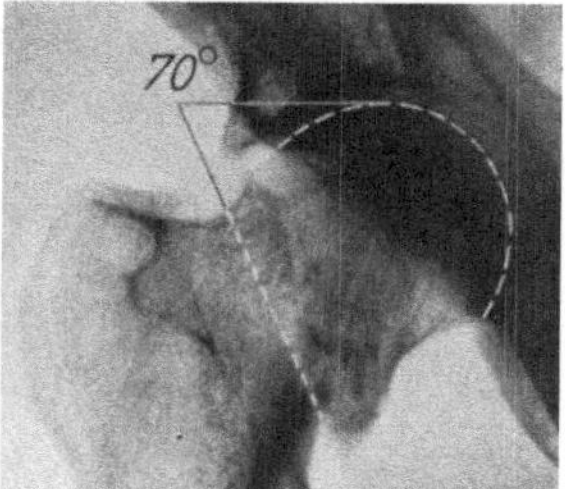

Pauwels I   Pauwels II   Pauwels III

Abb. 1

In den letzten Jahren sind Schenkelhalsbrüche bei *jüngeren* Verletzten immer *häufiger* aufgetreten. 16% erlitten einen Schenkelhalsbruch infolge eines schweren Traumas (durch Sturz aus großer Höhe oder durch einen Verkehrsunfall), in unserem Krankengut wesentlich mehr als in früheren Statistiken angegeben ist. 23,19% waren Betriebsunfälle.

Für die weitere Untersuchung wurden 113 Fälle mit gleichzeitigen schweren Begleit- und Nebenverletzungen ausgeschieden.

Der Lokalisation des Bruches nach waren von 1846 Fällen 86% subcapitale, kopfnahe Schenkelhalsbrüche, 10% in der Halsmitte und 4% laterale.

Der Bruchform nach unterscheidet Pauwels nach dem Neigungswinkel der Bruchflächen zur Horizontalen bekanntlich drei Gruppen. Demnach gehörten 272 (15%) der Gruppe I, 1173 (64%) der Gruppe II und 391 (21%) der Gruppe III an (Abb. 1). Die Aufteilung der Altersgruppen ist in Tab. 3 angegeben. Auffällig ist, daß in der Altersgruppe der 16—49jährigen die Gruppe *Pauwels III* besonders groß ist, weil bei jüngeren Verletzten die basisnahen Brüche häufiger sind.

Nach Garden, der einteilungsmäßig vier Gruppen unterscheidet und dabei besonders die Größe der Verschiebung mit der Zerreißung des Schenkelhalsüberzuges berücksichtigt, gehörten 12% der Gruppe I, 20%

der Gruppe II, 48% der Gruppe III und 20% der Gruppe IV an, wobei diese Verteilung auch in allen Altersstufen die gleiche ist.

Von 1846 Fällen wurden 80 wegen schlechten Allgemeinzustandes *nicht* operiert. Von diesen 80 wiederum sind 37 im Krankenhaus gestorben, davon 32 innerhalb der ersten Woche. Dies ist ein Zeichen dafür, daß sie richtig von den Operationsfähigen ausgeschieden wurden, weil ihnen eine Operation nicht mehr zugemutet werden konnte. Nicht operiert wurden auch die eingekeilten Valgusbrüche mit Ausnahme derjenigen, bei denen die Antekurvation mehr als 20° betrug, und diese machten 15% aus.

Tabelle 3. *Bruchform nach* PAUWELS *in den verschiedenen Altersgruppen*

	16—49 Jahre	50—69 Jahre	70 u. mehr Jahre
Pauwels I	12%	18%	12%
Pauwels II	49%	63%	68%
Pauwels III	39%	19%	20%

Von 1533 Fällen wurden 90% mit dem *Böhler*-Nagel allein, 7% mit dem *Böhler*-Nagel und zusätzlicher Platte, vor allem beim Bruchtyp *Pauwels III* und bei Ausbruch eines Keiles an der Nageleinschlagstelle oder am *Adam*schen Bogen operiert. Nur 3% wurden auf andere Weise versorgt. In nur 5 Fällen wurde eine primäre *Moore*-Plastik gemacht. In unserer weiteren Aufstellung scheiden die 5 primären *Moore*-Plastiken und noch weitere 12 Fälle aus, weil ihre Bruchform nach GARDEN nicht bestimmbar war.

Von den endgültig zur Auswertung gelangten 1516 Fällen hatten 7,05% eine schlechte Nagellage, zumeist im vorderen oberen Kopfquadranten, 16,02% wiesen eine schlechte Reposition auf. Dabei handelte es sich vorwiegend um Fälle der Gruppe *Garden IV*, also um solche, die sehr stark verschoben waren. Nur in 9 Fällen wurde eine blutige Einrichtung vorgenommen. Vielleicht wären von den 243 schlecht reponierten manche besser offen eingerichtet worden. Dies wäre für die Zukunft zu überlegen.

Von den 1528 Operierten sind 77 (etwa 5%) innerhalb der ersten 4 Wochen gestorben. Nach FRANGAKIS sterben von den über 80jährigen innerhalb des ersten Jahres 48,8%, von den 70—80jährigen 19,4%.

Tabelle 4. *Allgemeine postoperative Komplikationen von 1192 operierten Schenkelhalsbrüchen*[1]

Alter in Jahren		16—29	30—49	50—69	70 u. mehr	zusammen
Anzahl		22	70	564	536	1 192
Thrombosen ⎱	erkr.	2 = 9%	5 = 7%	40 = 7,1%	49 = 9,1%	96 = 8%
u. Embolien ⎰	gest.	0	0	9	16	25
Pneumonien	erkr.	0	0	2	25 = 4,5%	27 = 2,2%
	gest.	0	0	0	14	14

[1] 236 operierte Fälle konnten diesbezüglich nicht ausgewertet werden.

An allgemeinen postoperativen Komplikationen (Tab. 4) erlitten 96 (8,7%) eine Thromboembolie, wobei der Prozentsatz ab dem 16. Lebensjahr in allen Altersstufen ungefähr gleich ist. 27 (2,2%) erkrankten an einer Pneumonie.

Von einer lokalen Komplikation, und zwar von einer Infektion, waren 33 Fälle betroffen. Es kam zu einer Wundeiterung bei 20 Fällen (1,2%), zu einer schleichenden Gelenksinfektion bei 4 Fällen (0,21%) und zu einer Gelenksinfektion mit Sepsis bei 9 Fällen. Von diesen letzteren starben 7.

Ein Viertel der operierten Patienten starb vor Auftreten von Spätkomplikationen. Daher konnten röntgenologisch von den 1528 Fällen nur 1131 mindestens 2 Monate und längstens 10 Jahre nach der Operation kontrolliert werden. Zur knöchernen Heilung ohne Nekrose kam es in 51,37%, zur fraglichen knöchernen Heilung ohne Nekrose in 15,56%, zur knöchernen Heilung mit Nekrose in 20,24%, zur fraglichen Pseudarthrose in 3,09%, zur eindeutigen Pseudarthrose in 1,59% und zur Pseudarthrose und Nekrose in 6,18%, insgesamt also 10,87% Pseudarthrosen. Nach einer Beobachtungszeit von mehr als 3 Jahren (Tab. 5) finden wir die knöchern geheilten Brüche mit Nekrosen auf fast 30% angestiegen, die Pseudarthrosen hingegen sind auf 4,25% abgesunken.

Tabelle 5. *Röntgenologische Ergebnisse von 447 nachuntersuchten Fällen (29,25% der Operierten) bei einer Beobachtungszeit über 3 Jahre*

knöchern geheilt	ohne Nekrose	276 = 61,77%	
	mit Nekrose	134 = 29,97%	
	mit Arthrose	18 = 4,02%	
Pseudarthrosen	ohne Nekrose	1 = 0,22%	19 = 4,25%
	mit Nekrose	18 = 4,02%	

Zur Frage der avaskulären Nekrose (Tab. 6) stellten wir aus den Gruppen III und IV nach Garden die gut reponierten Fälle den schlecht reponierten gegenüber. Dabei zeigte sich, daß die gut reponierten Fälle nur in 26% eine avasculäre Nekrose bzw. in 10% eine Pseudarthrose.

Tabelle 6.

Von 620 ausreichend reponierten und fixierten Schenkelhalsbrüchen — 435 = 70% *Garden III* und 185 = 30% *Garden IV* — heilten:

Knöchern mit Nekrose	124 = 20%	166 = 26,77%	
Pseudarthrosen mit Nekrose	42 = 6,77%	avask. Nekr.	59 = 10,51%
Pseudarthrosen ohne Nekrose	17 = 2,74%		Pseudarthr.

Von 160 schlecht reponierten und fixierten Schenkelhalsbrüchen — 111 = 70% *Garden III* und 49 = 30% *Garden IV* — heilten:

Knöchern mit Nekrose	48 = 30%	64 = 40%	
Pseudarthrosen mit Nekrose	16 = 10%	avask. Nekr.	32 = 20%
Pseudarthrosen ohne Nekrose	16 = 10%		Pseudarthr.

die schlecht reponierten in 40% avaskuläre Nekrosen bzw. in 20% Pseudarthrosen aufwiesen. Dies ist einmal mehr ein Hinweis darauf, daß die
Bruchheilung und die Revaskularisation auch von der *exakten Einrichtung
und Nagelung* abhängig ist.

Zur Nachuntersuchung der funktionellen Ergebnisse bei einer Beobachtungszeit von mehr als 1 Jahr waren 543 Operierte erschienen. Bei
der Auswertung wurden die Beweglichkeit, die Gehfähigkeit und die
subjektiven Schmerzen berücksichtigt (Tab. 7).

Tabelle 7. *Funktionelle Ergebnisse von 543 Fällen
mit Beobachtungszeiten von mehr als 1 Jahr*

sehr gut	213 = 39,2%	} 81,9%
gut	232 = 42,7%	
schlecht	98 = 18,1%	

Bei Berücksichtigung der Gehfähigkeit allein konnten die in Tabelle 8 aufgezeigten Ergebnisse festgestellt werden. Bei den über 70jäh-
rigen wären die Ergebnisse mit denen einer primären *Moore*-Plastik zu
vergleichen, denn fast ein Drittel geht normal ohne Stock und weitere
58% mit 1 Stock.

Tabelle 8. *Gehfähigkeit von 543 Fällen mit Beobachtungszeit
von mehr als 1 Jahr*

Lebensalter	16—69 Jahre	70 u. mehr Jahre	insgesamt
normal	194 = 48%	42 = 31%	236 = 43,5%
mit 1 Stock	190 = 46%	77 = 58%	267 = 49%
mit 2 Stöcken od. Krücken	19 = 4,5%	9 = 7%	28 = 5%
nicht gehfähig	6 = 1,5%	6 = 4%	12 = 2,5%

Zusammenfassend ist zu sagen, daß die primäre Schenkelhalsnagelung mit dem *Böhler*-Nagel in 81,8% ein funktionell gutes Ergebnis
brachte. Die Auswertung zeigt, daß das Ergebnis von der guten Einrichtung und der einwandfrei stabilen Nagelung abhängig ist. Der exakten
Reposition und der richtigen Nagellage ist daher besonderes Augenmerk
zuzuwenden. Es stimmt somit nicht, daß durch den Unfall allein schon
das Schicksal nach einem Schenkelhalsbruch voll und ganz entschieden
wird.

J. W. WEISS, Göttingen (Deutschland):

Transfixation.

Auf dem Deutschen Orthopädenkongreß 1947 schlug GEISSENDÖRFER
vor, bei der Doppelnagelung der Schenkelhalsfraktur nach K. H. BAUER
bei sehr kleinen oder atrophischen Fragmenten einen oder beide Nägel
bis in das Becken vorzutreiben. Auch OBERDALHOFF strebte bei dieser
Transfixationsmethode eine Arthrodese des Hüftgelenkes an. SCHEDEL

äußerte die gleiche Ansicht 1964, nachdem er im Leichenversuch festgestellt haben wollte, daß die Fragmente am besten ruhiggestellt seien, wenn der Nagel durch das Hüftgelenk bis in das Becken eingeschlagen wird und somit an seinen beiden Enden fest fixiert sei. Das Vertrauen in die Leistungsfähigkeit dieser Methode scheint grenzenlos, konnten wir doch bei der Durchsicht unseres Materials feststellen, daß selbst pertrochantere Frakturen auf diese Weise behandelt wurden. Auch bei pathologischen Schenkelhalsfrakturen erfreut sich die *Transfixation* allgemeiner Beliebtheit.

Im Folgenden soll nun über das Ergebnis der Behandlung von 25 frischen Varusbrüchen des Schenkelhalses berichtet werden, bei denen in den Jahren 1952 bis 1962 eine *Transfixation* ausgeführt wurde. Zehn Patienten waren jünger als 70 Jahre, 15 Patienten hatten das 70. Lebensjahr vollendet. Lediglich dreimal wurde eine Doppelnagelung ausgeführt, sonst kam ein einziger Nagel zur Anwendung. Die Methode ist mit zwei schweren Infektionen und vier Todesfällen während der Krankenhausbehandlung belastet. Allerdings waren alle vier ad exitum gekommenen Patienten älter als 80 Jahre, und in drei kontrollierbaren Fällen dauerte die Operation länger als $2\frac{1}{2}$ Stunden. Von einem kleinen, technisch einfachen Eingriff kann, wenigstens in diesen Fällen, kaum die Rede sein.

Wegen der Gleichförmigkeit der Veränderungen, die innerhalb weniger Tage und Wochen bei allen Transfixationen zur Beobachtung kamen, darf auch über diese sechs Patienten berichtet werden, die später nicht mehr nachuntersucht werden konnten; fünf waren verstorben, der letzte nicht mehr auffindbar. Bei allen Patienten war der Femurkopf stark caudal verschoben und der Bruchspalt klaffte weit. Die *Instabilität* des Systems zeigte sich ferner in der Lockerung, Verschiebung und Verbiegung der Nägel.

Der einzige Fall, bei dem es innerhalb des ersten Jahres nach der Fraktur zur Heilung kam, betrifft eine extreme Valgusstellung des Hüftkopfes mit Einstauchung. Auch hier ist keine Fixation mehr vorhanden, der Nagel ist an seiner Spitze stark gelockert. Bei einem zweiten Fall ist eine sichere Aussage über die knöcherne Heilung nicht möglich. Es kam jedoch sekundär zu einer Coxa vara durch Verschiebung der Fragmente und leichte Biegung des Nagels.

Die beiden anderen Fälle dieser Beobachtungsgruppe hatten eine Pseudarthrose.

Nach mehr als dreijähriger Beobachtungszeit sehen wir nur noch bei zwei von zehn Fällen eine *Pseudarthrose,* während die übrigen acht Fälle eine knöcherne Verbindung zwischen dem Hüftkopfrest und dem Schenkelhalsstumpf aufweisen. Der Begriff der Heilung ist hierbei nur bedingt zu gebrauchen, sind doch schwere Gelenkdeformierungen in den Spätstadien der *Transfixation* die Regel. Bei sechs von zehn Patienten fanden sich eindeutige Hüftkopfnekrosen. Stets war eine meistens hochgradige Coxa vara entstanden. Man hatte den Eindruck, daß der Hüftkopf bis an die Grenze des Möglichen überhaupt abgerutscht war, ehe er dann schließlich doch noch fest wurde. Wir können bei keinem einzigen Fall eine Heilung der Schenkelhalsfraktur mit gutem anatomischem Resultat feststellen. Bilder, wie bei dieser mit 75 Jahren genagelten Schenkelhalsfraktur, zeigen noch ein annehmbares Ergebnis. Die Fraktur ist unter Verkürzung des Schenkelhalses mit Entwicklung einer Coxa vara fest geworden. Der Nagel stieg zwangsläufig in das kleine Becken hoch und lockerte sich stark mit einer Resorptionszone im Becken und Hüftkopf. Nur schwerlich wird man sich entschließen können, diesen Fall als Heilung zu betrachten, auch wenn der Hüftkopf mit dem Schenkelhals knöchern verbunden ist. Die Konsolidation erfolgte unter stärkster Verkürzung des Schenkelhalses mit extremer Coxa-vara-Bildung, Herausrutschen des Nagels und Verödung des Gelenkes.

Die in die *Transfixation* gesetzten Erwartungen haben sich also *nicht* erfüllt. Man kann diese Methode zur Behandlung der frischen Schenkelhalsfraktur ebensowenig empfehlen wie zur Behandlung pathologischer oder veralteter Schenkelhalsfrakturen. Unter anderem haben auch BAUMGARTL und WITT äußerste Zurückhaltung bei der Durchnagelung des Hüftgelenkes angeraten. Mit einem ins Becken geschlagenen Nagel eine stabile Osteosynthese erzielen zu wollen, erscheint uns doch zu optimistisch. Wohl kann der Nagel an der äußeren Femurcorticalis und im Beckenknochen festen Halt finden, im Lumen des Schenkelhalses und der weichen Spongiosa des Hüftkopfes dagegen kommt es sehr rasch zur Lockerung des Systems mit Dislokation. Wir vermuten, daß dieser Vorgang bereits bei der Umlagerung des Patienten mit den unvermeidlichen An- oder Abspreizbewegungen über den langen Hebelarm des Beines eingeleitet wird.

Die theoretischen Grundlagen für die Erklärung unserer Beobachtungen hat PAUWELS in überzeugender Weise mit dem Zuggurtungsprinzip in Zusammenhang mit der Beanspruchung des Röhrenknochens dargelegt. Muskeln, die dem Körpergewicht am Gelenk Gleichgewicht halten, wirken als Zuggurtung gegen das Körpergewicht. Bei festgestelltem Hüftgelenk wirken auf den Schenkelhals Druck- und Zugspannungen in einer Anordnung, wie sie in der halbschematischen Zeichnung dargestellt und am Modell mit der Säule vergleichbar ist. Am medialen Rand treten Druckspannungen von 31,3 kg/cm² auf, am lateralen Rande Zugspannungen von 29,2 kg/cm². Ist dagegen das Hüftgelenk frei beweglich, so wird die Beanspruchung des Schenkelhalses durch die Wirkung der Hüftabduktoren in der gleichen Weise wie beim nebenstehenden Modell durch die Zuggurtung stark herabgesetzt. Besonders die Zugspannung am lateralen Rande des Schenkelhalses wird effektvoll, nämlich auf den sechsten Teil verringert.

Es gehört also zu den Gesetzmäßigkeiten, daß eine Schenkelhalsfraktur nach der Blockierung des Gelenkes mittels Nagel stärker irritiert wird als bei der üblichen Schenkelhalsnagelung. Umgekehrt können wir mit einer verminderten Beanspruchung des Schenkelhalses und der Fraktur erst dann rechnen, wenn nach der Transfixation die Beweglichkeit im Hüftgelenk einigermaßen wiederhergestellt ist und die Hüftabduktoren ihre Wirkung im Sinne der Zuggurtung entfalten können. Es bleibt festzustellen, daß eine Heilung der Schenkelhalsfraktur bei unserem Material nur eintrat, wenn eine Lockerung des Nagels vorausging. Damit erweist sich die Grundkonzeption der *Transfixation* bei der Behandlung der Schenkelhalsfrakturen sowohl theoretisch als auch praktisch unserer Meinung nach als widerlegt.

Aussprache

H. SCHIESTEL, Graz (Österreich):

Wir hatten mit der Transfixation im Unfallkrankenhaus Graz *nicht* so schlechte Ergebnisse. Primär wird sie bei Schenkelhalsbrüchen, die sich erfahrungsgemäß schlecht stabilisieren lassen, angewendet; bei Brüchen mit einem sehr kurzen Kopffragment und solche, die bereits mehrere Wochen alt sind. Sekundär, wenn es nach der Schenkelhalsnagelung zur Lösung der Bruchstücke kam oder bei Fällen, die mit einem ungünstigen Operationsergebnis zu uns kommen. Wir verwenden zur Transfixation den gleichen Dreilamellennagel wie zur Schenkelhalsnagelung nach Böhler. Während wir bei der Arthrodese den Schenkelhalsnagel bei etwa 160° einschlagen und er sich an der dicksten Stelle des Darmbeines verankert, liegt der Einschlagwinkel bei der Transfixation bei 120—130°. An dieser Stelle ist der Pfannenboden nicht mit Gelenkknorpel bedeckt und an der dünnsten Stelle nur wenige Millimeter dick. An der Leiche sieht man, daß sich der Pfannenboden hier leicht durchschlagen läßt. Wir versuchen dabei das Lig. teres, wenn möglich, zu erhalten.

R. Trýb, Brünn (Tschechoslowakei):

Wir haben von dem Krankengut der 1. Chir. Klinik und des Traumatologischen Forschungsinstituts in Brünn 17 Verletzte 2—10 Jahre nach der Transfixation kontrolliert. Es interessierte uns, ob die Transfixation irgendeinen Einfluß auf die Entstehung der Schenkelkopfnekrose hat. Bei den meisten Fällen benutzte der Operateur die Transfixation in der Absicht, das kleine Kopffragment stabil zu fixieren. Bei 9 von ihnen wurde der Nagel bis ins Azetabulum eingeführt, bei den anderen 8 nur ins Gelenk. 4 waren nur wenig verschoben, 2 vom Typ *Garden IV* und die übrigen vom Typ *III*. Die Fixation erfolgte bei 4 Verletzten in Valgusstellung, bei einer Verletzten in Verkürzung von 1 cm und bei den übrigen Verletzten in guter Stellung. *Bei allen heilte der Bruch, es ist keine Pseudarthrose entstanden.* 3 von ihnen haben eine größere Bewegungseinschränkung im Hüftgelenk. Es besteht kein wesentlicher Unterschied in der Bewegungseinschränkung zwischen den ins Azetabulum und den nur ins Gelenk eingeschlagenen Nägeln. Bei 8 Operierten wurde der Nagel nach einiger Zeit entfernt. Rechtzeitige Entfernung des Nagels scheint die Bewegung günstig zu beeinflussen.

Bei 4 Verletzten, das sind 24%, haben wir eine Kopfdeformation infolge *Nekrose* gefunden. 2 haben eine große Deformation des Schenkelkopfes. Die anderen 2 haben nur kleine segmentäre Nekrosen, die das obere Kopfsegment deformieren. Bei 3 von den durch Nekrose Befallenen wurde der Nagel bis ins Azetabulum, beim Vierten nur ins Gelenk eingeführt. Alle 4 klagen über Schmerzen, doch alle können sich selbständig bewegen. Die ursprüngliche Verschiebung bei 3 von ihnen war vom Typ *Garden III*. Der Vierte hatte einen verschobenen Bruch mit einem unteren Sporn am Kopffragment. Bei ihm wurde das Kopffragment in übertriebener Valgusstellung fixiert, was höchstwahrscheinlich an der Entstehung der Nekrosedeformation mitgewirkt hat. Bei den anderen 2 Operierten wurde der Nagel fehlerhaft, horizontaler als die Achse des Schenkelhalses, eingeführt. Durch seine Lage in der unteren Hälfte des Schenkelkopfes in der Mittellinie konnte er das Lig. teres beschädigen. Man kann also bei lege artis durchgeführten Transfixationen, die wir bei den ältesten Patienten benutzen, mit einem niedrigeren Prozentsatz von Nekrosen rechnen. Leider können wir durch die Transfixation bei allen Operierten einen nekrosefreien Verlauf kaum erzielen. Die Heilung des Bruches wird durch die *Transfixation günstig* beeinflußt.

K. Walcher, Berlin (Deutschland):

Wir konnten die katastrophalen Ergebnisse von Weiss *nicht* beobachten. Wir führen nach wie vor an der *Witt*schen Klinik in Berlin die transartikuläre Fixation bei bestimmten Formen medialer Schenkelhalsfrakturen durch. Und zwar stellen wir die Indikation zu diesem ungewöhnlichen Eingriff bei Zusammentreffen besonders ungünstiger Faktoren: wenn eine *steile* Bruchform vorliegt, ein *kleines* proximales Fragment besteht, wenn die Fraktur *veraltet* ist, wenn eine primär *starke* Dislokation vorhanden ist und wenn eine *starke* Osteoporose beobachtet werden kann. Mit Ausnahme der Osteoporose ist für alle Einzelfaktoren die höhere Mißerfolgsquote in der Literatur eindeutig nachgewiesen. Die Osteoporose ihrerseits stellt eine Kontraindikation für die primäre Arthroplastik dar. Wir transfixieren auch bei jenen Patienten, die im schlechten Allgemeinzustand sind und deswegen eine längere Pflegebedürftigkeit trotz der Operation benötigen, denn die stabilisierte Hüfte ist in vielen Fällen die beste Prophylaxe gegen Decubitus und andere Komplikationen.

Zum Technischen ist zu sagen, daß wir größten Wert auf die absolut zentrale Lage des Nagels im Kopf und Hals legen, denn nur so trifft der Nagel das Azetabulum an seiner schwächsten Stelle, nämlich im Zentrum. Nur unter dieser Voraussetzung ist später durch Drehbewegungen des Nagels im Azetabulum eine gewisse Beweglichkeit im Sinne von Beugung und Streckung möglich.

Sitzt der Nagel zu steil bzw. nimmt er eine andere atypische Lage ein, dann kommt es über die rotatorischen Bewegungen zu einer Fräswirkung der Nagelspitze im Becken. Die Folge ist die Lockerung, und dadurch geht die Fixation verloren. Bleibt wider Erwarten bei exzentrischer Nagellage die Fixation im Becken erhalten, dann kommt es trotz der angestrebten Dreipunktverankerung, Becken, Kopffragment, äußere Korticalis, zur Lockerung im distalen Fragment. Zu denken sind diese Bewegungen um einen Drehpunkt im Bereich der äußeren Corticalis. Wir konnten diese Beobachtungen an unserem Krankengut von 40 Patienten innerhalb der letzten 10 Jahre machen. In den Fällen, bei denen die Forderung nach zentraler Nagellage *nicht* erfüllt war, kam es in erhöhtem Maße zu Pseudarthrosen.

Als weiterer Vorteil der Transfixation sehen wir die frühzeitige Belastung der operierten Seite. Wir scheuen uns daher nicht, Patienten mit sehr schlechtem Allgemeinzustand, die also besonders zu Komplikationen neigen, noch am Operationstag die Hüfte zumindest teilbelasten zu lassen.

Als weiteren Vorteil werten wir die Tatsache, daß es bei eingetretenen Komplikationen, insbesondere der Pseudarthrose, meist nicht zu einer Dislokation kommt. Die Hüfte bleibt also zumindest bei bettlägerigen Patienten stabilisiert, außerdem ist die Ausgangssituation für wiederherstellungschirurgische Maßnahmen bei Fehlen der Dislokation ungleich besser.

W. NESTLE, Mannheim (Deutschland):

Die Doppelnagelung des frischen Schenkelhalsbruches nach K. H. Bauer.

Die Doppelbolzung der Schenkelhalspseudarthrose nach K. H. BAUER hat sich gut bewährt, worüber erst kürzlich RÖHER wieder berichtet hat. Es lag nahe, auch für den frischen Schenkelhalsbruch die Doppelnagelung mit Dreilamellennägeln nach SVEN JOHANNSON anzuwenden. Mit einfachen technischen Mitteln wird eine gute Stabilisierung der Fraktur erreicht, wobei vor allem die Rotationskräfte am Kopffragment weitgehend ausgeschaltet werden.

OBERDALHOFF hat auf Grund dieser Überlegungen an seiner Klinik auch für die Behandlung der frischen medialen Adduktionsfraktur des Schenkelhalses die *Doppelnagelung* eingeführt. Sie wird seit 1951 weitgehend und seit 1960 ausschließlich angewandt. Durch Bildverstärker und Fernsehschirm ist jetzt der Eingriff so vereinfacht, daß er auch alten und hinfälligen Patienten zugemutet werden kann. Unser ältester Patient war 94 Jahre alt. Auch schon vor der Fraktur Bettlägerige werden nach Möglichkeit genagelt, um die Pflege zu erleichtern.

Technisch gehen wir so vor: Der Bruch wird zunächst durch Drahtextension ruhiggestellt. Nach entsprechender Vorbehandlung erfolgt möglichst in der ersten Woche die Nagelung, in den meisten Fällen in Allgemeinnarkose, manchmal in

Lokalanästhesie. Auf dem Extensionstisch wird der Bruch vorsichtig eingerichtet, wobei wir eine leichte *Valgus*stellung anstreben. Die Führungsdrähte werden durch Bohrlöcher parallel zueinander und zur Schenkelhalsachse an das Kopffragment eingeführt, der untere Draht gleitet dabei auf dem *Adam*schen Bogen. Nach Abmessen der Nagellänge am herausragenden Drahtende werden die Drähte in die Hüftgelenkspfanne eingetrieben, um ein Abweichen des Kopfes beim Einschlagen der Nägel zu verhindern. Die Nagelspitzen sollen knapp 5 mm unter der Kopfcorticalis liegen.

Mit Bewegungsübungen beginnen wir, sobald es die Wundverhältnisse erlauben, mit der Belastung erst nach etwa 6—8 Wochen. Wir haben den Eindruck, daß die Häufigkeit der Kopfnekrosen durch eine längere Entlastung abnimmt.

Die häufigste postoperative technische Komplikation ist das Nagelgleiten nach außen. Wir nehmen das eher in Kauf, als die bei Fixierung des Nagels an der Corticalis häufiger drohende Perforation in das Hüftgelenk durch Zusammensintern des Schenkelhalses. Beim Gleiten eines Nagels bei noch nicht konsolidierter Fraktur wird er durch einen dickeren ersetzt. Wenn beide Nägel gleiten und die Fraktur zu diesem Zeitpunkt noch nicht fest ist, kommt es zum Abrutschen des Kopffragmentes in Varusstellung. In diesen Fällen führen wir nach erneuter Reposition die arthrodetische Doppelnagelung mit Einschlagen der Nägel in die Hüftgelenkspfanne durch. In den letzten Jahren haben wir die arthrodetische Nagelung schon primär durchgeführt, wenn ein besonders *kleines* Kopffragment und ein *steiler* Frakturwinkel diese Komplikation befürchten ließen.

Ergebnisse: Von 1951—1966 wurden 277 Nagelungen an 268 Patienten vorgenommen. Achtmal war es zu verschiedenen Zeiten zu bds. Brüchen, einmal nach einem Jahr zur Refraktur derselben Seite gekommen. Innerhalb der ersten 4 Wochen nach der Operation starben 23 Patienten an Herzversagen, Lungenembolie oder Apoplexie. Ihr Durchschnittsalter lag bei 81 Jahren. Dies entspricht einer primären Operationsmortalität von 8,3%. Nagelgleiten kam 41mal vor, davon 20mal das Gleiten beider Nägel, 15mal mußten wir deswegen nochmals arthrodetisch nageln. 11mal wurde die arthrodetische Nagelung primär durchgeführt.

141 Patienten konnten wir nachuntersuchen oder über mehr als ein Jahr nach der Nagelung beobachten. Die übrigen sind zwischenzeitlich verstorben oder nicht mehr auffindbar. Von den 141 Patienten hatten 120 keine wesentlichen Beschwerden oder klagten über erträgliche gelegentliche Schmerzen im genagelten Hüftgelenk und müssen zum Teil deswegen einen Stock benutzen. 21 Kranke gaben starke bis sehr starke Schmerzen an. Von ihnen haben drei eine totale Kopfnekrose und 12 Teileinbrüche am Kopf. Die Kopfnekrosen sind in einem Zeitraum von einigen Monaten bis zu sieben Jahren nach dem Bruch entstanden. Bei einigen der Kopfnekrosen und bei zwei weiteren Patienten ist es noch zu einer weitgehenden Resorption des Schenkelhalses gekommen. Bei 6 Patienten oder 4,3% der nachuntersuchten Fälle war es zu einer Pseudarthrose gekommen. Unter den 47 in den Jahren 1965 und 1966 genagelten Patienten ist keine Pseudarthrose mehr aufgetreten. Wachsende Erfahrung und technischer Fortschritt machen sich hier günstig bemerkbar.

Zusammenfassend ist zu sagen, daß wir mit der Doppelnagelung der frischen medialen Schenkelhalsfraktur mit 4,3% *Pseudarthrosen* weit unter der von Nigst angegebenen Durchschnittsrate von 14,9% liegen. Auch die Zahl der *Kopfnekrosen* erreicht mit 12% bei weitem nicht die meist angegebene Höhe. Gegenüber der Fixierung mit nur einem Nagel weist die Doppelnagelung also erhebliche Vorteile auf.

Literatur: EHALT, W.: Klinische Chirurgie für die Praxis Bd. IV. Stuttgart: Georg Thieme 1966. — NIGST, H.: Spezielle Frakturen- und Luxationslehre Bd. III. Stuttgart: Georg Thieme 1964. — OBERDALHOFF, H., u. W. NESTLE: Langenbecks Arch. klin. Chir. *312*, 232—255 (1965). — RÖHER, H.: Mschr. Unfallheilk. *70*, 289—300 (1967).

C. REIMERS, Wuppertal-Elberfeld (Deutschland):
Zum Prinzip der Gleitosteosynthese bei Versorgung medialer Schenkelhalsbrüche.

Wenn Sie sich mit dem einschlägigen Schrifttum und der Summe der Osteosynthesevorschläge beschäftigen, müssen Sie zu dem Schluß kommen, daß, von wenigen Ausnahmen abgesehen, das chirurgische Denken heute allein darauf hinausgeht, eine für die Ausgangssituation technisch statische Osteosynthese zu erreichen.

Was im Anfang einer handwerklich einwandfreien Osteosynthese jedoch gefährlich wird, ist nicht die so stark in den Vordergrund der Betrachtung stehende Kopfnekrose bzw. besser der „Späteinbruch des Kopfes".

Es liegen gut belegte Beobachtungen vor, daß auch ein völlig avasculäres Kopffragment zur knöchernen Heilung kommen kann und daß Verletzte 4—5 Jahre auf diesem avasculären Kopffragment wie auf einer Endoprothese *beschwerdefrei* herumgelaufen sind, bis die Revascularisierung den Zusammenbruch und damit Beschwerden herbeiführte.

Die Gefährdung der chirurgisch gewonnenen Osteosynthese erfolgt jedoch in rund einem Drittel der Fälle durch Schwund der Knochensubstanz in der Bruchebene. Wie Sie wissen, bezeichnen wir diesen Vorgang als *Schenkelhalsschwund*, den wir in dieser Ausprägung eigentlich nur beim medialen Schenkelhalsbruch kennen.

Durch das von mir bevorzugte dynamische Prinzip der *Gleitosteosynthese mittels Doppelverschraubung* werden wir in die Lage versetzt, das Vorkommen, den zeitlichen Ablauf und das quantitative Ausmaß eines Schenkelhalsschwundes im einzelnen Falle näher objektivieren zu können.

Abb. 1 bringt neben der Ausgangssituation den Zustand unmittelbar nach operativer Doppelverschraubung. Abb. 2 zeigt den Zustand 8 bzw. 14 Tage später. Der fortschreitende Schenkelhalsschwund ist an dem Herausragen der Schraubenschäfte unverkennbar und quantitativ abzulesen. Ich bitte aber jetzt, auch die Vorgänge im Frakturspalt zu beachten. Abb. 3 läßt deutlich werden, daß mit der *5.—6. Woche* dieser Schenkelhalsschwund im wesentlichen zum Stillstand kommt, wie das rechte Bild nach 7 Monaten ausweist. Ebenso deutlich wird auch, daß trotz dieses Schwundes die Frakturenden sicher so geleitet sind, daß sie exakt weiter aufeinanderstehen und daß sich Heilerscheinungen im Frakturbereich geltend machen.

Ein derartiger Längenschwund (Abb. 4) muß nicht in allen Fällen eintreten, jedenfalls nicht in nennenswertem Maße. Ich würde diese Prozentzahl mit 70% angeben.

Wie komplikationslos eine Verheilung verlaufen kann, zeigt diese Bildserie. Die Ausgangssituation würden wir nach *Garden III* bezeichnen, nach Reposition *Garden II*. Osteosynthese mit leichter Dislokation. Das nächste Bild zeigt bereits nach 3 Monaten einen endostalen Callusverheilungssaum, und nach 2 Jahren sehen wir eine röntgenologisch symptomlose Verheilung bei einer 82jährigen Frau. Eine solche Fraktursituation wird fast jeder Osteosynthese gerecht. Das ist die rund 70-%- Erfolgsquote, die fast jede Methode mit Stolz aufweist.

Meine Herren, ich meine, darauf kann es uns heute nicht mehr ankommen, sondern vielmehr, ob wir die Zahl der *Mißerfolge verringern* können. Das ist *nach meinen Erfahrungen* zu einem gewissen Prozentsatz *mit einer Gleitosteosynthese möglich*.

Was unsere Methode selbst unter ungünstigsten biologischen Bedingungen zu leisten vermag, zeigt diese Beobachtung (Abb. 6), worin das linke Bild die Ausgangssituation und das rechte den Zustand nach Doppelverschraubung vermittelt. Der primäre Schwund ist gering. Trotz der nach etwa 1½ bis 2½ Jahren ablaufenden Nekrobiose des Kopfes, die wir als „*sekundären Schwund*" abgrenzen, kommt es doch noch zu einem leidlichen Endergebnis (Abb. 7). Von unserem heutigen Standpunkt aus wäre allerdings zu sagen, daß — wenn es die klinischen äußeren Umstände gestattet hätten — wir frühzeitig von einer Endoprothese Gebrauch gemacht hätten.

Die Ursache des *sekundären Schwundes* (Abb. 8) sehen wir in den kleineren spongiösen Nekroseinseln, die man — ich möchte hier ausdrücklich die Befunde von Graf bestätigen — auch bei vitalem Fragment in fast allen Präparaten, die wir untersucht haben, nachweisen konnten, während die Hauptursache (Abb. 9) des primären Schwundes in den *Fraktur-Trümmerzonen* zu suchen ist. In den folgenden Abbildungen sehen Sie Zerreißung und Knochendefekt in der Vorderansicht, erhaltene Gefäßversorgung in der Hinteransicht. Das ganze Ausmaß der Trümmerzone wird erst deutlich, wenn man die Fraktur aufklappt. Deshalb setzt der primäre Schenkelhalsschwund schon unmittelbar in den ersten Tagen und Wochen nach erfolgter Osteosynthese ein.

Ein kleines Stück haben wir allerdings von dem quantitativen Maß abzuziehen, wenn sich das Kopffragment auch nach Aufgabe der Extension, Nachstauchung, in Narkose *nicht vollständig* einstellen will. Mit Einsetzen des eigenen Muskeltonus erfolgt nach unseren Kontrollen innerhalb 24 Stunden diese Einstellung, wie Sie es in Abb. 12 sehen, unter Umständen mit leichter Abkippung des Kopfes (Abb. 13), weil ein Substanzdefekt besteht, wie es in der Skizze rechts deutlich wird.

Zusammenfassend geht unser Standpunkt also dahin, daß eine chirurgische Osteosynthese eines medialen Schenkelhalsbruches den unter Umständen rasch einsetzenden Gestaltwandel dieser Bruchformen in seine Berechnung einbeziehen muß. Wir kennen zwar im einzelnen nicht das Ausmaß, wir kennen jedoch die Schwundrichtung und müßten die Osteosynthese so einrichten, daß *trotz einsetzenden Schwundes der Kontakt der Bruchflächen garantiert wird.*

Nur eine dynamisch sich anpassende *Gleitosteosynthese* kann dieser Aufgabe gerecht werden. *Dazu gehört unsere Anordnung der Doppelverschraubung* und dann jene Konstruktionen, die eine Schraube, wie POHL, WINTER u. a. oder einen Nagel, wie der Amerikaner PUGH 1955, in einen Schaft gleiten lassen mit gleicher biologischer Grundkonzeption.

Man wird sich fragen müssen, wie denn die sogenannten statischen, stabilen Osteosynthesen mit dem Problem fertig werden. Das kommt darauf an, welches Osteosynthesemittel der Operateur wählt. In dieser Skizze habe ich versucht, die wesentlichen Tendenzen zunächst für den Nagel festzuhalten (Abb. 14). Der einfache *Sven-Johansson*-Nagel kann mit einsetzendem Schenkelhalsschwund ins Wandern geraten — der *Felsenreich*-Nagel leistet übrigens Besseres. Mir ist nicht ganz klar, warum in Deutschland dieser Nagel außer Gebrauch geraten ist.

Sichert man die Gleittendenz des Nagels durch Anbringen einer Lasche ab, welche Konstruktion es auch immer sei, so bleibt dem Nagel bei einsetzendem Schenkelhalsschwund nichts weiter übrig, als durch den Kopf hindurchzuschneiden, also auch eine Art Gleitosteosynthese, allerdings mit falscher Richtung. Es war mir interessant, daß man JEWET, als er seinerzeit auf dem International College of Surgeons seine große Serie zeigte, 30% dieser Durchwanderungen nachweisen konnte. Diese Zahl deckt sich mit unseren Beobachtungen.

Entscheidend dann die letzte Skizze rechts. Sie zeigt das Absinken des Osteosynthesemittels auf den *Adam*schen Bogen. Eine gesetzmäßige Erscheinung bei Bruchebenen vom Typ *Pauwels III*, wenn Sie eine *zentrale Nagellage* wählen. Es gilt das gleiche, wenn Sie eine Schraube benutzen. Sie verlangt von uns, Nagel und Schraube von vornherein auf den *Adam*schen Bogen aufzusetzen, wie es BÖHLER immer gefordert hat. Bei exzentrischer Lage ist dann jedoch eine zweite Schraube bzw. Nagel erforderlich, wenn man Rotationsstabilität erreichen will.

Hier einige praktische Beispiele (Abb. 15): Typischer Zusammenbruch bei Schenkelhalsschwund und zentraler Nagellage. Abb. 16: Bei Laschenabsicherung dringt der Nagel durch. Abb. 17: Hier eine französische Konstruktion, die von einer Orthopädischen Universitätsklinik bevorzugt wird, mit gleicher Tendenz. Abb. 18 u. 19: Ein letztes Beispiel mit dem Laschennagel in der Modifikation des Schweizer Kreises. Endlösung die Endoprothese.

Bei der *Verschraubungsosteosynthese* (Abb. 20) liegen die Verhältnisse etwas anders. Verfügt die Schraube im osteoporotischen Knochen über *einen* wirksamen Teller im verdichteten Kopffragment, so kann sie bei einem Schenkelhalsschwund nur nach einer Richtung ausweichen, nämlich *trochanterwärts.* Die Gefahr liegt in einer zu lang gewählten Spindel, die immer wieder von den Kollegen irrtümlicherweise verlangt wird. Wie es überhaupt überrascht, daß gerade die Befürworter der Schraubenosteosynthese die Methode häufig so wenig günstig zur Geltung bringen.

Rechts in der Skizze sehen Sie dann die Gleitosteosynthese in der *Pohl*schen Anordnung, wo die Schraubenspindel technisch exakt in einer Hülse geführt wird, wie auch der Teleskopnagel des Amerikaners Pugh, mit dem wir einige Erfahrungen besitzen.

Versucht man unsere Schraubenspindel (Abb. 21 u. 22), die nicht von einem Techniker, sondern auf Grund langwieriger sorgfältiger Ausreißversuche entstanden ist, mit einer Lasche abzusichern, so sprengt sie sich im günstigsten Falle ab. Sie mögen daraus die Bedeutung des Dauertonus der Muskulatur für den Kompressionskontakt der Bruchflächen ermessen.

In Abb. 23 eine Schraube, die von einer Universitätsklinik bevorzugt wird. Ursprünglich zentrale Lage, aber Absinken auf den *Adam*schen Bogen, damit Dislokation. Schraubenspindel zu lang, kommt beim Schwund in den Bruchspalt zu liegen.

Die Anordnungen mit dem Gleitkanal (Abb. 24) sind meines Erachtens konstruktiv nicht immer ganz ausgereift. Hier eine Gleitschraube, die auf den Namen Winter hört. Natürlich kann man der Methode nicht die Kopfnekrose und das Durchschneiden anlasten. Ich will nur darauf hinweisen, daß der Gleitschaft bis in den Frakturspalt hineinragt und Schäden sowie Pseudarthrosen verursacht. Das gilt übrigens auch für den Nagel von Pugh.

In Abb. 25 der Pugh-Nagel in seiner originären Form, ein Bild, das ich der Arbeit von Freick entnommen habe. Auch hier ist der Gleitschaft bis in den Frakturspalt primär schon vorgerückt. An sich sollte der Gleitschaft die Linea intertrochanterica nicht wesentlich überschreiten.

Es hat mich dann überrascht, daß die an sich gut profilierte Schraubenspindel von Pohl wie auch die von Richards nicht ausreicht, um Schraubenwanderungen zu verhindern, wie Sie es hier sehen (Abb. 26). Wir haben Wanderungen bei *unserer Schraube* bisher *nicht* in einem einzigen Fall beobachten können. Bei Verwendung eines technischen Gleitkanals scheint es also notwendig, daß man sich gegen diese Gefahr absichert, was technisch konstruktiv meines Erachtens ohne weiteres möglich sein sollte.

Während es sich bei den bisher demonstrierten Einzelfällen mehr oder weniger um Strandgut handelt, welches unsere Klinik erreicht, besitzen wir einige Erfahrungen mit dem Teleskopnagel nach Pugh in 16 Fällen, worauf ich im Abschluß noch eingehen möchte.

Sie sehen in Abb. 27 die zwei Nagelformen der Firma Austenal mit der gleichen Schaftlänge von 6 cm und zwei verschiedenen Gleitnagellängen. Die Nägel kann man evtl. mit der *McLaughlin*-Platte kombinieren. Ich darf auch auf die Nut und den Zapfen hinweisen, der den Nagel sowohl gegen Rotation als auch am Herausgleiten kopfwärts hindern soll.

Diese Beobachtung (Abb. 28) soll Ihnen zunächst zeigen, daß der Gleitmechanismus wirksam wird. Der Schwund, welcher abgefangen wurde, betrug etwa 1½ cm.

Da es sich um hohe Altersklassen zwischen 70, 80 und mehr Jahren handelt, haben wir versucht, auf die *McLaughlin*-Platte zu verzichten (Abb. 29). Davon ist jedoch abzuraten. Ich darf auf die starke Traumati-

sierung der Corticalis hinweisen. Man tut doch besser, ein Loch vorzu-
bohren und muß, wie wir gesehen haben, dann immer mit einem Herausgleiten rechnen.

In diesem Fall (Abb. 30) haben wir, um den Eingriff klein zu halten,
eine kleine Lasche angebracht. Auch in diesem Fall wurde ein beträchtlicher Schwund vom Gleitmechanismus abgefangen.

Die Hauptgefahr des Teleskopnagels liegt jedoch in dem unbemerkten
Auseinandertreiben der Fragmente, wie es in diesem Falle (Abb. 31)
einem meiner auf diesem Gebiet erfahrenen Oberärzte geschah. Sie
können damit die restliche Gefäßbrücke zerreißen und eine Kopfnekrose
heraufbeschwören. Das war ja der Grund, weshalb ich 1952 grundsätzlich
zur Schraubenosteosynthese übergegangen bin. Von einer Doppelnagelung mit der Teleskopanordnung würden wir bei der Massivität des
Fremdkörpers abraten, die Traumatisierung ist zu groß. Immerhin, wenn
Sie schon nageln wollen, leistet der Teleskopnagel Besseres als der einfache Nagel und wesentlich Besseres als der Laschennagel.

Damit möchte ich schließen. Es kam mir nicht darauf an, Ihnen diese
oder jene Methode — auch nicht die eigene — zu empfehlen oder zu ver-
urteilen. Es kam mir darauf an, herauszustellen, daß wir von statisch-
handwerklichem Denken der Ausgangssituation fort zu einer dynamischen
Osteosynthese gelangen müßten, die den gut bekannten biologischen Besonderheiten medialer Schenkelhalsbrüche in ihre Berechnung ein-
bezieht. Und wenn GARDEN den im angelsächsischen von WATSON-
JONES stammenden Satz wiederholt: „Ein perfektes Ergebnis kann nur
von einer technisch perfekten Operation erwartet werden", so ist heute
die Frage offen, was als eine perfekte Operationsmethode anzusehen ist.
Ich glaube, daß die amerikanischen Kollegen die Situation realistischer
sehen, wenn sie von der „the unsolved fracture" sprechen. Vielleicht
bringt dieser Kongreß, der sich dem Thema in aller Breite annimmt,
eine weitere Klärung.

Aussprache

A. STOCKER, Klagenfurt (Österreich):

Wir verwenden den Gleitnagel seit dem Jahr 1964, allerdings *nur bei pathologischen* Brüchen. Die übrigen Schenkelhalsbrüche werden mit dem Dreilamellennagel zur vollen Zufriedenheit versorgt. Wir konnten die Beobachtung machen,
daß es gerade bei den pathologischen Frakturen meist zu einer mehr oder minder
starken Resorption im Halsbereich kommt und daß dadurch die starren Dreilamellennägel entweder durch den Kopf in die Pfanne einbrechen oder nach lateral
herausgleiten. Beides führt zur Gehunfähigkeit des Patienten. Bei der Behandlung
mit der Gleitosteosynthese sind diese Komplikationen weitgehend ausgeschaltet
und die Belastungsfähigkeit der unteren Extremität wird meist in der üblichen
Zeit erreicht. Da es sich jedoch durchweg um pathologische Frakturen handelt,
ist die Prognose quo ad vitam ungünstig. Die Nagelung selbst stellt keine besonderen
technischen Schwierigkeiten, wenn die entsprechende Einrichtung vorhanden ist.
Als wesentlich erscheint mir, die Placierung des Nagels so vorzunehmen, daß der
Nagel im mittleren Drittel des Schenkelhalses und -kopfes zu liegen kommt, um

exzentrische Belastungsmomente ausschalten zu können. Wir haben den vorher gezeigten Vitalliumnagel der Firma Austenal verwendet und grundsätzlich den Nagel mit einer Zwei- oder Vierlochplatte am Oberschenkelschaft fixiert, um ein Zurückrutschen der runden Hülse aus dem Trochanterdreieck verhindern zu können. Wir überblicken insgesamt sechs derartig versorgte pathologische Schenkelhalsfrakturen, ausschließlich bei Frauen, bei denen die jüngste 49, die älteste 81 Jahre alt war. In zwei Fällen ist der Erfolg nicht eingetreten, einmal ist der Nagel nicht geglitten und hat den Kopf perforiert. Im zweiten Fall ist der Nagel aus dem Kopf zurückgeglitten, und dies schon 14 Tage nach der Operation. Hier wurde der Kopf durch eine *Moore*-Prothese ersetzt. Bei allen 6 Patientinnen konnte innerhalb von 2—6 Wochen eine teilweise Gehfähigkeit erreicht und die Patientinnen in häusliche Behandlung entlassen werden. Drei der Operierten sind innerhalb des ersten halben Jahres bis zwei Jahre nach der Operation an ihrem Grundleiden ad exitum gekommen. Bei zwei Patientinnen scheint sich ein partieller Erfolg anzubahnen; die Beobachtungszeiten sind allerdings noch zu kurz, um ein abschließendes Ergebnis mitteilen zu können. Die letzte Patientin, bei der die *Moore*-Prothese eingesetzt werden mußte, wurde erst Anfang dieses Jahres operiert, sie hat bei der Entlassung und guter Gehfähigkeit bereits Lebermetastasen gehabt.

Zusammenfassend kann gesagt werden, daß die Osteosynthese mit dem Gleitnagel bei *pathologischen Frakturen* ein brauchbares Behandlungsprinzip darstellt, das in etwa zwei Dritteln der Fälle zum Erfolg führen kann, worunter ich die Wiederherstellung der Gehfähigkeit der schwer erkrankten Patienten verstehe, die ohnedies leider nur mehr eine kurze Lebenserwartung aufweisen.

L. ZOLCZER, Budapest (Ungarn) (1 Abb.):

Wir haben Gleit-Osteosynthesen der Schenkelhalsbrüche bei älteren Kranken durchgeführt und in 90% der Fälle ein Zusammengleiten der Bruchstücke wahrgenommen. Das ist vom Gesichtspunkt der Heilung günstig, denn die größtenteils zertrümmerten Bruchflächen nähern sich einander im Verlaufe der Resorption, es verbessert sich dadurch die Stabilität der Osteosynthese bzw. die von distal erfolgte Regeneration. Die beeinflußt günstig die weitere Heilung. Das halten wir für die wichtigste Grundlage der Gleit-Osteosynthese.

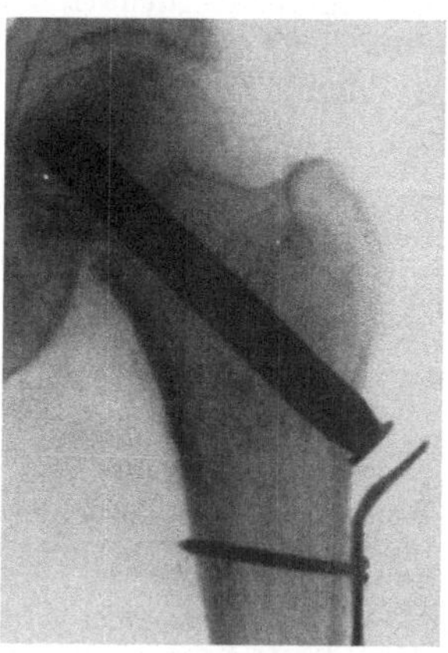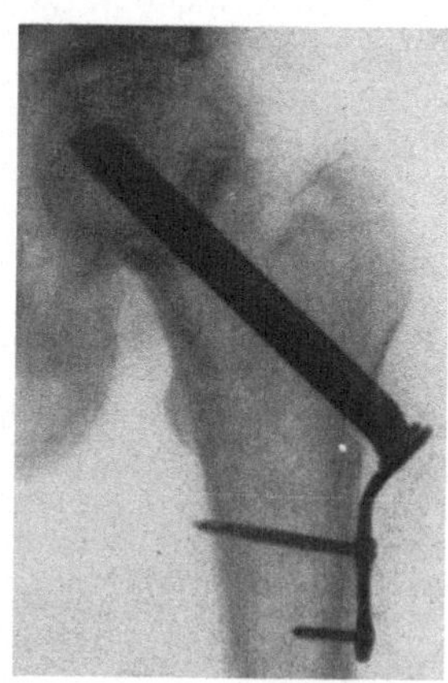

15. 12. 59   8. 2. 60

Abb. 1.

Wir verwenden im Zentralinstitut für Traumatologie in Budapest seit 9 Jahren — bisher in mehr als 200 Fällen — eine einfache Form der Gleit-Osteosynthese. Das Wesentliche dieser Methode ist, daß wir vom Kopf des Nagels in einer Entfernung von 6—10 mm eine gebogene Platte mittels 2 Schrauben an der Femurcorticalis befestigen (Abb. 1). Im Verlaufe der Resorption nähert sich der Nagel-kopf bzw. stützt er sich an die Platte und verhindert dadurch das weitere Heraus-gleiten. Vor der Einführung dieses Verfahrens hatten wir in unserem 15jährigen Material von 389 genagelten Adduktionsbrüchen in 16% Nagelausgleitungen. Seit der Unterstützung verminderte sich das Nagelausgleiten auf 5%. Die Verhältnis-zahl der Kopfperforationen hat sich nicht erhöht.

In 10 Fällen haben wir einen *Pugh*-Nagel verwendet, der auf dem gleichen Gleitprinzip beruht. Wir hatten einen Nagelbruch zu verzeichnen.

Zum Schluß muß ich betonen, daß das Einhalten des *Abstandes* von 6—10 mm *sehr wichtig* ist, denn die unmittelbare oder zu nahe Unterstützung kann eine Kopf-perforation verursachen oder durch eine Spreizwirkung zu einer Pseudarthrose führen.

H. Harms, Koblenz (Deutschland):

Laschennagelung bei der frischen Schenkelhalsfraktur. (Mit 1 Abb.)

Die Auswahl der Themen des heutigen Tages durch den Herrn Vorsitzenden läßt schon die Vielfalt der Probleme erkennen, die sich dem Chirurgen bei der Behandlung des frischen Oberschenkelhalsbruches stellen.

Es werden aber auch die Wandlungen deutlich, die sich im Laufe der letzten zwei Jahrzehnte ergeben haben. Es ist noch gar nicht so sehr lange her, da galt die Nagelung mit dem Dreilamellennagel nach Smith-Peterson und seinen Variationen als *die* Methode der Wahl, und sie wird sicher auch jetzt noch von sehr vielen Operateuren bevorzugt.

Eine der Gefahren, die immer wieder bei der herkömmlichen Nage-lung mit dem Dreilamellennagel drohen, ist das bekannte *Nagelgleiten*.

Deshalb hat Böhler schon vor etwa 13 Jahren den Nagel mit stufen-förmiger Absetzung der Lamellen zum Kopf hin versehen, um ihm einen festen Halt in der Corticalis zu geben. Die sorgfältige *Zubereitung* der Nageleinschlagstelle am Trochanterfußpunkt ist fraglos von großer Be-deutung für den guten Sitz des Nagels, wobei wir der Aufbohrung mit dem Drillbohrer den Vorzug gegenüber der Aufmeißelung geben.

Um Komplikationen zu vermeiden, die bei der Nagelung mit dem ein-fachen Dreilamellennagel auftreten können, möchten wir in all diesen Fällen das *Anbringen einer Lasche* am Oberschenkelschaft vorschlagen.

Dies Verfahren der *Laschennagelung* gehört ja ohnehin bei der opera-tiven Behandlung der pertrochanteren Frakturen mit zu den Standard-methoden, wenn wir auch damit die Verdienste des A-O-Verfahrens keineswegs schmälern wollen.

Wir verwenden in *Koblenz* den Laschennagel nach McLaughlin, welchen uns die Firma Ulrich in Ulm liefert.

Diese Konstruktion erlaubt uns, den richtigen und wirklich vorhan-denen Winkel zwischen Oberschenkelschaft und Oberschenkelhals zu berücksichtigen, welcher bekanntlich zwischen 115 und 158° variieren kann (Neff).

Wir benutzen eine Metallasche mit drei einstellbaren Winkelgraden und kommen damit immer aus. Wenn man darauf achtet, daß der Nagel steil genug liegt, dann kommt es an der Verbindungsstelle zwischen Nagel und Lasche *nicht* zu Lockerungen oder Ausrissen.

Der hin und wieder vorgebrachte Einwand einer geringeren Stabilität gegenüber dem starren Winkeleisen (Scheuba) mag von der Konstruktion her berechtigt erscheinen. Er wird jedoch unserer Meinung nach von dem Vorteil ausgeglichen, noch während der Operation, also wenn der eingetriebene Nagel schon richtig im Schenkelhals sitzt, zwischen den drei Winkelgraden wählen zu können.

Ich möchte an dieser Stelle auf einen weiteren Vorteil hinweisen, nämlich auf die Möglichkeit, *verschieden lange Laschen* anbringen zu können.

Die Schrauben, mit denen die Lasche am Oberschenkelschaft befestigt wird, haben deshalb recht dicke Köpfe, damit sie später auch wieder gefahrlos entfernt werden können.

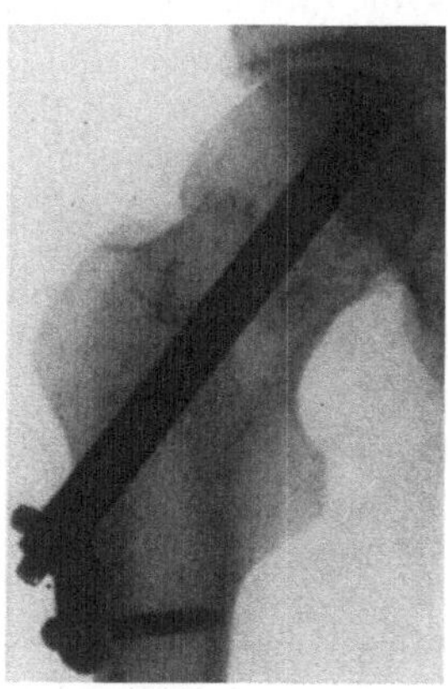

Abb. 1.

Wir haben es schon erlebt, daß sich bei dünneren Köpfen, die im Niveau der Lasche selbst liegen, die Schrauben verbiegen oder abbrechen.

Früher haben wir die Schraubenkanäle mit dem Drillbohrer vorgebohrt, wir nehmen jetzt einen Gewindeschneider.

Bei der Nagelung frischer medialer Schenkelhalsbrüche ist nun das Anbringen einer *langen* Lasche meist gar nicht erforderlich.

Es genügt oft eine *kleine Lasche*, die nur mit einer Schraube am Oberschenkelschaft befestigt zu werden braucht.

Dann wird auch der Hautschnitt kleiner und die Operationswunde nicht so ausgedehnt sein, was gerade bei älteren Patienten berücksichtigt werden sollte.

Sie sehen hier eine Spezialanfertigung, der wir den Namen „Minilasche" gegeben haben (Abb. 1).

Der Sinn meiner kurzen Ausführungen war nur, darauf hinzuweisen, daß das *Lascheninstrument* infolge seiner einfachen Anwendung gegenüber den anderen bekannten Methoden der Osteosynthese noch seine Berechtigung hat, und zwar nicht nur bei der Versorgung von per- und subtrochanteren Brüchen, sondern auch, mit *kleiner* Lasche, bei den *frischen medialen Schenkelhalsfrakturen*.

R. Simon-Weidner, Eßlingen/N. (Deutschland):

Multiple Nagelung

Der österreichische Gelehrte L. Fick hat 1857 festgestellt, daß Knochengewebe sich nur an Orten absoluter Ruhe differenziert. Die Herstellung dieser absoluten Ruhe stößt im Bruchbereich am Schenkelhals auf die bekannten durch Pauwels analysierten Schwierigkeiten. Pauwels faßt die schädlichen, sich teilweise entgegenwirkenden Kräfte unter den Begriff der Schubspannung zusammen und fordert deren Aufhebung, damit das Regenerationsgewebe sich aus geschützter Lage zum Knochengewebe ausreifen kann. Dieses Ziel ist demnach allein unter statomechanischen Gesichtspunkten der Osteosynthese zu erreichen.

Allen Einzelfixierungen haftet demgegenüber jedoch der Nachteil an, daß sie eine zusätzliche Achse im Kopf-Hals-Bereich erzeugen, durch die ihrerseits neue Kräfte und Störungsmomente hervorgebracht werden. So gut wie niemals kann es gelingen, diese Einzelachse vollkommen zentral einzubringen, so daß im kreisrunden Kopf ein Exzenter entsteht, der bei Beanspruchung Drehkräfte infolge der Nagelung erst hervorruft. Diese Kräfte sind groß, wenn man bedenkt, daß bei Belastung auf den Kopf 250—350 kg pro cm² einwirken und sie erfolgen in verschiedener Richtung — je nach Stellung des Beines und Lage der induzierten Achse.

Je nach dieser Stellung kann die Exzenterwirkung in entgegengesetzter Drehrichtung erfolgen, wodurch eine *Lockerung des Nagels* mit Einstellung einer Lamellenkante in die Kraftlinie und deren Durchschneiden durch die Spongiosa zustande kommen kann.

Auf der Bruchfläche werden außerdem durch die Einzelachse caudal Druckspannungen und cranial Zugspannungen zusätzlich erzeugt, die auch von PAUWELS erkannt worden sind.

Daher fixieren wir seit 1956 grundsätzlich alle Schenkelhalsbrüche multipel mit jedenfalls mehr als drei 2,5 mm starken *Rundnägeln* — meistens verwenden wir 4 Nägel. Diese Nägel sollen möglichst weit an der Peripherie die Bruchfläche überschreiten, weil sie dann Drehkräfte praktisch vollkommen ausschließen. Die cranial liegenden Nägel nehmen die gefährlichen Zugspannungen auf und erzeugen caudal auf der Bruchfläche mäßige Druckwirkungen. Auch durch die so herbeigeführte Vermehrung der Schubpunkte ist die Forderung nach vollständiger Ruhe im Bruchbereich am ehesten genügt.

Unsere Nägel sind etwas elastisch, und zwar in allen Richtungen gleichmäßig, weil sie rund sind. Der runde Querschnitt vermag auch die größten Kräfte aufzunehmen, so daß wir ein *Durchschneiden* bei nunmehr 152 Schenkelhalsfrakturen *niemals* gesehen haben. Wohl habe ich bei allmählichem Aufeinanderrücken der Fragmente leichte Biegungen kranial liegender Nägel beobachtet.

Untersuchungen der Materialprüfungsanstalt in Stuttgart haben ergeben, daß der Materialwiderstand von vier meiner Nägel aus der Gruppe des V 4A-Stahls den eines Dreilamellennagels übertrifft — so habe ich auch niemals eine Nagelfraktur bei Anwendung meines wohlausgesuchten Materials gesehen.

Der Fremdkörperquerschnitt von 4 meiner Nägel ist im Vergleich zu einem Dreilamellennagel ein 2,5mal geringerer, so daß die für die Regeneration so wichtigen Gewebe auch eine mindestens um diese Zahl geringere Zerstörung erfahren, wenn man die Tatsache unbeachtet läßt, daß die nadelartige Wirkung der spitzen Nägel durch Verdrängen der randständigen Gewebe weniger Zerstörung hervorrufen als stumpfe Gegenstände mit größerem Querschnitt.

Aus diesem Grunde finden die Nägel sowohl in der Corticalis der Einschlagstellen als auch in dem dichteren Spongiosabereich der Hals- und Kopfperipherie die erforderliche Verankerung. Es ist daher auch von grundsätzlicher Bedeutung, daß die Nägel *eingeschlagen* und nicht gebohrt werden.

Der Flächenwiderstand von 4 meiner Nägel ist jedoch genau so groß wie der eines starren Dreilamellennagels, worauf ich auch die Tatsache zurückführe, daß ich bei meinen Nägeln nie ein Durchschneiden in der Spongiosa des Kopfbereichs beobachtet habe.

Hier zeige ich Ihnen das bei mir entwickelte Instrumentarium. Wir benutzen vorgelängte Nägel mit Spezialkopf, so daß ich einen evtl. falsch laufenden Nagel jederzeit zurück- und in bessere Richtung wieder einschlagen kann, während das Instrument sich automatisch vom Nagel löst, wenn der Nagelkopf die Corticalis um 1 cm überragt. Unter Bildwandlerkontrolle bringen wir unsere Fixierung durch eine Stichincision meist in kürzester Zeit ein, so daß die allgemeine Belastung der Verletzten auf ein Minimum verringert ist. Die Methode eignet sich daher auch für Notfallsituationen — nur 3% mußte ich von der Nagelung ausschließen — diese Patienten sind in kurzer Zeit gestorben.

Eine *Infektion* habe ich noch nicht erlebt — einer jüngsten Veröffentlichung entnehme ich 2% Todesfälle durch Infektion nach konventioneller Behandlung.

Die mit dieser Methode erzielten *Ergebnisse* übertreffen eigentlich meine Erwartungen und liegen weit unter der Mißerfolgsquote einzelfixierter Schenkelhalsbrüche. Spätergebnisse eingeschlossen, beträgt die Zahl der *Pseudarthrosen* bei 80 Nachuntersuchungen und einer Beobachtungszeit von mehr als 2 Jahren 3% — die der *Nekrosen* mit Kopfeinbrüchen 9,6%.

Die *multiple Nagelung* der Schenkelhalsfraktur, die ich 1964 auf dem Mittelrheinischen Chirurgenkongreß vorgestellt habe, führt durch weitgehend stabile Fixierung zu biologisch besseren Vorbedingungen für die Bruchheilung. Die durch meine Methode erreichte Vereinfachung kann ein Maß bieten auch für die Frage der primär alloplastischen Versorgung des Schenkelhalsbruches.

Ich bin überzeugt davon, daß sich die Zukunft der multiplen Fixierung von Schenkelhalsbrüchen zuwenden wird.

A. Boitzy, St. Gallen (Schweiz):
Ansicht der AO bei frischen Schenkelhalsbrüchen.

Folgende Richtlinien werden in der AO bei der Behandlung der frischen Schenkelhalsbrüche befolgt:

Zur Indikation

Eingekeilte Abduktionsbrüche werden konservativ behandelt, d. h. unter Entlastung frühmobilisiert, wie wenn sie operiert worden wären.

Dabei nehmen wir das Risiko einer sekundären Verschiebung in Kauf, in praxi kommt es aber recht selten zu einem sekundären Eingriff.

Alle übrigen frischen Schenkelhalsbrüche, auch die kindlichen, nicht dislozierten und die Ermüdungsbrüche, werden dagegen operiert.

Zeitpunkt der Operation

Notfallmäßig, aus zwei Hauptgründen.

1. Nur wenige Patienten können durch eine internistische Vorbereitung wesentlich gebessert werden. Ab 3.—4. Tag muß hingegen mit einer Beckenvenenthrombose gerechnet werden. In bezug auf vitale Prognose hat sich die notfallmäßige Operation durchgesetzt.

2. Der Hämarthros kann so ausgedehnt sein, daß der venöse Rückfluß durch Überdruck verhindert wird. Auch abgewinkelte Gefäße profitieren von einer möglichst baldigen Entleerung des Gelenkes und einer stabilen Fixation in der 10-Stunden-Grenze.

Zur Technik

Bei Patienten über 70 Jahren in schlechtem Allgemeinzustand wird primär eine Kopfprothese eingesetzt, immer in Kunstharz eingekittet. Bei den anderen Patienten wird meist eine AO-Winkelplatte von 130° verwendet, manchmal in Kombination mit einer isolierten Spongiosaschraube.

Bei Kindern und Jugendlichen werden wegen der resistenten Hals-Spongiosa nur Schrauben gebraucht. Sie erlauben eine gute Kompression der adaptierten Spongiosaflächen.

Geschlossene Repositionsmanöver werden zugunsten einer offenen schonenden Reposition unterlassen. Diese erlaubt, die gewünschte Reposition rasch zu erzielen, und die häufige Flexionsfehlstellung des Kopfes kann korrigiert werden, was von Bedeutung für die Durchblutung durch das Lig. teres sein kann.

Kein Extensionstisch. Die Extremität wird frei beweglich abgedeckt. 1 Röntgenapparat genügt, wobei auch die peroperative axiale Kontrolle nach DUNN erfolgt, ohne Apparat und Röntgenplatte ändern zu müssen.

Hautschnitt und Zugang nach WATSON-JONES. Vordere T-förmige Arthrotomie, Ablösen des Vastus fibularis an seinem proximalen Ansatz und entlang seiner dorsalen Begrenzung. Möglichst schonende Reposition unter Sicht in Abduktion und Innenrotation, wobei manchmal die Fragmente durch Außenrotation und Adduktion vorerst auseinandergebracht werden müssen. Die Rotation des Kopfes wird überprüft, oft korrigiert.

Wegen der dorsalen Stauchung und der Mechanik dieser Fraktur wird eine leichte Überkorrektur in Valgus und Antetorsion angestrebt. Die Reposition wird durch das Plattensitzinstrument und *Kirschner*-Drähte fixiert. Das Plattensitzinstrument weist die gleiche Breite auf seiner ganzen Länge auf, und es kann vor der Reposition bis zur Fraktur eingeführt werden, was die Kontrolle der Lage und die Bestimmung der Klingenlänge vereinfacht. Die Klinge soll möglichst caudal liegen, so daß der Kopf unterstützt wird in einer Zone, wo das Risiko einer Störung der Durchblutung durch die Klinge nicht ins Gewicht fällt. Die Klingenspitze soll 0,5—1 cm unter der Knorpelfläche liegen. Die Einstauchung der Bruchflächen erscheint als das wichtigste Element für die Konsolidation und die Stabilität der Osteosynthese. Röntgenkontrolle ap. und axial nach Dunn. Soweit eine Erhöhung der Stabilität durch Kompression erwünscht ist, kann eine isolierte Spongiosaschraube mit langem Gewinde und Unterlagsscheibe kranial der Klinge eingesetzt werden.

Die Anwendung einer Winkelplatte entspricht den Anforderungen der stabilen Fixation dieser Fraktur. Bekanntlich ist die Osteoporose im Bereich des Schenkelhalses am stärksten, so daß die Abstützung der Osteosynthese einerseit im Kopf, andererseits am Femurschaft gefunden werden muß.

Bei kindlichen Brüchen wird bei der Verschraubung besonders darauf geachtet, daß die Epiphysenfugen des Trochanter major und des Kopfes nicht verletzt werden.

Zur Nachbehandlung

Lagerung in Schaumstoffschiene, flach. Entfernung der Saugdrainage nach 48 Stunden. Bettrand zwischen 3. und 5. Tag. Aufstehen, gehen im *Eulenburg* zwischen 5. und 7. Tag. Gehen mit zwei Krückstöcken nach 7—14 Tagen. Die Stöcke werden dann konsequent gebraucht bis zur ersten Kontrolle, 4 Monate postoperativ. Die Hospitalisationsdauer ist aus sozialen Gründen breiten Schwankungen unterworfen.

Ergebnisse

Es geht vor allem darum etwas über 2 Komplikationen zu erfahren: die Pseudarthrose und die Kopfnekrose.

Die *Pseudarthroserate* ist in direktem Zusammenhang mit der Reposition und vor allem mit der Qualität der Stabilität. Durch gute Einstauchung und stabile Fixation erfolgt die Konsolidation, wenn auch der Kopf nekrotisch werden kann.

Insgesamt sind in der AO-Dokumentation 442 Fälle von Schenkelhalsfrakturen registriert.

Die genaue Auswertung dieser Fälle ist in vollem Gange und erweist sich schwierig, da statistische Ergebnisse in puncto Kopfnekrose nur einen Wert haben, wenn sie 3 Jahre postoperativ erfolgen.

Folgende provisorische Zahlen können angegeben werden:

1. Wundhämatom, Nachblutung	2,5%	(11 Fälle)
2. Postoperative Wundinfektion	2,9%	(13 Fälle)
3. Osteitis	0,5%	(1 Fall)
4. Dislokation	1,1%	(5 Fälle)
5. Materiallockerung	2 %	(9 Fälle)

Die Anzahl der Kopfnekrosen und der Pseudarthrosen steht noch aus. Die Pseudarthroserate dürfte um 10% liegen. Eine definitive Statistik wird Anfang des nächsten Jahres publiziert werden. Um gleichzeitig Nekrose- und Pseudarthrosebildung zu verhindern, haben wir in wenigen ausgewählten Fällen eine primäre Umlagerungs-Osteotomie mit Erfolg durchgeführt.

Aussprache

K. H. Jungbluth, Heidelberg (Deutschland):

Seit 1964 nageln wir an der Chirurgischen Universitätsklinik Heidelberg die medialen Schenkelhalsfrakturen mit dem Nagel der AO. Im Gegensatz zur Originalmethode verzichten wir auf die Gelenkseröffnung und führen Reposition und Nagelung unter Röntgen- bzw. Bildwandlerkontrolle durch. 185 mediale Schenkelhalsfrakturen vom Jahre 1954—1964 nach Smith-Petersen versorgt, können wir 64 Osteosynthesen der Jahre 1964—1966 mit dem AO-Nagel gegenüberstellen. Der *Vergleich* hat uns überrascht. Die postoperative Letalität sank von 9,7 auf 4,7% ab, obgleich das Durchschnittsalter der operierten Patienten von 68 auf 74 Jahre angestiegen war. Die Durchschnittszeit zwischen Operation und Belastung konnte von 7½ auf 3 Wochen verkürzt werden. Analog sank die Dauer des stationären Aufenthaltes von 68 auf 40 Tage. Wenngleich wir mit dem AO-Nagel noch nicht über ähnlich lange Beobachtungszeiten wie mit dem Dreilamellennagel verfügen, läßt sich bereits heute absehen, daß die allgemeinen Komplikationen zurückgegangen sind. Folgende Punkte erscheinen uns für die Verbesserung der Ergebnisse wesentlich:

1. *Die Frühoperation.* Wir streben die Osteosynthese 1—3 Tage nach dem Unfall an. Der Allgemeinzustand und Antrieb bettlägeriger Greise verschlechtert sich trotz intensiver Übungsbehandlung rasch, so daß eine möglichst frühe Operation angezeigt ist. Auf Sofortoperationen verzichten wir allerdings. Operationseingriffe in Dekompensationserscheinungen des Kreislaufes, des Respirationstraktes oder des Stoffwechsels erscheinen uns nicht verantwortlich. Dringend zu vermeiden ist die Operation in der 2. oder 3. Woche wegen der Gefahr erhöhter thromboembolischer Komplikationen.

2. *Die Frühmobilisation und Frühbelastung.* Mit dem Nagel der AO läßt sich eine Osteosynthese realisieren, die dem Kopf guten Halt gibt. Im Bedarfsfall kann die Belastung bereits 1—2 Wochen nach der Operation erfolgen.

3. *Sorgfältige operative Technik.* Sekundäre Abweichungen des Kopfes beim Einschlagen des AO-Nagels werden der Methode gelegentlich zur Last gelegt. Sie sind durch die breite und kompakte Klinge besonders dann möglich, wenn der Kopf nicht zentral getroffen wird. Durch temporäre Fixation des Kopfes mittels zweier Bohrdrähte im kranialen Kopf-Hals-Anteil kann diese Komplikation vermieden werden. Distraktionen zwischen Kopf und Hals sind eine häufige Ursache für das Vordringen des Nagels in das Hüftgelenk nach Belastung. Durch konsequente Stauchung der Fraktur kann dieser Komplikation meist vorgebeugt werden. Mehrere dosierte Schläge erweisen sich dabei wirkungsvoller als grobe Gewaltanwendung.

E. Maurizio, Florenz (Italien):

Die Behandlung der medialen Schenkelhalsfrakturen mittels zweier Schrauben.

Der Oberschenkelhalsbruch verdient, wenn er bei älteren Personen vorkommt, ganz besondere Aufmerksamkeit, weil er unter verschiedenen Gesichtspunkten als pathologische Fraktur angesehen werden kann.

Der Prozeß des Knochenabbaus, der den hohen Prozentsatz von Schenkelhalsfrakturen bei älteren Menschen — selbst durch eine geringfügige Einwirkung — erklärt, zwingt zu ernsten Überlegungen biologischer und mechanischer Natur für die „restitutio ad integrum" dieser Frakturen.

Auf Grund unserer Überlegungen und anderweitiger Beobachtungen sind wir zu dem Schluß gekommen, daß das mechanische Problem als erstes ins Auge gefaßt und gelöst werden muß, denn mit seiner Lösung ergibt sich die Konsolidierung von selbst, auch in einem so speziellen Fall wie dem der Schenkelhalsfrakturen bei älteren Personen.

Aufgabe des Arztes wird es daher zunächst sein, den Bruch einzurichten und dann zu fixieren, denn je besser es ihm gelingen wird, Bedingungen zu schaffen, die dem Normalzustand nahekommen, um so besser und schneller wird die „restitutio ad integrum" erreicht sein.

Im Fall der medialen Schenkelhalsfrakturen muß man sich vor Augen halten, daß der Kopf *2 Verschiebungen* ausgesetzt ist, und zwar:

1. der Drehung längs der Halsachse;

2. der Varusstellung wegen der Verschiebung des diaphysären Bruchstückes kopfwärts, bewirkt durch Muskelkraft oder eventuell auch durch Belastung, wenn eine solche stattgefunden hat.

Viele Jahre hindurch hat man an der Orthopädischen Klinik der Universität Florenz bei derartigen Frakturen nur die *Putti*-Schraube verwendet. Aus größerer Distanz hat sich jedoch gezeigt, daß die Ergebnisse nicht immer zufriedenstellend waren, weil sich manchmal eine Verschiebung in die Varusstellung oder eine Drehung der Bruchstellen einstellte.

Um diesen schweren Mängeln zu begegnen, haben wir 1961 in unserer Klinik begonnen, *zwei* Schrauben zu verwenden, die einen doppelten Zweck verfolgen: die Bruchflächen noch fester zu fixieren und ihre Verschiebung zu verhindern.

Die Befürchtung, die beiden Schrauben könnten zu viel Raum einnehmen und im Schenkelhals eines älteren Menschen die Konsolidierung der Fraktur verhindern oder zumindest verzögern, hat sich nicht bestätigt: Die Ergebnisse waren besser als vorher.

Die Mechanik, die mit den zwei Schrauben eine befriedigendere Lösung gefunden hatte, machte den unbestrittenen Nachteil des verminderten Knochengewebes und der geringeren Callusbildung durch eine verläßlichere Osteosynthese wett, so daß man mit der Zeit zu besseren Resultaten kam als mit anderen, früher von uns angewandten Techniken.

Präoperative Methode

Um zu vermeiden, daß der Patient durch allzu lange Bettlägerigkeit geschwächt wird, und um zu verhindern, daß lokale Heilungsprozesse einsetzen an den nicht zusammengefügten Bruchstellen, operiert man in unserer Klinik 2 oder 3 Tage nach dem Bruch. Bis zum Augenblick des Eingriffs wendet man Gliedtraktion mit einem Gewicht von nur 2 oder 3 kg an, da ein größeres Gewicht eine unnötige Diastase bewirken würde.

Nach erfolgter Präanästhesie und wenn sich der Patient auf dem orthopädischen Operationstisch befindet, gehen wir daran, die Fraktur einzurichten: Wir ziehen zunächst kräftig den Oberschenkel in die Höhe, der vorher an das Becken gedrückt war, dann rotieren wir nach innen, bis ein Schnappgeräusch die erfolgte Einrichtung der Fraktur anzeigt. Diese so erhaltene Reduktion der Fraktur behalten wir für die ganze folgende Operationszeit bei, indem wir den Oberschenkel in der Stellung der Innenrotation und Abduktion mit Pflaster fixieren. Die Einrichtung der Fraktur gelingt meist gut, wenn auch die persönliche manuelle Geschicklichkeit des Chirurgen eine große Rolle spielt. Röntgenkontrollen zeigen uns die mehr oder weniger geglückte Einrichtung. In seltenen Fällen halten wir eine offene Reduktion für angezeigt, aber wenn diese wegen des Alters des Patienten oder wegen seines Gesamtzustandes nicht ratsam ist, schrauben wir die Fraktur fest in der bestmöglichen Weise.

Chirurgische Technik

Man schneidet die Haut und die subcutanen Gewebe auf der Mittellinie der Seitenansicht des Oberschenkels in der Höhe des Trochanter und des Femurhalses ein, bis der Knochen zu sehen ist. Nun führt man bis zum Kopf und zur Pfanne einen *Kirschner*-Draht in den Schenkelhals ein, anschließend ermittelt man das exakte Maß der Schraube mit Hilfe eines metallenen Lineals mit Zentimetereinteilung, das man in derselben Ebene wie den Draht in die Wunde einlegt.

Nachdem man sich mittels Elektro- oder Handbohrers in der unteren Hälfte des Femurhalses und im unteren Quadranten des Femurkopfes einen Kanal geschaffen hat, führt man eine *Putti*-Schraube ein, die die größere der beiden verwendeten Schrauben ist und unterbrochene Windungen aufweist. Diese Schraube läßt sich mit Hilfe eines Würfels und einer gewölbten Scheibe sehr gut in den Knochen hineintreiben, bis die Bruchflächen sich gut aneinanderfügen.

Anschließend führt man die zweite Schraube ein — sie hat einen geringeren Durchmesser und durchgehende Windungen —, parallel zur *Putti*-Schraube und oberhalb dieser.

Postoperativer Verlauf

Es sei vorausgeschickt, daß die beiden Schrauben nicht den Zweck haben, eine Belastung zu gestatten, sondern nur den, die Bruchstellen dauerhaft zu fixieren, indem sie sich ihrer Verschiebung und der Muskelkraft entgegensetzen. Am 4. Tag wird dem Patienten erlaubt, sich im Bett zu bewegen, und nach 14 Tagen darf er im Sessel sitzen.

Das Bein zu belasten, wird erst nach zweieinhalb Monaten gestattet werden. Vorausgehen müssen eine sehr gründliche klinische Kontrolle und mehrere Röntgenaufnahmen, zumindest zwei im rechten Winkel zueinander, damit wir Sicherheit gewinnen über die Konsolidierung der Fraktur.

Kasuistik

Die Zahl der Patienten, die in der Höhe des Oberschenkelhalses nach einer medialen Fraktur operiert wurden, hat bis heute in unserer Klinik 500 überschritten.

Auf Grund dieser Anzahl und weil wir die meisten der Patienten nach einer gewissen Zeit kontrolliert haben, können wir über die Brauchbarkeit dieser Technik genügend belegte Schlüsse ziehen.

In 75% der Fälle können die Ergebnisse gut genannt werden. Wir verstehen darunter alle diejenigen, in denen die Fraktur verläßlich und in guter Stellung im 4. oder 5. Monat konsolidiert war.

Die verbleibenden 25% teilen sich in mäßige und schlechte Resultate. Zu den mäßigen Resultaten, die ungefähr 16% ausmachen, haben wir die Fälle mit *Nekrose* des Femurkopfes und die Fälle mit verspäteter Konsolidierung gezählt, worunter wir Eintritt der Konsolidierung nach dem 5. Monat verstehen; zu den schlechten Resultaten hingegen, die etwa 9% aller Fälle ausmachen, rechneten wir alle *Pseudarthrosen*.

6 b*

Schlußfolgerung

Unsere Untersuchung, die in großen Zügen jener von Stringa über eine erste Gruppe von knapp über 100 Patienten folgt, die in unserer Klinik nach der neuen Technik operiert wurden, führt, auch wenn sie über ein ungleich größeres Material verfügt, zu denselben Resultaten: Die sofortigen und späteren Ergebnisse können prozentual ungefähr gleich genannt werden.

Man kann also mit Sicherheit behaupten, daß nach Lösung des mechanischen Problems — und die 2 Schrauben haben sich als vorzügliches Mittel zur Osteosynthese erwiesen — die Konsolidierung der Fraktur eine baldige, sichere und dauerhafte Folge ist.

Die einzigen *Bedingungen* für unsere Methode sind:

1. Anatomische Reduktion der Fraktur;
2. baldiger operativer Eingriff;
3. richtige Position der Schrauben im Schenkelhals und -kopf und richtiger Schraubenabstand;
4. Gehversuche des Patienten nicht vor der Zeit von 2½ Monaten, nach vorhergegangener genauer klinischer und radiographischer Kontrolle.

In den Fällen verspäteter Konsolidierung ist es ratsam, die Schrauben, die normalerweise auch lange Zeit „in situ" verbleiben können, zu entfernen, denn da sie keine mechanische Funktion erfüllen, sind sie nur ein Hindernis für die endgültige Konsolidierung.

Literatur: Stringa, G.: Die Behandlung der Schenkelhalsfrakturen mittels doppelter Schraube. Arch. orthop. Unfall-Chir. *60*, 106—114 (1966).

F. Schauwecker u. S. Weller, Freiburg (Deutschland):

Die Behandlung der medialen Schenkelhalsfraktur durch perkutane Kompressionsverschraubung.

Die mediale Schenkelhalsfraktur nimmt auch heute noch unter den Schenkelhalsfrakturen eine Sonderstellung ein. Sie weist für Versorgung und Heilung ganz erheblich mehr Komplikationsmöglichkeiten auf als die lateralen Schenkelhalsfrakturen und pertrochanteren Femurfrakturen. Während bei letzteren beiden durch Dreilamellennagel mit und ohne Lasche, durch Winkelplatten und andere Osteosynthesen, in Ausnahmefällen sogar durch konservative Behandlung ein günstiges Heilungsergebnis zu erzielen ist, so trifft das für die mediale Schenkelhalsfraktur nicht ohne weiteres zu. Alle nachteiligen Eigenschaften der genannten Behandlungsformen summieren sich hier durch das kleine Kopffragment und dessen ganz besonders gefährdete Blutversorgung.

Es scheint heute jedoch, daß gerade bei der schwierigsten Form der Schenkelhalsfraktur die älteste operative Osteosynthese, nämlich die *Verschraubung*, ihr besonderes Indikationsgebiet erhalten kann.

Denn die Verschraubung birgt nicht die Gefahr jeder Nagelung, daß man beim Einschlagen des Nagels die Fragmente auseinandertreibt und so die restlichen ernährenden Gefäße zerreißt. Und die Schraubenosteosynthese birgt weiterhin nicht die Gefahr, daß das Implantat beim sekundären Schenkelhalsschwund durch Resorptionsvorgänge aus dem Hüftkopf nach außen gleitet, oder, wie beim Laschennagel, durch das Gelenk in das Becken dringt.

Bisher allerdings hat sich trotz dieser augenscheinlichen Vorzüge die Verschraubung der Schenkelhalsfrakturen wenig durchgesetzt, da sie von ihrem Prinzip her neue Möglichkeiten einer Komplikation, wie unter anderem aufwendiger Eingriff und Gefahr der Sperrwirkung, brachte. Dies ganz besonders im Vergleich zu der heute technisch nicht mehr schwierigen Schenkelhalsnagelung in der wenig eingreifenden Operationsmethode der percutanen Nagelung. Auch die Zahl der verschiedenen Schraubenformen unterstreicht eigentlich nur, daß jede neue Schraubenform bisher zwar ein besonderes Problem löste, von der Konstruktion her aber ein anderes wieder unberücksichtigt ließ.

Wenn hier eine *neue Schraubenform* vorgestellt wird, so glauben wir, daß es sich um nichts wesentlich Neues handelt, sondern lediglich um die technische Lösung einer Summe von Problemen, welche die mediale Schenkelhalsfraktur allgemein und die Schraubenosteosynthese im besonderen bringt.

Welche *Forderungen* sind an eine Schraube zu stellen?

1. Das Einbringen der Schraube darf nicht zum gewaltsamen Auseinandertreiben der Fragmente führen. Dies läßt sich dadurch erreichen, daß man das Schraubenbett mit einem besonderen, scharfen Gewindeschneider herstellt.

2. Das Schraubenprofil muß so gestaltet sein, daß es auch in osteoporotischem Knochen ausreichenden Halt hat.

3. Die Zahl der Schraubengänge muß so bemessen sein, daß unter allen Umständen alle Schraubengänge proximal der Frakturebene im Schenkelhalskopf zu liegen kommen, damit keine primäre Sperrwirkung entstehen kann.

4. Die Schraube muß die beiden Fragmente so fest aufeinander pressen können, daß sie durch ihre Reibung möglichst nicht mehr aufeinander gleiten können.

5. Trotzdem muß die Schraube das Prinzip der Gleitosteosynthese wahren, das heißt bei sekundärem Schwund im Bereich der Frakturzone mit ihrem Schaft herausgleiten können, um nicht sekundär eine Sperrwirkung zu verursachen. Gleichzeitig soll sie dabei ihren festen Sitz im Kopf bewahren.

6. Die Schraube soll sich möglichst nach der sog. percutanen Methode einbringen lassen, das heißt in einem für den Patienten möglichst kleinen Eingriff.

7. Der Eingriff soll für den Operateur technisch einfach, das Instrumentarium zahlenmäßig möglichst klein sein.

Mit einer nach den eben genannten Grundsätzen konstruierten *Kompressionsschraube* haben wir in den vergangenen 2 Jahren 45 mediale Schenkelhalsfrakturen behandelt. Von diesen sind 17 bisher sicher knöchern konsolidiert. Für weitere 25 ist die Beobachtungszeit noch zu kurz, um schon eine Aussage machen zu können. Bei den restlichen 3 handelte es sich um sichere Hüftkopfnekrosen, welche anschließend mit einer *Moore*-Prothese versorgt wurden. In 2 der Fälle trat eine Fistel auf, jedoch heilten auch diese beiden knöchern und nach Entfernung des Metalls schlossen sich die Fisteln spontan.

Diese Zahlen sollen hier nur vorläufig erwähnt werden, denn — auch wenn 17 knöchernen Heilungen nur 3 Hüftkopfnekrosen gegenüberstehen — eine endgültige Aussage über die Häufigkeit einer Kopfnekrose nach Verschraubung auf Grund der noch kleinen Zahl und des kurzen Zeitraumes von 2 Jahren ist nicht möglich.

Zur *Technik* der Schenkelhalsverschraubung mit der Kompressionsschraube sei der Hinweis auf unseren morgen laufenden Film erlaubt. Zur Methodik ist besonders hervorzuheben, daß bei der Reposition der Femurkopf nicht anatomisch reponiert, sondern überkorrigiert wird, das heißt, daß das Kopffragment etwas valgisiert auf dem Schenkelhals aufgesetzt werden muß. Nur so kann sich die Corticalis zwischen den beiden Fragmenten derart verhaken, daß sie dem Abgleiten des Kopfes durch Muskelzug und später die Belastung genügend Widerstand leistet. Weiterhin ist zu beachten, daß die Schraube nicht wie der Nagel entlang dem *Adam*schen Bogen, sondern mehr zentriert im Schenkelhals läuft, aber möglichst so, daß das Schraubengewinde etwas mehr von der oberen Hälfte des Femurkopfes erfaßt. Außerdem sollte man das Kopffragment durch einen zweiten, exzentrisch liegenden, am besten durch den Trochanter major geführten *Steinmann*-Nagel so blockieren, daß es nach der Reposition durch Gewindeschneider und Schraube nicht mehr torquiert werden kann. Dieser *Steinmann*-Nagel muß jedoch vor dem endgültigen Anziehen der Schraube zur Vermeidung einer Sperrwirkung wieder entfernt werden.

Zusammenfassend glauben wir sagen zu können, daß die Kompressionsschraube die Vorteile einer Verschraubung bewahrt, ohne dafür ihre Nachteile, insbesondere Sperrwirkung und aufwendiger Eingriff, einzutauschen. Im Vergleich mit dem Nagel läßt sich mit ihr sicher eine höhere Stabilität erzielen, wodurch eine bessere Mobilisierung — nicht gleichzusetzen mit Belastung — der Patienten erreicht werden kann. Wir halten die Kompressionsverschraubung für die Methode der Wahl bei allen medialen Schenkelhalsfrakturen bei allen relativ jungen Patienten, für welche die Hüftkopfprothese nicht in Frage kommt.

H. Ecke, G. Spitzer u. J. Kraus, Gießen (Deutschland):

Verbesserte Technik in der Behandlung frischer Schenkelhalsbrüche mit abgekürzten Operationszeiten und ihre Ergebnisse.

Jede operative Behandlung von Schenkelhalsfrakturen hat ihre Berechtigung in der Tatsache, daß es fast ausnahmslos um Menschen des vorgerückten Lebensalters geht, die ohne Operation bettlägerig sind und interkurrenten Infekten mannigfacher Art, wie auch Lungenentzündungen und Lungenembolien zum Opfer fallen. Der aus diesen Gründen als notwendig anzusehende Eingriff muß zwei Ziele erreichen. Er muß erstens *möglichst schnell* durchgeführt werden können, um nachteilige Folgen längerer Operationszeiten und Narkosen und auch größere Blutverluste zu vermeiden. Zweitens muß der Schenkelhalsnagel mit *absoluter Präzision* placiert werden können. Wir halten das für die Grundvoraussetzung zur Erzielung einer stabilen Osteosynthese und Knochenheilung sowie für eine schnelle Mobilisierung des Kranken. Wie sind diese Forderungen mit den Möglichkeiten unserer Zeit zu realisieren? Das kann einmal durch eine Verbesserung der Zielverfahren — Sie wissen alle, daß es unzählige gibt, die meist nur regionale Bedeutung gewannen—, geschehen; zum anderen aber muß es unsere Technik ermöglichen, eine feste Schienung und Lenkung des Nagels bei gleichzeitiger Fixierung des sich gerade bei medialen Frakturen unter der Wucht des Einschlagens häufig drehenden Oberschenkelkopfes zu gewährleisten.

Zunächst zum *Zielverfahren*. An unserer Klinik hat sich der gleichzeitige Einsatz zweier Fernsehbildwandler in der anterior-posterioren Richtung und im axialen Strahlengang seit fast vier Jahren hervorragend bewährt, worüber mehrfach berichtet wurde. Er spart Zeit bei der Reposition des Knochenbruchs und macht auch unter der Operation Kontrollaufnahmen überflüssig. Bedenken hinsichtlich einer Störung der Asepsis werden angesichts der während des Eingriffs unverrückbar arretierten und steril abgedeckten Geräte gegenstandslos.

Auch unser *instrumentelles Vorgehen* ist in den letzten Jahren wesentlich verbessert worden. Mit einer Preßluftbohrmaschine wird ein 5 mm starker und 35 cm langer Spieß unter gleichzeitiger Bildwandlerkontrolle in beiden Hauptrichtungen transtrochanter, zentral in den Oberschenkelkopf und -hals eingebohrt. Danach werden die Weichteile erst auf relativ begrenztem Raum eröffnet, und nun erfolgt das Einschlagen des von uns modifizierten *Laschennagels* von Weis mit einem speziell konstruierten, sogenannten überlangen Vorschlag. Nach Einrichten der Fraktur nimmt dieser Vorgang überraschend wenig Zeit in Anspruch, etwa zwischen 15 und maximal 25 Minuten. Diese Zeiten gelten auch für weniger geübte Operateure.

Seit Einführung der geschilderten Methode haben wir in den letzten 3½ Jahren 201 Patienten operiert. Es wurden grundsätzlich alle Kranken operativ behandelt, mit Ausnahme von moribunden Patienten und solchen, denen nicht einmal mehr eine Narkose zugemutet werden konnte. Die *Mortalität* sank in dieser Zeit bei den operierten Patienten von über 30% auf 9,8% ab. Das ist ausschließlich auf die verkürzten Operationszeiten und die wegen der stabilisierten Fraktur schneller erfolgende Mobilisierung der Kranken zurückzuführen. In unserem Material hatten wir nur 3% Teilnekrosen des Oberschenkelkopfes bei trotzdem konsolidierten und belastungsfähigen Frakturen und eine einzige durch Doppelbolzung inzwischen ausgeheilte Pseudarthrose des Schenkelhalses. Wir haben daher die Überzeugung, daß eine genaue Placierung des Nagels eine entscheidende Bedeutung für das Operationsergebnis hat.

W. Wolfers, Flensburg (Deutschland):

Behandlung von Schenkelhalsfrakturen mit dem Trochanternagel.

Die bisherigen bekannten und benutzten Methoden der Nagelung und Verschraubung von Frakturen und Pseudarthrosen in der Schenkelhals- und Trochanterregion waren mit folgenden *Nachteilen* verbunden:

1. Auch bei steilster Lage des Nagels auf dem *Adam*schen Bogen liegt dieser nie in der Gesamtkomponente des Kraftflusses bei Muskelzug und Druckes bei Belastung des genagelten Beines.

2. Schwierige und zeitlich oft lang dauernde Repositionsmanöver, besonders bei medialen Frakturen.

3. Relativ lange und bei adipösen Patienten auch tiefe Operationswunde mit nur sehr kurzem Weg für eine Wundinfektion zum Frakturhämatom.

4. Op.- und Frakturgebiet sind eine Einheit. Dadurch, wegen der engen räumlichen Verhältnisse, schwierige Durchleuchtungskontrollen mit dem Bildverstärker, damit verbundene Erschwerung der Einhaltung absolut steriler Bedingungen im Op.-Gebiet.

5. Schwächung der Corticalis an dem zur Nagelung durchbohrten Anteil unterhalb des Trochanters und damit Möglichkeiten der Refraktur.

Durch den von Küntscher entwickelten langen Trochanternagel (10 mm Durchmesser) werden alle diese Nachteile vermieden. Dieser vom Knie aus einzuschlagende Nagel liegt ideal in der gesamten Länge der Femurmarkhöhle, der Gesamtkomponente des Kraftflusses, die Repositionsmöglichkeit auch bei stark dislozierten medialen Frakturen ist erstaunlich leicht, als Hautwunde ist lediglich eine Stichincision über dem medialen Femurepicondylus erforderlich. Dieser lange Weg von der Stichincision in Kniehöhe bis zum Frakturgebiet bedeutet eine verminderte Wundinfektionsgefahr.

Belastung nach wenigen Tagen möglich, ausgenommen mediale Frakturen, die 21 Tage im Bett belassen werden. Einheitlicher Nagel für alle Frakturarten, gleichgültig, ob mediale, laterale, trochantere, subtrochantere Brüche. Ein spezielles Instrumentarium ist nicht erforderlich. Weite räumliche Trennung vom Op.- und Frakturgebiet, dadurch ungehindertes Arbeiten mit dem Bildverstärker über dem Frakturgebiet. Die Wunde ist weit genug vom Kniegelenkspalt entfernt, so daß eine Gefährdung des Knies nicht eintritt.

Die Operation erfolgt in Rückenlagerung auf dem Extensionstisch mit abduziertem, extrem innenrotiertem Bein. Stichincision erfolgt über dem inneren Kniegelenksspalt auf dem Femurepicondylus. Ein in ein Jacobsfutter eingespannter starker Führungsspieß wird von dort aus bis zum Frakturspalt hochgeschoben. Mit dem Führungsspieß erfolgt die Reposition; das Einschlagen des gebogenen, langen Trochanternagels erfolgt über dem Führungsspieß.

An Hand von Röntgenbildern wird das prä- und postoperative Ergebnis von Frakturen im medialen, lateralen, trochanteren, pertrochanteren, subtrochanteren Bereich gezeigt.

Aussprache

Z. Harnach u. I. Hudec, Brünn u. Banská Bystríca (Tschechoslowakei):

Bei unserem Verfahren der Behandlung medialer Varusbrüche des Schenkelhalses möchten wir einige Faktoren unterstreichen, die wir für das Endresultat als sehr wichtig betrachten. Wir empfehlen, sobald als möglich nach dem Unfall zu operieren; der *Idealfall* ist eine Operation wenige Stunden nach dem Unfall, was bei guter Organisation durchaus möglich ist.

Trueta hebt den Umstand hervor, daß die Osteocyten des Oberschenkelkopfes im Gebiet der Ernährung der retinaculären Gefäße binnen 8 Stunden absterben, falls ihre Ernährung nicht wieder aufgenommen wird. Dies ist bei dislocierten Varusbrüchen des Schenkelhalses der Fall. Die einzige Ernährung des erhaltenen Kopfes erfolgt aus den foveolären Gefäßen, die nur einen kleinen Teil des Kopfes im Gebiet der Fovea capitis femoris versorgen. Von diesem Gesichtspunkt aus ist die Indikation der Operation eines intraartikulär dislocierten Bruches in den ersten Stunden nach dem Unfall von Vorteil.

Mit den venographischen Befunden zur Beurteilung der Indikation einer Osteosynthese oder primären Gelenksplastik befaßten sich mehrere Autoren. Die Befunde sind jedoch nicht eindeutig überzeugend, außerdem ist bei der Venographie eine Beschädigung des angeschwollenen und daher sehr fragilen Gefäßes nicht auszuschließen. In ihrer Studie über Gefäßveränderungen bei nicht arthrotischen Oberschenkelköpfen älterer, an den Folgen einer Verletzung gestorbener Personen berichten Sevitt und Thompson über die arteriellen Verhältnisse des Oberschenkelkopfes und über Veränderungen bei verschiedenen Typen von Frakturen. Die Gefäßbefunde unterstützen die These einer sofortigen Operation, anderenfalls wird sowohl ein Ödem als auch Fragilität der Gefäße auftreten. Ferner werden die kleinen Spongiosafortsätze in der Bruchlinie durch Bewegung des Patienten auf dem Bett und beim Stuhlgang abgeschliffen, so daß wir die Möglichkeit verlieren, die Fragmente in idealer Reposition einzukeilen, wenn wir erst nach einigen Tagen operieren. Der Schenkelhalsbruch wird gewöhnlich von keinem traumatischen Schock begleitet, so daß in dieser Hinsicht keine Gegenindikation eines operativen Eingriffes besteht.

Wir empfehlen nicht, den Nagel zu steil einzuführen, was von einigen Autoren empfohlen wird, und zwar deshalb, weil bei idealer Reposition der Fragmente der Nagel bis in den oberen äußeren Quadranten des Kopfes eindringt, was leicht zum Durchdringen des Nagels und daher zu Mißerfolgen führen kann. Bei *zu steiler* Nagellage muß der Kopf in Valgus-Position gegen den Hals dislociert werden, wodurch zwar einerseits gute Zentrierung des Nagels erreicht wird, andererseits aber die exakte Reposition der Fragmente *nicht* erzielt werden kann. Die foveolären Gefäße sind bei diesem Verfahren gespannt, was das Risiko einer avasculären Nekrose vergrößert.

Wir verwenden einen Nagel in V-Form und sichern diesen immer mit einer Schraube gegen Auswanderung.

Die Anwendung der Abduktion zur Kompression der Fragmente ist nicht neu. Bereits Whitmann war bei zwei Dritteln seiner Patienten mit Schenkelhalsfrakturen dadurch erfolgreich, daß er nach der Reposition Gips bei Abduktion des Gliedes und geringer innerer Rotation anlegte.

Bei einem Teil unserer operierten Patienten wandten wir die Methode der physiologischen Kompression der Fragmente an, die wir unmittelbar nach der Operation durch Lagerung der Gliedmaße in Abduktion erzielen. Diese Methode eignet sich jedoch nur für solche Patienten, mit deren Mitarbeit gerechnet werden kann. Nach der Operation legen wir den Patienten in ein einseitig verbreitertes Bett bei 40—50° Abduktion der operierten Extremität, die in eine Gipsschiene mit antirotativer Fläche und mit 10° Innenrotation gelagert wird. Der Patient lernt unter der Anleitung des Physiotherapeuten und des Arztes die Muskulatur zu stimulieren und übt aktive und passive Bewegungen im Hüft- und Kniegelenk. Die Rehabilitation wird allmählich gesteigert, später macht der operierte Patient mehrmals täglich Bewegungsübungen unter Anleitung und auch selbständig. Durch

Aktivierung des M. quadriceps femoris und der langen pelvifemoralen Muskeln, besonders der Adduktoren, wird auf die Fragmente in der Achse des eingeführten Nagels ein ziemlich großer Druck als aktive Kompression ausgeübt, was sich auf die Callusbildung günstig auswirkt. Das Bett muß so gerichtet werden, daß die Gliedmaße ständig in Abduktion gehalten wird. Auf diese Weise wird der Patient während 4—6 Wochen behandelt, wonach die Abduktion herabgesetzt wird. Gehübungen werden erst nach 8 Wochen ermöglicht, anfangs ohne Auftreten, nach 3 Monaten wird Gehen mit voller Belastung erlaubt. Die frühzeitige Mobilisierung der operierten Gliedmaße in Abduktion hat auf die Durchblutung günstigen Einfluß, gilt als anti-thromboembolischer Faktor und verkürzt die Callusbildung.

Ergebnisse: In der Zeitspanne von 1958—1966 wurden insgesamt 178 Patienten bei medialen Schenkelhalsbrüchen nach der Methode des *steil* geführten Nagels operiert. Eine postoperative Kontrolle wurde in 146 Fällen vorgenommen. Im Krankenhaus starben 8 der 178 Patienten.

Der jüngste Patient war 14 Jahre, der älteste 105 Jahre alt.

Komplikationen: Kopfnekrosen 5, Pseudarthrosen 6, Infektionen 1, Transfixationen in das Acetabulum 5, Durchschneiden des Nagels 5, Wanderung des Nagels 7, Rotation des Kopfes beim Einschlagen des Nagels 2, Reoperationen 3.

Es wurden operiert: 142 Fälle mit geschlossenem und 36 Fälle mit offenem Zugang. Endergebnisse bei 146 Kontrollen: 67 sehr gut, 48 gut und 31 befriedigend.

Problematisch bleiben die intraartikulären Schenkelhalsbrüche bei alten und überalterten Patienten, wenn eine Osteoporose besteht und die Spongiosa buchstäblich mit dem Finger durchgedrückt werden kann. Ich zitiere eine sehr zutreffende Bezeichnung Červenanskýs, der diesen Bruch als semipathologischen Bruch betrachtet. Bei solchen Patienten kann von einer stabilen Osteosynthese *nicht* die Rede sein, und gegen ein eventuelles Durchdringen des Nagels in das Acetabulum können keine Einwendungen gemacht werden, obzwar wir uns dessen bewußt sind, daß die einzige erhaltene Ernährung des Oberschenkelkopfes mittels der foveolären Gefäße, die durch das Lig. teres führen, beschädigt wird. Bei diesen Patienten ist eine cervicocapitale Prothese indiziert, falls sie vom biologischen Standpunkt aus zu diesem Eingriff fähig sind und Hoffnung besteht, daß sie selbst oder mit fremder Hilfe gehen werden. Nach einer solchen Operation warten wir das Zusammenwachsen nicht ab; der Operierte kann nach 14 Tagen das Bett verlassen und das operierte Glied belasten.

Wir sind zur Ansicht gelangt, daß die Osteosynthese von Varusfrakturen mit steiler Nagelung ein besseres Verfahren ist, als die klassische Methode nach Smith-Petersen.

E. Wondrák, Olmütz (Tschechoslowakei):

Bei der Wahl der zweckmäßigsten Methode zur Osteosynthese einer Schenkelhalsfraktur sind mehrere Faktoren von ausschlaggebender Bedeutung. Auf der einen Seite steht die Erfahrung, die fachlichen Kenntnisse des operierenden Chirurgen sowie das ihm zur Verfügung stehende Instrumentarium und Fixationsmaterial, auf der anderen Seite die Frakturform und -type mit dem Verlangen nach bestmöglicher Stabilität der Osteosynthese. Es ist klar, daß keine Methode für alle in Frage kommenden Eventualitäten, Frakturformen und -typen einzig und allein zweckmäßig sein kann und der Chirurg die Möglichkeit haben muß, sowohl im Instrumentarium und Material als auch in seinen Kenntnissen das geeignetste Vorgehen zu wählen. Das Bestreben nach Stabilität steht dabei als erstes Gebot im Vordergrund.

Der Versuch einer Prüfung verschiedener Osteosyntheseverfahren bei der Schenkelshalsfraktur auf ihre *Festigkeit* stößt von vornherein auf einige Schwierigkeiten. Der Schenkelhalsbruch ist eine typisch menschliche Fraktur, d.h. eine Verletzung des aufrechtgehenden Individuums mit seinem kollodiaphysalen Winkel von 120 bis 130° und durch eine spezifische statisch-dynamische Belastung bedingt, in der sowohl die senkrecht einwirkende Kraft als auch das Zusammenwirken des Komplexes der Muskulatur der Hüft- und Oberschenkelgegend entscheidend mitspielt, wie dies bei keinem Tier der Fall ist und wie es leider in keinem Experiment am Präparat exakt nachgeahmt werden kann. Eine typische Schenkelhalsfraktur läßt sich *nie* experimentell herbeiführen und die an Knochenpräparaten mit der Säge erzeugten Frakturen unterscheiden sich von denen am lebenden Menschen durch ihre glatten, d. h. leicht gleitenden Flächen ohne Verzahnung der Fragmente. Das heißt, daß man experimentelle Ergebnisse wohl nicht einfach in die menschliche medizinische Praxis übertragen kann, aber für die mechanisch-statischen Prüfungen sind die Bedingungen einzelner Experimente untereinander vergleichbar, und da die nichtverzahnten experimentellen Frakturen für die Fixation ungünstiger sind als in vivo beim Menschen, sprechen günstige Ergebnisse um so überzeugender.

Trotz all dieser Schwierigkeiten, deren wir uns voll bewußt waren, hielten wir eine Belastungsprobe einiger Fixationsmethoden des Schenkelhalsbruches für gerechtfertigt, denn für die statische Belastung der unteren Extremität ist vor allem die Stabilität in senkrechter Richtung ausschlaggebend. Es ging uns darum, festzustellen, inwiefern verschiedene Osteosynthesen des experimentell erzeugten Schenkelhalsbruches am Knochenpräparat die gesteigerte Belastung von vertikal her aushalten. Die Präparate — insgesamt 29 — wurden von dem an unserer Arbeit beteiligten Physiker so gewählt, daß die Knochen, die von Leichen Erwachsener stammten, in jeder Serie nach entsprechender durchschnittlicher Dichte und Querschnittsmodul geordnet wurden.

Wir prüften zuerst an medialen wie auch an lateralen Schenkelhalsbrüchen die Festigkeit der Fixation mit Hilfe des Dreilamellennagels, parallel und fächerförmig bzw. kegelförmig eingeführter starker Drähte. Die Untersuchungen wurden an einer Brechmaschine (vom Typ „Testor" der Firma Otto Wolpert), wie sie in Eisenwerken verwendet wird, durchgeführt. Die senkrechte Kraft wirkte auf den Kopf ein, während die Diaphyse fixiert war. Die Situation entsprach also der Belastung beim Stehen bzw. Auftreten und beim Entstehen von Scherkräften im Frakturspalt.

Wir fanden, daß ein *medialer* Schenkelhalsbruch, der mit einem Dreilamellennagel versorgt ist, eine Belastung von 215—540 kp aushielt, bevor es zur Dislocation kam, während parallel eingeführte Drähte nur 260—380 kp und fächerförmig eingeführte sogar nur 110—165 kp ertrugen. Das sprach beim medialen Schenkelhalsbruch für eine genügende Festigkeit des Dreilamellennagels gegenüber Scherkräften und für seine Überlegenheit gegenüber den Fixationsmethoden, bei denen die Tragfestigkeit auf einige Drähte bzw. Stifte zerlegt war.

Beim *lateralen* Schenkelhalsbruch erwies sich die Situation als anders. Die fächerförmig eingeführten Drähte hielten 165—705 kp aus, parallele nur 95—445 kp und der Dreilamellennagel nur 60—280 kp. Dies sprach also mehr für die Festigkeit fächerförmig eingeführter Drähte und gegen parallele als auch gegen den Dreilamellennagel.

Wir prüften auf gleiche Weise die Festigkeit der durch einen steilen *Küntscher*-Nagel fixierten lateralen Fraktur und stellten fest, daß dieser eine noch weit größere Stabilität aufwies, als bei allen vorher geprüften Methoden. War der Nagel so eingeführt, daß sein oberes Ende im lateralen Anteil des Femurkopfes lag, sein mittlerer Teil der Corticalis des sog. *Adams*bogens auflag und das untere Ende durch eine quer eingeführte Schraube, die durch beide Corticales reichte, fixiert war, so lag die Festigkeitsgrenze, d. h. die maximal ertragene Kraft vor einer Dislocation, bei den geprüften 8 Präparaten zwischen 220 und 460 Kp. Nach weiterer Belastung kam es zuerst zum Abbiegen bzw. Gleiten der fixierenden Schraube, zum Einkeilen der Fraktur, und erst bei hohen, in vivo wohl nicht in Frage kommenden Belastungen von 600—740 kp kam es nur zur Fissur entweder der äußeren oder der inneren Corticalis, stets blieb aber eine Fragmentstellung, die noch mit einer annehmbaren Heilung im Einklang war.

Die Experimente wurden an Präparaten mit lateralen Frakturen gemacht. Der Versuch, dieselben Experimente an Präparaten mit medialen Frakturen zu machen, scheiterte daran, daß der Femurkopf, der am Präparat nicht durch das Acetabulum

7*

geschützt ist, auf den Nagel aufgesetzt und dann durchschnitten wurde. In vivo liegen ganz andere Verhältnisse vor, und der steile *Küntscher*-Nagel, wenn er richtig und nach guter Reposition eingeführt ist, muß die mediale Fraktur ebenso gut fixieren wie die laterale.

Wir glauben heute allerdings, daß die mediale Schenkelhalsfraktur nicht immer auf geschlossene Art reponiert werden kann und hier ein offenes Vorgehen angezeigt ist. Auch die laterale Fraktur erfordert manches Mal eine offene Reposition. Unsere Versuche stammen aus der Zeit, als uns die Ausrüstung des AO-Instrumentariums noch nicht zur Verfügung stand. Auch unter diesen Bedingungen mußten wir und haben wir auch unsere Verletzten operiert und mobil gemacht.

Wir haben nach Erfahrungen mit mehr als 400 operierten Schenkelhalsbrüchen den steilen *Küntscher*-Nagel insgesamt 25mal indiziert, also neben einer Reihe anderer uns zur Verfügung stehender Methoden. Wir haben stets eine stabile Fixation erreicht, denn der steile *Küntscher*-Nagel entspricht den statischen Verhältnissen am proximalen Femurende. Das Einführen des Nagels unter dem Bildverstärker über einem Führungsdraht ist so einfach, daß man den Eindruck hat, der Nagel finde den Weg allein und könne gar nicht anders eindringen. Vorbedingung ist neben der exakten Reposition das genügend schräg vorgebohrte Einführungsloch in der äußeren Corticalis. Der Nagel verletzt die Gefäße nicht und wir sahen *keine* Kopfnekrose und auch *keine* Pseudarthrose, was allerdings auch noch Zufall sein kann. Vor dem Herausgleiten schützt den Nagel die quer zu seinem Längsverlauf eingeführte Schraube. Beim Einkeilen der Fraktur kann es zum Biegen oder Brechen der Schraube kommen, und wir glauben, daß die Schraube nicht unbedingt notwendig ist, denn dort, wo wir sie aus technischen Gründen, z. B. wegen Drehung des Nagels nicht einführen konnten, kam es auch zur guten Heilung. Ein Gleiten des Nagels um 5—10 mm ist bedeutungslos.

Wenn wir auch die Indikation streng individuell stellen und die Fixationsmethode stets nach Frakturform und -type wählen, glauben wir doch im steilen *Küntscher*-Nagel eine der stabilsten und früh belastungsfähigen Fixationsarten in der Hand zu haben.

R. Ursic, Ljubljana (Jugoslawien):
Nagel nach Mac Laughlin.

Die Auswahl einer Behandlungsmethode muß einigen Prinzipien entsprechen. Dasselbe gilt auch für das Osteosynthesematerial. Gestatten Sie mir, daß ich Ihnen die Prinzipien erkläre, die uns zu der Auswahl des Nagels nach Mac Laughlin in der Behandlung der Schenkelhalsbrüche geführt haben.

An der chirurgischen Klinik in Ljubljana wurden im Jahre 1965 und in der ersten Hälfte des Jahres 1966 73 Schenkelhalsbrüche behandelt:

		Männer	Frauen	Zusammen
Subkapitale Frakturen:	*Pauwels I*	5	7	12
	Pauwels II	17	26	43
	Pauwels III	3	3	6
Pseudarthrose		1	5	6
Fract. colli fem. pathol.		—	3	3
Fract. colli fem. interm.		2	1	3

Davon waren 61 frische subkapitale Schenkelhalsbrüche, die nach den folgenden Methoden behandelt wurden:

Smith-Petersen		30
Osteosynthese mit Befestigung		
des Nagels:	Mac Laughlin	13
	Neufeld	6
	Müller	3
Subtrochantere Osteotomie		3

6 Fälle vom Typus *Pauwels I* wurden konservativ behandelt. Nach der Analyse dieser Fälle und dem Vergleich der Operationstechnik sind wir zu folgenden Schlüssen gekommen:

1. Der Bruch *muß anatomisch* reponiert werden, und die Bruchteile müssen impaktiert werden. Wenn die Reposition nicht geschlossen gelingt, dann muß der Bruch offen reponiert werden.

2. Der Dreilamellennagel gibt die *beste* Befestigung des Schenkelhalskopfes.

3. Der Nagel muß am Femurschaft befestigt werden.

4. Wegen des Alters der Verletzten muß der Eingriff so *kurz* wie möglich sein.

Wir sind der Ansicht, daß der Nagel nach Mac Laughlin diesen Forderungen am besten entspricht. Der Nagel hat zwei Teile: der intramedulläre Dreilamellennagel und die Platte, die sich in verschiedenen Winkeln an den Nagel und an den Femurschaft anpassen läßt. Damit ist die Technik nicht anspruchsvoller als bei der Nagelung nach Smith Pertersen, der Eingriff wird nicht wesentlich verlängert. Die Reposition kann entweder geschlossen oder offen sein, was bei anderen Methoden nicht der Fall ist (z. B. die Nagelung nach Müller verlangt eine offene Reposition). Und am Ende: wenn man die Verteilung der Schenkelhalsbrüche nach Pauwels annimmt, und wir tun es, dann ist der Nagel nach Mac Laughlin für die subtrochantere Osteotomie noch besonders geeignet.

J. Bauer, J. Andrašina, M. Kováč u. O. Brandebur,

Košice (Tschechoslowakei):

Not-Osteosynthesematerial.

Seit 1947 haben wir an unseren Arbeitsplätzen insgesamt 338 *frische* Schenkelhalsbrüche versorgt. Es handelte sich um Nagelungen des Schenkelhalsbruches, wie sie Böhler angegeben hat. Über unsere Endresultate haben wir am Internationalen Kongreß der ungarischen Traumatologen in Budapest im vergangenen Herbst referiert.

In der heutigen Mitteilung wollen wir zum Osteosynthesematerial, das wir benützt haben, Stellung nehmen. Im Laufe der 20 Jahre, in denen wir die Schenkelhalsnagelung ausüben, waren wir genötigt, dreizehn verschiedene Nägel zu verwenden. Deshalb die Überschrift der Mitteilung. In den vierziger Jahren benützten wir schlanke dreilamellige Nägel aus korrodierendem Material und unbekannter Herkunft. Später besaßen wir Vitallium-Nägel aus der U.N.R.R.A.-Sendung. Anfang der fünfziger Jahre konnten wir originale *Böhler*-Nägel verwenden. Als diese ausgingen, bedienten wir uns *Smith-Petersen*scher Nägel aus tschechoslowakischem, rostfreiem, amagnetischem Poldina-2 Edelstahl. Aus diesen Nägeln und einer *Lane*platte haben wir eigene Dreilamellennägel mit Platte konstruiert. Als alle Vorräte erschöpft waren, bedienten wir uns abgekürzter *Küntscher*-Nägel. Seit 3 Jahren und im letzten Jahr führen wir schlanke Dreilamellen-Nägel, die sich sehr gut zur *K. H. Bauer*schen Doppelnagelung eignen und Nägel mit entsprechend starker Platte in genügendem Maße aus der DDR ein.

So sehen Sie, daß wir vielmals vom dargebotenen Osteosynthesematerial bei unseren Osteosynthesen abhängig waren. Trotz dieser Notlage sind unsere Endresultate, die 12,5% *Pseudarthrosen* des Schenkelhalses und *Kopfnekrosen* ausweisen, nicht schlechter als der Durchschnitt größerer Statistiken.

Man kann deshalb sagen, daß bei der Nagelung der frischen Schenkelhalsbrüche die *Form* und *Qualität des Nagels allein nicht ausschlaggebend* sind. Wir mußten, aus Not, dreizehn verschiedene Nagelarten verwenden, und beim Einhalten aller anderen vorgeschriebenen Postulate, wie sie Böhler angegeben hat, sind wir dennoch gut ausgekommen.

P. Pietsch, Rostock (Deutschland):

Autoplastische Fibulabolzung.

In der Chirurgischen Universitätsklinik Rostock wurden vom 1. 10. 1960 bis zum 30. 6. 1967 291 Varusbrüche stationär behandelt. 155 Patienten davon waren älter als 70 Jahre. 136 Patienten wurden operiert. Allein 92mal führten wir die *autoplastische Fibulabolzung* durch, das heißt, daß 32% der 291 Varusbrüche mit dieser Methode behandelt wurden. Die Fibuladoppelbolzung ist seit dem Jahre 1960 unsere Routinemethode bei Schenkelhalsfrakturen.

Außerdem wurden 14mal eine Doppelnagelung, 12mal eine Bündelnagelung, 9mal eine einfache Nagelung, 6mal eine Laschennagelung und 3mal eine intertrochantere Osteotomie vorgenommen. Von den 155 nicht operierten medialen Schenkelhalsfrakturen waren 48 eingekeilt und wurden primär mit einem Beckenbeingips behandelt. Während des Krankenhausaufenthaltes verstarben von den nicht operierten Patienten 29 = 15,5%, von den Patienten, die mit Fibuladoppelbolzung versorgt wurden 9 = 10% und nach den 12 Bündelnagelungen 8 = $66^2/_3$%.

Für die Fibuladoppelbolzung wird die Fibula der gesunden Seite subperiostal reseziert, in der Mitte durchgesägt, und das eine Ende der Knochenstücke wird angespitzt. Die so gewonnenen Knochenbolzen werden intramedullär mit gleichlangen *Steinmann*-Nägeln geschient und am geraden Ende mit Draht umwickelt, damit die Fibula beim Einschlagen nicht aufsplittert. Die intramedulläre Schienung dient zur Vermeidung von Bolzenbrüchen, die anfänglich in 5 Fällen aufgetreten waren. Die Technik der Fibuladoppelbolzung entspricht dem technischen Vorgehen bei der Doppelnagelung.

Wir streben bei der Reposition die Valgisierung an, zumindest jedoch eine anatomisch gute Stellung. Die Spätbelastung 12 Wochen nach der Operation ist das wichtigste Prinzip unserer postoperativen Nachsorge. Die in den ersten Jahren angewandte postoperative Behandlung mit Beckenbeingips haben wir wegen der Nierenkomplikationen verlassen; von 4 Anurien endeten 2 mit letalem Ausgang. Durchschnittlich 14 Wochen nach der Operation werden die Patienten in ambulante Weiterbehandlung entlassen.

Bei unseren 92 Patienten mit einem Durchschnittsalter von 63 Jahren hatten wir in 45 Fällen ein gutes, in 29 Fällen ein befriedigendes und in 9 Fällen ein schlechtes Ergebnis zu verzeichnen, neben den 9 Todesfällen. Als *Todesursachen* wurden 5mal eine Lungenembolie, 2mal Nierenversagen und je 1mal Apoplexie und Koronartod angegeben. An Komplikationen traten isoliert oder auch in Kombination 6mal eine *Pseudarthrose*, 5mal eine *Kopfnekrose* und 5mal ein *Bolzenbruch* auf, wobei technische Mängel bei der Operation ursächlich mit entscheidend waren. Infektionen entwickelten sich nur in 2 Fällen.

Zusammenfassend können wir sagen, daß die autoplastische Fibuladoppelbolzung mit intramedullärer Schienung, gemeinsam mit der Valgisierung und Spätbelastung, unsere Ergebnisse in der operativen Behandlung der medialen Schenkelhalsfrakturen deutlich gebessert hat.

F. Makai u. J. Červenanský, Preßburg (Tschechoslowakei):

Nagel und Span.

In den letzten Jahren sind viele kritische Stimmen gegen die klassische *Smith-Petersen*sche Osteosynthese laut geworden (meistens Charnley, Judet, Tschaklin). Biomechanische und pathologisch-histologische Studien haben die Unzulänglichkeiten der Synthese mit einem einfachen Dreilamellennagel bewiesen. Der Dreilamellennagel lockert sich in der porösen Spongiosa auch dann, wenn er gut auf den *Adams*schen Bogen anliegend eingeführt ist. Diese Erscheinung des Nagelherausgleitens noch vor einwandfreier knöcherner Heilung haben wir auch an pathologischen Präparaten gut demonstrieren können. Vom Periost des Femurs ausgehend wächst in wenigen Wochen eine dicke Bindegewebsschicht in den Nagelkanal hinein, die den Nagel lockert und zum Herausgleiten bringen kann.

Die Hälfte der Referenten am internationalen Symposium über Schenkelhalsbrüche in Budapest und viele Vortragende am *Sicot*-Kongreß in Paris haben sich für die Osteosynthese mit Nagel und Span eingesetzt. Zur Einführung dieser Methode in größerem Ausmaße in unserer Klinik haben uns *folgende* Gründe veranlaßt:

1. Das biologische Stimulus des schnell und gut inkorporierten Knochenspanes, welcher auch mechanische Vorteile einer besseren Stütze hat.

2. Noch immer *zu späte* Einlieferung der Patienten, was in unserem Krankenmaterial von 625 Schenkelhalsbrüchen in viel höherer Zahl der Pseudarthrosen Ausdruck findet (Tab. 1).

3. Die Auswertung der Spätresultate (nach 3—5 Jahren) einer Reihe von Osteosynthesen mit dem einfachen Dreilamellennagel, welche viele Mißerfolge dieser Therapie aufzeigte. Unsere Kriterien zur Auswertung der Spätresulatate sind *sehr streng*. Zu den guten Resultaten zählen wir nur eine 100% funktionelle und anatomische Heilung. Zu den schlechten zählen wir Pseudarthrosen, Nekrosen des Schenkelkopfes, Coxarthrose und Exitus. In anderen größeren Statistiken der extraartikulären Osteosynthese mit dem Dreilamellennagel haben wir bei Odén 47%, bei Boyd und George 47,7% und bei Linton 36,4% Pseudarthrosen und Nekrosen gefunden.

Der *Eingriff* wird *intraartikulär* aus folgenden Gründen ausgeführt:

1. An mehreren Präparaten und speziellen Röntgenbildern haben wir kleine Bruchstücke und Knochenhöhlen entdeckt, die an den zwei üblichen Röntgenaufnahmen nicht sichtbar waren.

2. Das Fehlen von zwei guten transportablen Röntgenapparaten am Großteil unserer traumatologischen Abteilungen.

3. Das Fehlen von passendem osteosynthetischem Material, wodurch eine stabile extraarticuläre Osteosynthese nicht erreicht wird.

Die Technik der Operation ist genügend bekannt. Nach der sparsamen Eröffnung des Gelenkes, Ausräumung des nekrotischen Gewebes und Blutergusses, nachfolgend exakte Reposition. Dann Einschlagen des *Böhler*-Nagels dem *Adam*schen Bogen anliegend in valgischer Richtung, parallel dazu höher durch ein Bohrloch Einführung des Knochenspanes. Wir benutzen meistens autogene fibuläre Transplantate. Die Resultate sind ermunternd. Zum Vergleich sind in der Tabelle auch Resultate anderer üblicher Operationen angeführt, alle nach 3 Jahren kontrolliert.

Abschließend kann man sagen, daß man die Osteosynthese *mit Nagel und Span* immer dann empfehlen kann, wenn es sich um eine instabile, mediale Schenkelhalsfraktur handelt, wenn man am Röntgenbild mehrere irreponible Bruchstücke findet, oder beim veralteten Bruch.

Tabelle 1

Eingeliefert	Sofort	Bis zu 10 Tagen	Nach 10 Tagen
	71 (49,6%)	38 (26,6%)	34 (23,8%)
Pseudarthrose	12 (16,9%)	7 (18,4%)	18 (52,9%)
Nekrobiose	2 (2,8%)	4 (10,5%)	3 (8,8%)

W. J. Ewerwahn, Hamburg-Eppendorf (Deutschland):

Die Nagelung und gleichzeitige partielle Hängehüfte nach Voss zur Pseudarthrosenverhütung bei Schenkelhals-Adduktionsbrüchen Pauwels III. (Mit 1 Abb.)

Im Schrifttum wird die Pseudarthrosenkomplikation nach Nagelung bei *Pauwels III* Frakturen mit 10 bis 50% angegeben (Ender [1], Fielding [3], Russe [7], Salem [9]).

Als konkurrierende Ursache für diese Defektheilung ist die *instabile* Vereinigung der Fragmente anzusehen.

Felsenreich [2] hat als Voraussetzung für die knöcherne Heilung die unbedingt sichere Ruhigstellung gefordert. Graf [4] konnte bei genagelten Schenkelhalsfrakturen innerhalb der ersten 6 Wochen postoperative Fragmentverschiebungen nachweisen, also in dem Zeitraum, in welchem nach der Bruchflächenresorption die Regeneration bei ruhiggestellten Fragmenten stattfinden soll.

Der Muskelruhetonus zieht das Schaftfragment nach *proximal* zum Trochanterhochstand. Die Kraft wirkt auf die Berührungsfläche zwischen Nagellamellen und Kopfspongiosa, gemindert durch die Reibung an den Bruchflächen.

Eine objektive Kraftmessung des Ruhetonus der am distalen Fragment angreifenden Muskeln ist z. Z. noch nicht möglich. Von der Extensionsbehandlung her ist bekannt, daß ein Dauerzug von etwa 7 bis 9 kg notwendig ist, um bei Adduktionsfrakturen den Trochanterhochstand zu beheben.

Rydell [8] hat die Krafteinwirkung auf den Schenkelkopf mit Hilfe in Hüftkopfprothesen eingebauter Dehnungsmeßstreifen objektiv gemessen, sowohl beim Gang als auch in Ruhe bei Rückenlage.

Die Kraftgröße wird als Quotient $\dfrac{\text{gemessene Kraft}}{\text{Körpergewicht}}$ angegeben. Der Quotient beträgt bei Rückenlage etwa 0,25—0,19 bei Abduktion und etwa 0,39—0,89 bei Adduktion des unversehrten Beines.

Diese Messungen ergeben, daß z. B. bei Verwendung eines breitlamelligen *Felsenreich*-Nagels, der 30 mm tief in den Schenkelkopf getrieben ist, etwa 500 qmm der Lamellenflächen mit 20—80% des Körpergewichtes auf die Kopfspongiosa wirken.

Diesem Druck kann die Kopfspongiosa nicht widerstehen, die Nagelung ist zwangsläufig *instabil*, es besteht Unruhe im Bruchspalt.

In der frühen postoperativen Phase sind bei liegendem Kranken mit entlastetem Hüftgelenk die der Spongiosaregeneration schädlichen Scherkräfte und Kippmomente allein durch den Muskelzug am distalen Schaftfragment bedingt.

Durch die *Umlagerungsosteotomie* nach Pauwels [6] können die muskeltonus-bedingten Scherkräfte im Frakturbereich in Druckkräfte gewandelt und Pseudarthrosen verhütet oder behoben werden.

Die Operation ist nicht einfach, belastet den alten Menschen mehr als die Nagelung und erfordert einen erfahrenen Operateur.

Ein anderes, einfacheres Verfahren zur Pseudarthrosenverhütung ist die Nagelung bei gleichzeitiger Anwendung der temporären partiellen Hängehüfte nach Voss [10] (Abb. 1).

Durch teilweise Ausschaltung des schädlichen Muskelzuges werden die Scherkräfte an den Bruchflächen und der hohe Nagellamellendruck reduziert, die Nagelung wird stabiler.

Küntscher [5] hat bereits 1958 die *Voss*sche Operation zur Erleichterung des Repositionsmanövers bei Schenkelhalspseudarthrosen mit Trochanterhochstand und Muskelkontraktur empfohlen.

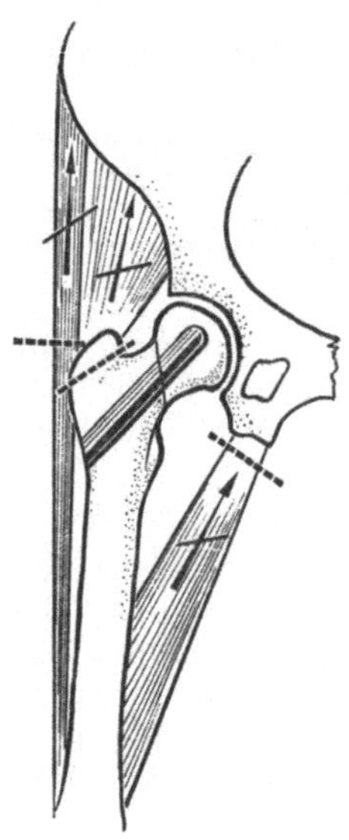

Abb. 1. Die Minderung der Scherkräfte durch Reduzierung des Muskelzuges bedeutet *Entlastung des Nagels* und bewirkt eine Stabilisierung der Fraktur

Wir führen seit 18 Monaten bei *Pauwels III* und auch bei ungünstigen *Pauwels II* Frakturen die Nagelung *mit* der gleichzeitigen *Voss*schen Operation durch.

Nach präoperativer Extensionsbehandlung wird möglichst ideal unter Fernsehbildwandlerkontrolle reponiert, die Fraktur und der Schenkelkopf durch zwei *Kirschner*-Führungsdrähte, die bis in das Becken gebohrt sind, fixiert. Dadurch kann der meist verwendete stumpfe *Felscnreich*-Nagel den Kopf nicht kippen.

Das Nagelende wird unter die Corticalis getrieben, die exakte Stauchung des Bruches nach Entfernung der beiden Führungsdrähte und Lösung der Extension durchgeführt.

Anschließend Abschlagen des Trochanter major und Nichtvernähung der quergekerbten Fascie des Tractus iliotibialis bei der Wundnaht.

Nach Entfernung des Bildwandlers erfolgt die Tenotomie der Adductoren. Dieser kombinierte Eingriff belastet nicht mehr als die einfache Nagelung und ist technisch einfach. Die postoperative Entlastung (Bettruhe) soll, um die das Regenerat fördernde Ruhe im Bruchbereich zu erhalten, mindestens über 6 Wochen dauern.

Es wurden bisher 24 Schenkelhals-Adduktionsbrüche vom Typ *Pauwels III* und *II* in der dargestellten Weise operiert. Es wurde nur eine inzwischen behobene Pseudarthrose nach zu früher Belastung beobachtet.

Die erzielten Ergebnisse sind trotz der kurzen Beobachtungszeit *ermutigend*.

Literatur: [1] Ender, J.: Zbl. Chir. **77**, 1059—1062 (1952). — [2[Felsenreich, F.: Langenbecks Arch. klin. Chir. **194**, 96—134 (1938); **192**, 490—544 (1938); **198**, 4—29 (1940); **195**, 30—61 (1939); **195**, 413—454 (1939); **195**, 589—610 (1939). — [3] Fielding, J. W., u. H. D. Wilson, R. E. Zickel: J. Bone J. Surg. **44 A** 965—973 (1962). — [4] Graf, R.: Zbl. Chir. **84**, 550 (1959); Zbl. Chir. **90**, 168 (1965); — [5] Küntscher, G.: Chir. Praxis **3**, 331—337 (1958). — [6] Pauwels, F.: Verhandl. dtsch. orthop. Ges. 48. Kongreß, 331—366 (1961); Gesammelte Abhandlungen zur funktionellen Anatomie des Bewegungs apparates. Berlin - Heidelberg - New York: Springer 1965. — [7] Russe, O.: Zbl. Chir. **77**, 1064 (1952). — [8] Rydell, N.: Intravital Measurements of Forces Acting on the Hip-Joint. In: F. G. Evans, Studies on the Anatomy and Function of Bone and Joints 52—68. Heidelberg - Berlin - New York: Springer 1966. — [9] Salem, G.: Langenbergs Arch. klin. Chir. **268**, 602 (1951); Zbl. Chir. **77**, 1063 (1952). — [10] Voss, C.: Münch. med. Wschr. **1956**, 954; Verhandl. dtsch. orthop. Ges. 43. Kongreß, 51 (1956).

R. Brückner u. H. J. Serfling, Berlin (Deutschland):
Nagelung und Trochanterabmeißelung.

In der Unfallabteilung Ziegelstraße der Chirurgischen Klinik der Charité wurden vom 1. 1. 1962 bis zum 31. 8. 1967 62 frische Varusfrakturen des Schenkelhalses behandelt. 26 Verletzte standen im Alter zwischen 45 und 69 Jahren, 36 gehörten dem 8. oder 9. Dezennium an. 2 Frakturen, die sich nicht einrichten ließen, wurden primär nach Putti osteotomiert. Hüftkopfplastiken kamen nicht zur Anwendung. 4 Patienten verstarben vor der Operation.

29 Osteosynthesen wurden *ohne* Trochanterabmeißelung ausgeführt, darunter befinden sich 4 Doppelbolzungen und 4 Bohrdrahtbündelungen. 21 Frakturen nagelten wir nach Smith-Petersen-Johansson. Von diesen kamen 4 erst nach späterer zusätzlicher Spanbolzung und 2 nach sekundärer Trochanterabmeißelung zur Ausheilung. Postoperativ verstarben aus der Gruppe ohne Trochanterabmeißelung 4 Patienten. Es wurden ferner 5 *Pseudarthrosen* und 5 *Kopfnekrosen* bei knöchern geheilten Frakturen beobachtet. Einmal kam es zu einer blanden Osteomyelitis.

Seit September 1965 haben wir in 27 Fällen die Schenkelhalsosteosynthese mit einer *Trochanterabmeißelung* kombiniert. Hinsichtlich des Prinzips der Methode und des technischen Vorgehens möchten wir auf unsere Mitteilung im Zentralblatt für Chirurgie vom Juli verweisen. Von den 27 Frakturen wurden 20 genagelt und 7 mit Bohrdrahtbündelungen versorgt. Wir sahen eine Kopfnekrose, hingegen keine Pseudarthrose. 4 Patienten verstarben an Embolien oder Apoplexien bis zu 2 Monaten nach der Operation.

Die Tabelle 1 zeigt Frakturen, die ein Jahr und länger zurückliegen.

Tabelle 1. *Osteosynthese mit Trochanterabmeißelung. Ergebnisse von Untersuchungen nach einem Jahr und mehr*

Bruchtyp nach Garden	Knöchern geheilt *ohne* Nekrose	Knöchern geheilt *mit* Nekrose	Pseudarthrose *ohne* Nekrose	Pseudarthrose *mit* Nekrose	Gesamt
Garden II	1	—	—	—	1
Garden III	4	—	—	—	4
Garden IV	6	1	—	—	7
Summe:	11	1	—	—	12

Tabelle 2: Dreijahresergebnisse. Hier handelt es sich nur um Fälle *ohne* Trochanterabmeißelung.

Ziehen wir das Fazit aus den beiden Serien, so ergibt sich eindeutig eine schnellere Frakturheilung in der Gruppe *mit Trochanterabmeißelung*. Die an Hand von Schichtaufnahmen kontrollierte Konsolidierungsdauer betrug im Durchschnitt 3 Monate. Bei den Fällen ohne Trochanter-

Tabelle 2. *Osteosynthese ohne Trochanterabmeißelung. Ergebnisse von Untersuchungen nach 3 Jahren und mehr*

Bruchtyp nach Garden	Knöchern geheilt *ohne* Nekrose	Knöchern geheilt *mit* Nekrose	Pseud- arthrose *ohne* Nekrose	Pseud- arthrose *mit* Nekrose	Gesamt
Garden II	—	—	—	—	—
Garden III	2	1	1	—	4
Garden IV	1	2	2	—	5
Summe:	3	3	3	—	9

abmeißelung zeigten nur ein Drittel der Frakturen nach einem Jahre knöchernen Durchbau, die restlichen zwei Drittel waren erst nach zwei Jahren konsolidiert bzw. resultierte eine Pseudarthrose. Hinzufügen möchten wir, daß nach der zusätzlichen Trochanterabmeißelung auch jene Fälle ausheilten, bei denen Frakturstellung und Nagellage nicht ideal waren, die also nach unseren früheren Erfahrungen zur Pseudarthrose geführt hätten.

E. Schütze, Schwerin (Deutschland):

Operationskombination zur Behandlung der medialen Adduktionsfraktur des Schenkelhalses. (Mit 1 Abb.)

Aus den Beobachtungen bei über 1000 Schenkelhalsfrakturen im Laufe von 20 Jahren wurde eine Behandlungsmethode in unserer Klinik entwickelt, die den Patienten *wenig* belastet und im Dauerresultat *zuverlässig* ist. Sie besteht in einer Kombination mehrerer Methoden.

Die Fraktur wird nach Sven Johansson genagelt. Anschließend wird die Spitze des Trochanter major eingemeißelt und abgehebelt. In den entstandenen Knochenspalt wird ein Bankknochenspan eingeschlagen, so daß er dem Schenkelhals wie ein *Phemisterspan* anliegt und die Fraktur überbrückt. Die Abb. 1 zeigt die Operation im Schema, wobei der Draht die Nagellage andeutet.

Nach dem Durchbau der Fraktur, d. i. nach einem Jahr, wird der Nagel entfernt und in sein Lager ein Bankknochenspan eingeschoben.

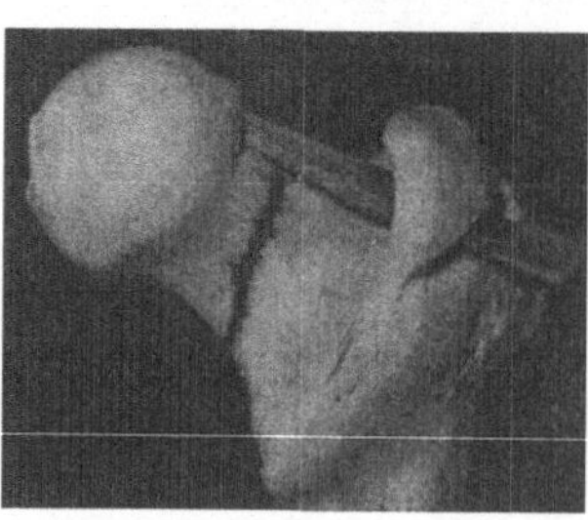

Abb. 1

Die jetzt vorliegenden Endergebnisse bei 100 Patienten geben Veranlassung, die Methode zu *empfehlen*.

A. Denischi, C. Baciu u. I. Marin, Bukarest (Rumänien):
Vergleichende Studie über die verschiedenen Arten von Osteosynthesen in der Behandlung frischer Schenkelhalsbrüche.

In der Klinik für Orthopädie und Unfallheilkunde des „Brincovenesc"-Spitals in Bukarest wurden in den Jahren 1961—1966, also innerhalb von 6 Jahren, 153 frische Varusbrüche behandelt.

Von diesen 153 Fällen waren 111 Männer (72,55%) und 42 Frauen (27,45%). Von 16—69 Jahren waren 112 Verletzte und von 70 und mehr Jahren 31.

Wir wendeten folgende *Operationsmethoden* an: 82 Osteosynthesen nach Smith-Petersen (Sven-Johansson), 37 Osteosynthesen nach Küntscher, 19 Osteosynthesen nach McLaughlin, 3 Osteosynthesen mit Nagel und gestieltem Knochenspan nach Judet und 12 primäre intertrochantere Osteotomien.

Der Prozentsatz der *Infektionen* war 1,3%. Die Mortalität während des Krankenhausaufenthaltes betrug 0,6%.

Die Einteilung der Brüche nach Garden ergab folgendes: 15 Fälle mit Brüchen vom Typ *Garden II* (10,2%), 87 Fälle mit Brüchen vom Typ *Garden III* (59,18%) und 45 Fälle mit Brüchen vom Typ *Garden IV* (30,62%).

Die Statistik der Nachuntersuchung der 1. Gruppe, welche mehr als 2 Monate beobachtet wurde, enthält 97 Verletzte, mit 16,16—27,5% knöchern geheilten Fällen mit Nekrose und 0—16,16% Pseudarthrosen ohne und mit Nekrose. Die großen Prozentsätze der knöchern geheilten Fälle mit Nekrose nach intertrochanterer Osteotomie erklärten wir uns dadurch, daß diese Osteotomien nur nach einem Versuch einer Osteosynthese durchgeführt wurden. Die Statistik der Nachuntersuchungen der 2. Gruppe, welche mehr als 1 Jahr beobachtet wurde, enthält 41 Fälle. Der Prozentsatz der knöchern geheilten Fälle mit Nekrose ist für den Typ *Garden II* = 0%, aber für die Bruchtypen *Garden III* und *IV* zwischen 16,16% und 28,5%. Der Prozentsatz der Pseudarthrosen ohne und mit Nekrose ist der gleiche für den Bruchtyp *Garden II* = 0% und für *Garden III* und *IV* zwischen 0% und 16,16%. Die Statistik der Nachuntersuchungen der 3. Gruppe, welche mehr als 3 Jahre beobachtet wurde, enthält nur 10 Fälle. Der Prozentsatz der knöchern geheilten Fälle mit Nekrose ist für den Bruchtyp *Garden II* = 0%, für *Garden III* = 15,83% und für *Garden IV* = 33,33%. Der Prozentsatz der Pseudarthrosen ohne und mit Nekrose ist zwischen 0% und 15,83%.

Wenn wir eine Statistik unserer *Operationsmethoden* aufstellen, stellen wir folgendes fest (die Prozente stellen den Durchschnitt der 3 Gruppen dar):

Der Bruchtyp von *Garden II* ergibt den kleinsten Prozentsatz von knöchern geheilten Fällen mit Nekrose, nämlich 6,66%, der von *Garden III* einen von 12,5 (nach intertrochanterer Osteotomie) bis 22,5% (McLaughlin) und der von *Garden IV* einen von 10—27,27%. Wir stellen fest, daß der Prozentsatz der Kopfnekrose *immer gleich ist*, sei es nach einer Osteosynthese nach Smith-Petersen, einer nach Küntscher, einer nach Judet mit gestieltem Knochenspan oder sei es nach einer nach McLaughlin.

Wenn wir die Ergebnisse der verschiedenen von uns angewandten Operationsmethoden vergleichen, und zwar im Bezug auf die *Pseud-*

arthrosen, so kommen wir zu folgendem Ergebnis: Die Brüche vom Typ *Garden II* ergeben den kleinsten Prozentsatz von 0—2,3%, die vom Typ *Garden III* 3,33—14,16% und die vom Typ *Garden IV* von 0 bis 13,73%. Daraus ergibt sich, daß zwischen den verschiedenen Operationsmethoden *kein* großer Unterschied in bezug auf die Ergebnisse besteht.

A. Pannike, J. Meyer u. F. L. Rueff, München (Deutschland):
Frakturwinkel und Heilverlauf bei der Schenkelhalsfraktur.

Zahlreiche Untersuchungen haben gezeigt, daß die knöcherne Heilung der Schenkelhalsfraktur fast ausschließlich durch *endostale* Callusbildung erfolgt. Durch Pauwels wissen wir, daß die funktionelle Druckbeanspruchung der Bruchflächen, welche die Callusbildung fördert, bei steigendem Frakturwinkel mehr und mehr abnimmt, während gegenläufig die Scher- und Zugkräfte, welche die Callusbildung hemmen können, mehr und mehr zunehmen. Aus diesen Vorstellungen heraus ist dem Frakturwinkel bei der Schenkelhalsfraktur immer wieder entscheidende Bedeutung beigemessen worden.

Um dieser Fragestellung nachzugehen, wurden von 417 in einem Zeitraum von 10 Jahren in der Chir. Klinik der Univ. München operativ versorgten Schenkelhalsfrakturen 179 Frakturen überprüft, deren Heilverlauf und Spätergebnisse röntgenologisch erfaßt und ausgewertet werden konnten.

Behandlungsform: Für die Stabilisierung der Schenkelhalsfrakturen nach *Leadbetter*-Reposition (anatomisch exakt oder leicht valgisiert) auf dem Extensionstisch wurde überwiegend der *Smith-Petersen*-Dreilamellennagel mit und in einigen Fällen ohne *McLaughlin*-Lasche verwendet. In geringerer Zahl gelangten auch *Steinmann*-Nägel, Pistolennägel und AO-Winkelplatten zur Anwendung. Die krankengymnastische Mobilisierung des betroffenen Hüftgelenks wurde im Durchschnitt nach 1—2 Wochen eingeleitet. Nach 3—6 Wochen wurde mit belastungsfreien Gehübungen an Gehwagen und Unterarmstützen begonnen, während nach 6—12 Wochen zunehmende Belastung erlaubt wurde.

Auswertungsweise: Entsprechend der Einteilung von Matti wurden bei der Auswertung unseres Krankengutes mediale, laterale und pertrochantere Frakturen unterschieden. Die Bestimmung des Frakturwinkels wurde nach Linton vorgenommen, da sich so exaktere Werte als mit der Messung nach Pauwels erreichen lassen. Um einen Vergleich entsprechend der Gruppierung nach Pauwels zu ermöglichen, wurden von dem im Mittel 5—7° größeren *Linton*-Winkel 6° abgezogen. Auf diese Weise ergab sich das in Tab. 1 dargestellte Verteilungsbild.

Bei genauer Überprüfung unseres Krankengutes zeigt sich, daß bei unseren Schenkelhalsfrakturen zwischen Heilverlauf bzw. Heilungsergebnis und Frakturwinkel eine signifikante Abhängigkeit *nicht* nachzuweisen war. Wie Tabelle 2 erkennen läßt, wiesen alle 3 Gruppen nach Pauwels etwa die gleiche Komplikationsquote auf. — Allerdings muß berücksichtigt werden, daß bei unserem Material nur ein geringer Anteil auf die Gruppen *Pauwels I* und *Pauwels III* entfiel.

Da sich in unserem Krankengut eine Abhängigkeit des Heilverlaufes vom Frakturwinkel nicht erkennen ließ, wurde untersucht, ob eine Abhängigkeit zwischen Heilverlauf und Nagelwinkel feststellbar sei.

Die Gegenüberstellung der Ansichten über die „ideale Nagellage" bei der operativen Versorgung der Schenkelhalsfraktur ergibt ein sehr differenzierendes Bild. Bei zentraler Lage des Nagels in der Längsachse des Schenkelhalses und in der Mitte des Femurkopfes sieht BÖHLER einen Nagelwinkel zwischen 125—135° als ideal an. Zahlreiche Autoren ver-

Tabelle 1

Frakturtyp	*Pauwels I*	*Pauwels II*	*Pauwels III*	Summe
Medial	11	78	5	94
Lateral	1	29	3	33
Pertrochanterer	1	49	2	52
Summe:	13	156	10	179

Tabelle 2. *Nagelwinkel*

Frakturtyp	*Pauwels I*	*Pauwels II*	*Pauwels III*
Medial	(120—150) 138	(125—155) 139,9	(130—145) 138,0
Lateral	(140) 140	(130—155) 139,8	(130—135) 131,5
Pertrochanterer	(145) 145	(125—155) 138,4	(130) 130,0
Mittelwert:	141	139,3	133,1

Tabelle 3. *Nagelwinkel und Komplikationsrate*

Frakturtyp	145	Komplikationen	125—145	Komplikationen
Medial	14	5	79	24
Lateral	4	1	29	4
Pertrochanrterer	4	2	47	6
Summe:	22	8 = 36,4%	155	34 = 21,7%

Tabelle 4.

Frakturtyp	Nekrosen (4)	Pseudarthrosen (17)	Arthrodesen (25)
Pauwels I	$^1/_{13}$ = 7,7%	$^1/_{13}$ = 7,7%	$^1/_{13}$ = 7,7%
Pauwels II	$^2/_{156}$ = 1,3%	$^{15}/_{156}$ = 9,6%	$^{23}/_{156}$ = 14,7%
Pauwels III	$^1/_{10}$ = 10,0%	$^1/_{10}$ = 10,0%	$^1/_{10}$ = 10,0%
	$^4/_{179}$ = 2,2%	$^{17}/_{179}$ = 9,5%	$^{25}/_{179}$ = 13,9%

treten die Ansicht, daß bei Frakturen der Gruppe *Pauwels I* und *II* eine steile, in Hals und Kopf zentrale Nagellage zu empfehlen sei. Bei Frakturen der Gruppe III halten einige Autoren darüber hinaus einen Winkel von 150° bei zentraler und dorsaler Lage des Nagels in Hals und Kopf für unbedingt bevorzugenswert. Frankel kam auf Grund seiner umfangreichen Experimente und Untersuchungen zu dem Ergebnis, daß die untere Grenze für den Nagelwinkel zwischen 120—130°, die obere Grenze zwischen 150 und 155° anzusetzen seien. Außerhalb dieser Grenzwerte fand er eine erhebliche Zunahme der Komplikationsrate.

Wie Tabelle 3 zeigt, fanden wir in unserem Krankengut eine *deutlich erhöhte Komplikationsrate* von 36,4% bei einem Nagelwinkel über 145° gegenüber einer Komplikationsquote von 21,7% bei einem Nagelschaftwinkel zwischen 125° und 145°. Bei 17 Pseudarthrosen unseres Krankengutes fand sich in 8 Fällen ein Nagelwinkel von mehr als 145°. Von 13 Kranken, bei denen wegen einer Störung der Knochenheilung eine Zweitnagelung vorgenommen werden mußte, war bei 8 Schenkelhalsfrakturen der Nagel in einem Winkel von über 145° eingeschlagen worden.

Bei der Auswertung 179 operativ versorgter Schenkelhalsfrakturen konnten wir keine eindeutige Abhängigkeit des Heilverlaufes vom Frakturwinkel feststellen. Nach unserer Erfahrung erhöht sich in allen 3 Gruppen nach Pauwels die Komplikationsrate nach operativer Versorgung der Schenkelhalsfraktur deutlich, wenn der Nagelwinkel zu steil oder zu flach gewählt wird. Wir halten eine zentrale Lage des Nagels in Schenkelhals und Hüftkopf und einen Nagelwinkel zwischen 125° und maximal 145° für empfehlenswert.

G. Scheuba, Wien (Österreich):
Repositionsmethode. (Mit 1 Abb.)

An der Unfallstation der II. Chir. Universitätsklinik Wien reponieren wir die mediale Schenkelhalsfraktur unmittelbar vor der Nagelung auf dem Extensionstisch nach den Methoden von Leadbetter oder Whitman. In 4% der Fälle gelingt es uns nicht, mit diesen Methoden ein gutes

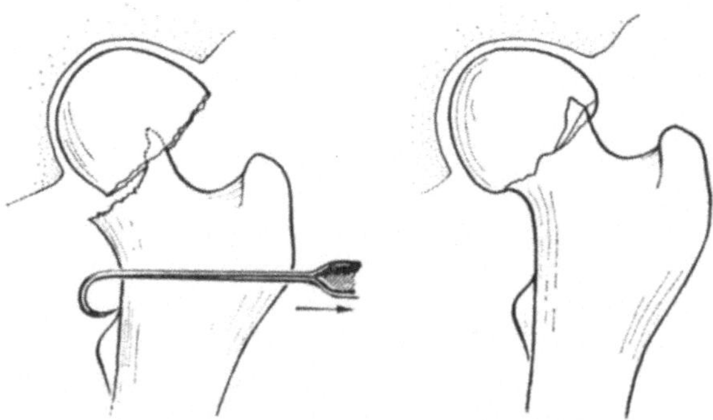

Abb. 1.

Repositionsergebnis zu erzielen. In unserem Bemühen, eine gute Reposition der Fraktur ohne Eröffnung der Hüftgelenkskapsel zu erzielen, fanden wir ein ganz einfaches und die Operation nicht komplizierendes Verfahren, das wir hier aufzeigen möchten.

Wenn die geschlossene Reposition *nicht* zu einem befriedigenden Resultat führt, legen wir die laterale Femurcorticalis in der üblichen Weise durch eine kleine Incision frei, tasten uns stumpf mit dem Zeigefinger an der Vorderwand des Schenkelhalses vor, bis wir durch die intakte Gelenkskapsel den Femurkopf spüren, und führen mit der zweiten Hand einen Knochenhaken an die mediale Femurcorticalis ein (Abb. 1). Beides ist ohne größere Freilegung und ohne Schädigung der Muskulatur möglich. Wenn man jetzt mit dem Knochenhaken den Femurschaft mehrmals ruckartig nach lateral zieht, spürt man mit dem tastenden Zeigefinger das Oberschenkelkopffragment plötzlich einrasten. Auf dieser Abbildung ist auch die häufigste Ursache für die Schwierigkeiten bei der geschlossenen Reposition schematisch dargestellt. Eine vorspringende Knochenzacke von der Schenkelhalsbruchfläche kann sich in der Kopfspongiosa so verkeilen, daß nur die Lösung dieser Verbindung zu einer guten Reposition führen kann. Zwei Beispiele mögen das Gesagte illustrieren:

Eine 84jährige Patientin (S. M., Prot.Nr.: 368366) mit einer medialen Schenkelhalsfraktur links wurde am 14. 4. 66 operiert. Trotz mehrmaliger Repositionsversuche nach Leadbetter konnte keine befriedigende Stellung erzielt werden. Erst die Reposition mit dem Knochenhaken führte zu einem guten Resultat. Die Patientin konnte am 10. postoperativen Tag das Bein belasten und nach 3 Wochen mit einem Stock gehend entlassen werden.

Eine zweite, 61jährige Patientin (H. M., Prot.Nr.: 253866) operierten wir am 16. 3. 66 auf die gleiche Weise. Auch hier führte erst die Repositionsart mit dem Knochenhaken zu einem guten Ergebnis.

Mit Hilfe dieser *einfachen* Methode gelang es uns in den letzten drei Jahren, bei über 200 Nagelungen medialer Schenkelhalsfrakturen *ohne Eröffnung* der Hüftgelenkskapsel auszukommen. Die Reposition mit dem Knochenhaken geht so rasch und kompliziert den Eingriff in keiner Weise, so daß wir jetzt schon nicht mehr mit mehreren geschlossenen Repositionsmanövern uns aufhalten, sondern sofort nach dem ersten exakt durchgeführten, aber ergebnislosen Repositionsversuch mit der Operation beginnen.

A. Manzoni, London (England):
Zur Frage der exakten Reposition der frischen Schenkelhalsfraktur.

Das Ziel meines Studiums war, die erzielte Reposition der Fragmente beim Schenkelhalsbruch genauer zu kontrollieren. Auf Grund von 200 Rö-Bildern habe ich mir darüber etwas reservierte Gedanken gemacht.

Man kann gestehen, daß eine genaue anatomische Reposition bei geschlossener Einrichtung des gebrochenen Schenkelhalses *unmöglich* ist und daß man kaum eine achsengerechte Reposition erzielen kann.

Warum ist die exakte Aneinanderstellung der Fragmente bei dieser Fraktur so schwer zu verwirklichen?

Imhäuser hat in seinen Arbeiten über die Epiphyseolyse des Femurkopfes klar bewiesen, daß die Kalotte nach unten hinten ausweicht. Eine sehr ähnliche Situation entsteht auch beim Schenkelhalsbruch, was bei der offenen Reposition leicht zu bestätigen ist. Das proximale Fragment ist sehr beweglich oder wenigstens beweglicher als man denkt, und deshalb bleibt die genaue Reposition aus. Für die bestmögliche Reposition ist meiner Meinung nach die besondere Dringlichkeit einer sofortigen Reposition und Nagelung maßgebend.

Alle Klassiker der Unfallheilkunde, von Böhler über Putti, von Watson-Jones bis McLaughlin in New York, erkennen die Notwendigkeit einer *sofortigen* Reposition und Fixierung durch den Nagel an.

Wir haben zu Ende der dreißiger Jahre bei Putti in Bologna die Patienten sofort in lokaler oder lumbaler Anästhesie operiert. Die Blutgefäße, die das proximale Fragment versorgen, werden durch die Fraktur verdreht und blockiert, die Muskeln verkrampft und verkürzt, was man durch eine sofortige Operation vermeiden kann. Das zeitraubende Manövrieren am Operationstisch und Röntgenkontrollen durch die Aufnahmen kann durch lokale Television im Operationsraum ersetzt werden, da man so viel besser sehen und einrichten kann. Die Frage der Innen- oder Außenrotation bei der Reposition steht sowieso noch immer zur Diskussion, und moderne technische Einrichtungen können diese Frage auch lösen, da solche Einrichtungen uns das Einsetzen des Nagels sozusagen ambulatorisch gestatten.

Die Komplikationen, wie z. B. die Kopfnekrose, die bei einem Drittel aller Nagelungen vorkommt, soll wirtschaftlich eine Warnung für bessere technische Einrichtung der Operationszimmer sein.

Auch die Frage der blutigen Einrichtung soll wieder einmal geprüft werden. McLaughlin in New York sagt, daß die von Smith-Petersen, Johannsson, Schuh und anderen befürwortete blutige Einrichtung seiner Meinung nach *bessere* Resultate gibt und daß man bei schonender Operation doch eine anatomische Stellung der Fragmente erreichen kann.

G. Fekete, E. Molnár, E. Bona, G. Nádor u. T. Nyári, Budapest (Ungarn):

Über die primäre Nagelung der Brüche in der Schenkelhalsgegend.

Durch die Entwicklung der Geriatrie können wir die Alterserkrankungen immer erfolgreicher bekämpfen. Das gilt auch für die Behandlung von Brüchen in der Schenkelhalsgegend. Dabei gewinnt — nicht nur im Interesse der Bruchheilung, sondern vor allem auch, um die Kranken am Leben zu erhalten — das *operative* Vorgehen immer mehr an Boden.

Von dem bearbeiteten Material Andersens (571 Fälle) starben von den Operierten nur 14%, dagegen von den Nichtoperierten 37,8%. Laut den Angaben Metcalfes ist die Mortalität der Nichtoperierten viermal größer und die Zeit der Krankenhauspflege dreimal länger.

In der letzten Zeit bestätigte es sich, daß die Verletzten während der langen internistischen Vorbereitung, auf Grund der zwischenzeitlich auftretenden Komplikationen, in einen wesentlich schlechteren Allgemeinzustand geraten können, als in dem sie sich zum Zeitpunkt der

Verletzung befanden. Diese Kranken erleiden die Fraktur meistens in gehfähigem, relativ gesundem Zustand durch ein kleines Trauma. Das Anlegen der Extension bzw. ihr Andauern bedeutet psychisch und somatisch eine große Inanspruchnahme. Die Komplikationen: hypostatische Pneumonie, stagnierende Cystitis, Gefahr des Decubitus, steigern sich von Stunde zu Stunde. Die Verwirrtheit, die Exsikkose, die Inkontinenz treten sehr bald auf und können dann solche Störungen der Homöostase zur Folge haben, die zur Azotämie, zur Irreversibilität führen. Auf Grund dieser Tatsachen können wir die Operation wegen der vitalen Gefährdung als dringlich indizieren, und das gilt gerade für die Allerältesten.

BROWN hatte im Western Hospital in Toronto an 69 Kranken, deren Durchschnittsalter 82,7 Jahre betrug, durchschnittlich innerhalb von 26,8 Stunden nach der Verletzung die Operation durchgeführt. Seine Krankenhaus-Mortalität betrug 19%.

In Ungarn hatten KAZAR u. Mitarb. hervorgehoben, daß, sofern die personellen und objektiven Bedingungen gegeben sind, die Schenkelhalsnagelung als „*dringende* Operation" durchgeführt werden muß. MANNINGER hebt ebenfalls die Bedeutung einer in den *ersten* 24 Stunden durchgeführten Operation hervor. Er verwies auch auf die Untersuchungen jener Autoren, die die Besserung der Kopfdurchblutung als Vorteil der frühen Reposition einer Schenkelhalsfraktur herausstellten. Vor der dringenden Operation muß der Verletzte natürlich auch untersucht werden.

ANDERSEN stellt zehn Punkte auf, die den Charakter unserer mehrstündigen Vorbereitung bzw. die Aufstellung unserer dringenden oder absoluten Operationsindikation beeinflussen können: 1. Kardialer Zustand, 2. Pulmonaler Zustand, 3. Zustand des zentralen Nervensystems, 4. Nieren, 5. Diabetes, 6. Arterielle Hypertonie, 7. Anämie und Flüssigkeits-Elektrolytstörung, 8. Fettleibigkeit, 9. Abmagerung, 10. Sonstige Abweichungen.

Wir führen in unserem Institut seit Februar 1964 bei Brüchen in der Schenkelhalsgegend vereinzelt die *primäre* Nagelung durch.

Die Bestimmung über eine dringende operative Indikation oder Kontraindikation ist immer die *gemeinsame Aufgabe* des Chirurgen, Internisten und Anästhesiologen. Die gute Zusammenarbeit ist besonders dann wichtig, wenn von einem akuten operativen Eingriff die Rede ist, der bei alten Kranken in schlechtem Allgemeinzustand vorgenommen werden muß.

In erster Linie haben wir diese Operationen mit Dringlichkeit an Verletzten von über 80 Jahren durchgeführt. In unserem Material finden sich nur Kranke, bei denen die Operation innerhalb von 24 Stunden nach dem Unfall erfolgte. Die Operation ist bei mageren Kranken weniger riskant. Vom *traumatologischen* Gesichtspunkt wählten wir jene Fälle für eine dringende Operation aus, wo der Eingriff technisch einfacher und weniger schockierend erschien bzw. mit keiner Komplikation zu rechnen war.

Die geringe Zahl unserer Fälle beweist auch, daß wir im Traumatologischen Zentralinstitut nur dann die nächtliche Durchführung dieser Operationen vornahmen, wenn die personellen und objektiven Bedingungen in jeder Hinsicht gegeben waren. Vom Gesichtspunkt der internen Medizin aus betrachtet ist die *primäre* Nagelung *kontraindiziert* bei Tachykardie oder Tachyarrhythmie, bei frischen Thromboembolien, bei diabetischer Acidose, im Schock-Zustand, bei Verminderung der

Atmungsoberfläche, bei starker Anämie und im Zustand der Exsiccose.
Geringe Zirkulations-Unzulänglichkeiten und eine Bronchopneumonie
auf kleiner Fläche bedeuteten keine Kontraindikation für den Eingriff.

Wir haben alle unsere Operationen in Narkose durchgeführt. Da es
sich um eine akute Operation handelt, steht für die Untersuchungen und
die Vorbereitung eine verhältnismäßig kurze Zeit zur Verfügung.

Welche *Untersuchungen* sollen unbedingt durchgeführt werden? In erster Linie
ist die umsichtige Aufnahme der Anamnese von Wichtigkeit (Ermittlung der medi-
kamentösen Behandlung des Kranken vor der Operation, wie Digitalis, antihyper-
tensive, antidiabetische Behandlung, Cortison usw.). Danach erfolgt eine physische
Untersuchung. Als Ergänzung lassen wir Labor-Untersuchungen durchführen: Blut-
bild, Urin (spezifisches Gewicht, Zucker und Aceton), EKG und Feststellung der
Blutgruppe.

Bei akuter Lebensgefahr gibt es praktisch keine operative Kontraindikation, denn die Möglichkeit des Überlebens können wir in solchen
Fällen nur von dem *schnellen* Eingriff erwarten. Bei der sofortigen
Schenkelhalsnagelung ist die Lage nicht so eindeutig, denn der Schenkelhalsbruch bedeutet *keine direkte* Lebensgefahr. Dieser Zustand gefährdet
das Leben des Kranken nur durch die zu erwartenden Komplikationen.
In solchen Fällen muß also die Frage der Kontraindikation erwogen
werden. In unserer anästhesiologischen Praxis empfehlen wir die Verschiebung der Operation bei Infektionen der Luftwege, bei cardialer
Dekompensation, nicht eingestelltem Diabetes sowie bei thromboembolischen Erkrankungen.

Das zu wählende Verfahren ist die endotracheale Narkose. Bei der Wahl der
Narkotica ist wesentlich, wie die Narkose durchgeführt wird und nicht, womit sie
durchgeführt wird. Für die Einschläferung alter Patienten können dieselben Mittel
verwendet werden wie für die Jungen. Der Unterschied liegt eher nur in der Quan-
tität: Ein alter, heruntergekommener Organismus erfordert weniger Narkotica und
Ergänzungsmedikamente als ein junger und gesunder Organismus. Am wichtigsten
ist die gute Sauerstoffversorgung. Das ist zwar bei jeder Narkose eine grundlegende
Forderung, aber ein alter Organismus mit stark verminderter Anpassungsfähigkeit
reagiert auf hypoxische Komplikationen leichter mit bleibenden Schädigungen. Im
Interesse der guten Sauerstoffversorgung des Organismus müssen wir während der
Operation für einwandfreie Ventilation sowie auch dafür Sorge tragen, den Kreis-
lauf im Gleichgewicht zu halten. Um einen hypotensiven Zustand zu vermeiden,
müssen wir den operativen Blutverlust entsprechend ersetzen. Durch vorsichtige
Dosierung der Narkotica soll deren kreislaufsenkende Wirkung vermieden werden.

In den ersten 24 Stunden nach der Verletzung haben wir 22 Fälle
operiert. Während der Operation verstarb kein Verletzter. Unsere
4 Todesfälle erfolgten nach 13, 14, 24 bzw. 28 Tagen in erster Linie wegen
der Thromboembolien (3 starben an einer Lungenembolie, einer, bei dem
auch eine ausgebreitete Thrombophlebitis bestand, infolge einer Pneumonie). Bei mehreren unserer Fälle trat nicht einmal die geringste Komplikation auf. Wir mobilisierten unsere Patienten sehr früh. Es waren
nur 2 Verletzte unter 70 Jahren, 17 waren über 80 Jahre, davon waren
4 über 90 Jahre. In unserem Material hatten wir 8 Schenkelhals-, 10 pertrochantere und 4 subtrochantere Brüche. In 8 Fällen hatten wir einen
Dreilamellennagel, in 7 einen *Maatz*schen und in 7 Fällen kombinierte
Nägel verwendet. Die Nagelungen hatten wir größtenteils in einer halben
Stunde, einen kleineren Teil binnen einer Stunde durchgeführt.

Unter den 22 Kranken hatten 14 eine Anämie, bei 13 fanden wir am EKG eine Abweichung (bei 10 bestand eine Coronarsklerose, bei einem eine intraventriculäre Reizleitungsstörung, einer wies einen *Wilson*-Block und einer einen *Tawara*-Block auf. Der Internist hatte bei drei Verletzten ein Lungenödem, bei dreien ein Lungenemphysem stärkeren Grades, bei einem eine Bronchiektasie festgestellt. Ein Verletzter lag wegen stenokardischer Beschwerden auf der internen Abteilung — dort ereignete sich der Unfall — und einer war im frischen apoplektischen Insult. In der Anamnese eines Verletzten bestand ein frischer spezifischer Prozeß, fünf hatten eine Hypertonie und einer eine Prostata-Hypertrophie. Sämtliche Verletzte erhielten als Operationsvorbereitung Strophantin und eine Bluttransfusion, im Falle von Exsiccose eine Infusion.

Bei jedem Fall wandten wir die Technik der endotrachealen Narkose an, in 15 Fällen mit Hydroxidion, in 4 mit Barbiturateinleitung. Zur Erleichterung der Intubation haben wir Succinylcholin verabreicht. Zur Aufrechterhaltung der Narkose ließen wir in 17 Fällen Halothane, in 3 Fällen Diäthyläther in niedriger Konzentration verdunsten, mit der Mischung von Nitrogenoxidul-Oxygen, im Verhältnis 2 : 1 bzw. 2 : 2. In 3 Fällen hatten wir Neuroleptanalgesie Typ II durchgeführt.

Während der Operationen wurden in 13 Fällen Transfusionen durchgeführt, bei 3 Fällen begannen wir wegen hochgradiger Anämie schon vor der Operation mit der Bluttransfusion.

Während der Narkose hatten wir keine Luftwegkomplikationen. Hinsichtlich des Blutdruckes beobachteten wir in 8 Fällen einen 40 mmHg überschreitenden, vorübergehenden Abfall. Einer davon, im Anfangsstadium der Narkose, also auf alle Fälle mit der Narkose im Zusammenhang, die anderen 7 Fälle traten später im Zusammenhang mit dem Blutverlust auf, wobei der Rhythmus des Blutersatzes wahrscheinlich zurückblieb. Durch Steigerung der Transfusionsgeschwindigkeit regelte sich der Blutdruckabfall bei allen. Bei keinem Fall erfolgte die Anwendung von Vasopressoren.

Im postoperativen Abschnitt hatten wir keine Komplikationen, die mit der Narkose in Zusammenhang gebracht werden konnten. Nach Beendigung der Operation und der Narkose sind sämtliche Verletzten in kurzer Zeit erwacht, mit Ausnahme eines, der nach einer Apoplexie in verwirrtem Bewußtseinszustand zur Operation gelangte. Wir leiten unsere Narkose so, daß der Kranke am Ende der Operation aufwachen soll. Bei älteren Leuten ist das besonders wichtig, um postoperative Komplikationen der Luftwege zu vermeiden.

Die *anästhesiologischen* Erfahrungen bei akuten Schenkelhalsnagelungen zusammenfassend, können wir sagen, daß unsere alten Verletzten im schlechten Zustand durch die Operation keiner größeren Gefahr ausgesetzt sind als jene, die einige Tage nach der Verletzung in gleichem Zustand zur Operation gelangen, wenn der Anästhesiologe die ihm zur Verfügung stehende verhältnismäßig kurze Zeit zur gründlichen Untersuchung und Vorbereitung des Verletzten verwendet und die Narkose sowie seine Tätigkeit tadellos verrichtet, um das Gleichgewicht der Zirkulation, die Atmung und den Stoffwechsel aufrechtzuerhalten. Vom Gesichtspunkt des *Internisten* können wir die Schlußfolgerung ziehen,

daß bei solchen Verletzten, die alle mehr oder weniger in schlechtem
Zustand waren, die Durchführung der primären Nagelung begründet war.
In Zukunft wird die Einführung der prophylaktischen Antikoagulantien-
Behandlung notwendig werden. Darin bestärkt uns die Tatsache, daß
wir außer den 3 Lungenembolien mit tödlichem Ausgang 6—14 Tage nach
der Operation in 3 Fällen kleinere Lungenembolien hatten.

In Anbetracht der geringen Zahl der Fälle können aus unserem
Material keine Folgerungen statistischer Art gezogen werden. Auf jeden
Fall sind die bisherigen Erfolge gut. Das diesbezügliche Material der ausländischen Verfasser und das am Schenkelhalsbruch-Symposium der
Budapester Internationalen Konferenz des Jahres 1966 Vorgetragene
beachtend, können wir sagen, daß bei gegebenen objektiven und personellen Bedingungen, gerade bei der ausgewählten Gruppe der ältesten
Schenkelhalsbruch-Verletzten, die primäre, aber wenigstens die am
frühesten durchgeführte Nagelung das zu wählende Verfahren ist.

Wissenschaftliche Sitzung
(14. Oktober 1967)

Aussprache

P. Feischl, Graz (Österreich):

Zur Diskussion über die operative Behandlung der frischen Schenkelhalsbrüche
stehen heute die verschiedenen Methoden, die den einzelnen Bruchformen, der
Beschaffenheit des Knochens, dem Alter der Patienten und ihrer Lebenserwartung,
den Mehrfachverletzungen usw. Rechnung zu tragen haben. Besonders für alte
Menschen — das Durchschnittsalter beträgt in unserem Krankengut 66,7 Jahre —
hat die Forderung zu gelten, daß durch einen möglichst *kleinen* operativen Eingriff
ein Maximum an Erfolg quoad vitam et sanationem erzielt wird.

An der Chirurgischen Universitätsklinik Graz, wo jährlich durchschnittlich 44
frische Schenkelhalsbrüche behandelt werden, haben sich uns bisher folgende Verfahren am besten bewährt:

1. Bei *Jugendlichen* wird die Verschraubung mit 2—3 Spongiosa- oder Epiphysen-
schrauben nach offener Reposition oder unblutig unter Sicht des Bildverstärkers
durchgeführt. Dabei werden die Fragmente unter Druck gesetzt, ein Faktor, der
auf Grund unserer histologischen Untersuchungen für die primäre Ossifikation von
ausschlaggebender Bedeutung ist.

2. Bei der *percutanen Nagelung* mit dem *Böhler*-Nagel haben wir gleichbleibend
gute Erfolge. Der Vorteil dieser Methode, die in 62% unserer Fälle zur Anwendung
kam, liegt unter anderem darin, daß der Eingriff bei Patienten in sehr schlechtem
Allgemeinzustand auch in Lokalanästhesie durchgeführt werden kann. Bei den
seltenen Fällen, in denen die unblutige Reposition auf dem Extensionstisch nicht
gelingt und somit die breite Darstellung der Fraktur erforderlich wird, kann die
AO-Platte zur Fixation der Fragmente herangezogen werden. Sie hat aber alle
Nachteile der am Femurschaft stabil fixierten Nägel oder Platten. Aus diesem
Grund, und wegen der Größe des operativen Eingriffes bei Verwendung der AO-
Platte, kann diese Methode *nicht* allgemein empfohlen werden.

3. Bei gegebener Indikation führen wir den Hüftkopf-Ersatz mit der *Endoprothese* nach Thompson durch, da die bisherigen Ergebnisse durchaus zufrieden-

stellend sind. Die Transfixation und Doppelnagelung haben wir zugunsten der angeführten Methoden seit geraumer Zeit wieder aufgegeben.

Die *exakte* Indikationsstellung bei der Wahl der verschiedenen Operationsverfahren wird auch bei der Behandlung der frischen Schenkelhalsbrüche den besten Erfolg gewährleisten.

S. Letic u. B. Tesenji, Novi Sad (Jugoslawien):

Gestatten Sie uns, nach einer Reihe von so schönen und ausführlichen Vorträgen auf einige Momente in der Behandlung der Schenkelhalsfrakturen hinzuweisen.

Leider müssen wir feststellen, daß es in den letzten Jahren in der Behandlung dieser Fraktur nicht zu einem wesentlichen Fortschritt gekommen ist. In der traumatologischen Abteilung der Chirurgischen Universitätsklinik in Novi Sad wird die Schenkelhalsnagelung seit 17 Jahren geübt. Jedoch handelte es sich anfangs nur um vereinzelte Fälle. Heute ist der traumatologische Dienst bei uns so organisiert, daß die Behandlung der Schenkelhalsfraktur im Raum der Wojwodina mit etwa 1,2 Mill. Einwohnern zentralisiert ist und ausschließlich an unserer Abteilung erfolgt. Der so gewährleistete Überblick über die erzielten Ergebnisse der Schenkelhalsfrakturen-Behandlung zwang uns nötigerweise zur extremen Erweiterung der Indikationsstellung zum operativen Verfahren. Eine Selektion der zur operativen Behandlung vorgesehenen Patienten führte zwar zu sehr guten Ergebnissen unserer Abteilung, konnte aber das Problem der Schenkelhalsfraktur als solches nicht zur Lösung bringen. Also behandeln wir heute operativ alle Fälle der Varusbrüche, ausgenommen derjenigen, die vor der Verletzung nicht gehfähig waren, deren Allgemeinzustand als schlecht zu bezeichnen ist und die eine ausgeprägte Demenz aufweisen.

Zur *Lebensfähigkeit des Schenkelkopfes:* Da es bis heute keinerlei praktisch verwendbare Methoden zur zuverlässigen Feststellung der Vitalität des Schenkelkopfes gibt, wie uns gestern Trueta in seiner eindrucksvollen Arbeit wieder bestätigte, sind wir der Meinung, daß sich die erweiterte Indikationsstellung eben auf die konservative Operation bezieht. Gerne nehmen wir die Meinung Jörg Böhlers an, daß die Indikation zur primären Alloplastik nur bei Patienten von über 75 Jahren physiologischen Alters und einer absolut *negativen* Venographie in Betracht kommt.

Was die *Operationstechnik* betrifft, sind wir für eine exakte Reposition der Bruchstücke und eine technisch einwandfreie Nagelung nach Smith-Petersen. Da bei fast allen Brüchen eine Komminution im hinteren Abschnitt der Bruchflächen besteht, bevorzugen wir eine posteriore und ziemlich steile Lage des Nagels, welcher sich am *Adam*schen Bogen stützt. Wenn eine Verbesserung der Stabilität gewährleistet werden soll, montieren wir von Fall zu Fall auf den Nagel auch die dazugehörende Lasche.

Die so ausgeführte Schenkelhalsnagelung, vorausgesetzt, daß bis zur röntgenologischen Heilung *nicht* belastet wird, führt zu Ergebnissen, die in keiner Hinsicht hinter anderen auf diesem Kongreß besprochenen Operationsverfahren zurückstehen. Wir vertreten den Standpunkt, daß die Osteosynthese nach Smith-Petersen keinesfalls eine überholte Methode ist und daß sie an ihrer Aktualität in der Behandlung der Schenkelhalsfraktur *nichts* verloren hat.

J. Müller, Liestal (Schweiz):

Wie wir bereits gestern ausführlich gehört haben, ist der *Frakturtyp* bestimmend und allein entscheidend für das Spätresultat. Eine exakte Reposition bzw. leichte Überkorrektur in Valgusstellung sowie schonendes Operieren und absolut stabile Fixation, wobei uns die gewählte Fixationsmethode weniger entscheidend erscheint, vermögen die Erfolgsquote sicher zu verbessern. Wir glauben aber, daß noch einem Problem, das bisher nur am Rande bemerkt wurde, eine wesentliche Bedeutung zukommt: *Früh-* oder *Spätbelastung*, und zwar unabhängig von der Frakturheilung. Sie haben ebenfalls gestern gehört, daß jede mediale Schenkelhalsfraktur eine sichere partielle, evtl. sogar totale avasculäre Zone im Kopffragment und damit eine Bionekrose verursacht. Eine Belastung vor der definitiven Revitalisation führt damit gesetzmäßig zum partiellen Einbruch und zur Deformation des Femurkopfes, d. h. zur sogenannten Kopfnekrose. Aus diesem Grunde haben wir bei unseren Nachkontrollen diesen Punkt zum Zentralproblem erhoben.

Dia: Sie sehen hier eine Zusammenstellung unserer 5-Jahres-Kontrolle; rechts im Bild die 1. Periode — alles frühzeitig Belastete — nach 1—12 Wochen. Von 27 Nachkontrollierten sind 10 geheilt, 4 Pseudarthrosen und 13 Kopfnekrosen. Im Gegensatz dazu die 2. Periode, spätbelastet zwischen 7—12 Monaten. Bei den Nachkontrollen waren 40 geheilt, 37 Pseudarthrosen, 1 wegen Instabilität des Nagels, und 2 Kopfnekrosen.

Dia: Dieselben Fälle, links die Frühbelastung. Die erste Säule entspricht der Gesamtzahl der Fälle, dann die Anzahl der geheilten Kopfnekrosen, Pseudarthrosen, und rechts die Gesamtzahl der Fälle der Spätbelastung mit signifikanter Zunahme der geheilten Fälle gegenüber den Nekrosen und Pseudarthrosen.

Auf Grund dieser Untersuchungsergebnisse glauben wir, daß neben Reposition und stabiler Fixation eine *lange vollständige Entlastung* (im Durchschnitt bei uns *9 Monate*), welche zwar sowohl für den Arzt als auch Patienten viel Geduld erfordert, durch die signifikante Verbesserung der Spätresultate gerechtfertigt ist.

H. KUDERNA, Wien (Österreich). (Mit 1 Abb.):

Die Bedeutung des *Weichteilschadens* bei der Osteosynthese wird häufig unterschätzt, und gerade bei der Schenkelhalsfraktur, die meistens alte Menschen betrifft, sind wir der Meinung, daß man den durch die Operation gesetzten Weichteilschaden möglichst gering halten soll. Er ist nämlich mitbestimmend für die Beschwerden, die die Patienten nach der Operation haben.

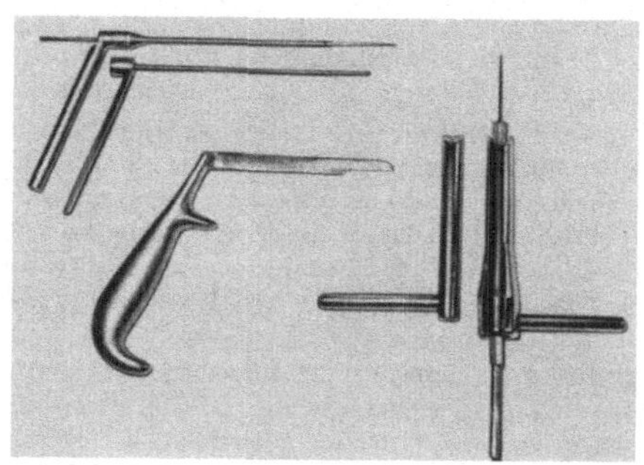

Abb. 1.

Wir haben deswegen im Unfallkrankenhaus Wien XX eine *percutane* Modifikation der *Böhler*-Schenkelhalsnagelung entwickelt, die zusammen mit Verwendung des Bildwandlers eine wesentliche Abkürzung der Operationszeit mit sich brachte. Sie hat sich uns so bewährt, daß ich Ihnen kurz davon berichten möchte.

Technik: Wir verwenden dazu 3 Geräte, die uns diese percutane Nagelung wesentlich erleichtern, und zwar ein Bohrdraht-Einführungsgerät, einen Frässchutz und eine Säge. Mit Hilfe des Einführungsgerätes läßt sich der Bohrdraht auch durch einen dicken Weichteilmantel hindurch sehr exakt an gewünschter Stelle und in gewünschter Richtung einführen. Mit dem Frässchutz und der Fräse kann man *ohne* Beschädigung der Weichteile die Nageleinschlagstelle auffräsen und den Schlitz für die untere Nagellamelle. Wie dies vor sich geht, möchte ich Ihnen mit ein paar Bildern am Skelett zeigen. Und zwar wird zunächst durch den Weichteilmantel hindurch von einer kleinen Stichincision aus das Bohrdraht-Einführungsgerät an den Knochen herangeführt und durch ein paar Hammerschläge in die Knochenoberfläche versenkt. Dann wird das Kernstück herausgezogen und der Bohrdraht durch die verbleibende Hülse hindurch eingeführt, was sich mit diesem Gerät sehr exakt machen läßt. Anschließend wird das Bohrdraht-Einführungsgerät entfernt und der Frässchutz, dessen Kern wieder eine zentrale Bohrung besitzt, eingeschoben, wobei die Muskelfasern nach beiden Seiten auseinanderweichen, ohne verletzt zu werden. An der Knochenoberfläche wird dieser Frässchutz um 90° gedreht. Durch ein paar Hammerschläge wird die Hülse, die etwas länger ist als das Kernstück, wieder mit ihren beiden Zacken an der Knochenoberfläche verankert, das Kernstück herausgezogen und nun mittels einer zentral gebohrten Fräse die Einschlagstelle aufgefräst. Wir entfernen dann den Frässchutz und mit einer kleinen Säge, die nur vorne eine Zahnung besitzt, wird der Schlitz für die untere Nagellamelle aufgesägt. Der Führungsdraht, das aufgefräste Loch und der Schlitz genügen vollkommen für ein einwandfreies Einschlagen des Nagels, das dann in üblicher Weise erfolgt.

Wir haben bisher 13 Verletzte nach dieser Methode operiert, der jüngste war 25 Jahre, der älteste 83 Jahre alt. Bei allen ging die Wundheilung p.p. vor sich. Durchschnittlich konnten wir die Leute am 6. Tag ins Querbett setzen, am 8. Tag heraussetzen und am 9. Tag aufstehen lassen. Wir sind in letzter Zeit dazu übergegangen, die Operierten noch früher aufstehen zu lassen. Sie stehen nun am 4. bis 5. Tag auf und es ist eindrucksvoll, wie gering die Beschwerden bei den ersten Gehversuchen sind.

W. Thomsen, Bad Homburg (Deutschland):

Es ist ein Akt der historischen Gerechtigkeit, festzustellen, daß vieles von dem, was wir gestern und heute gehört haben, der große italienische Orthopäde Putti vor 30 Jahren gesagt und in seinem Buch, das ich hier im Original habe, verwirklicht hat. Einschließlich großartiger Untersuchungen über die Belastbarkeit usw. und mit der Beschreibung seiner Schraube.

Die Tendenz, die hier erkennbar ist, ist ja die, daß wir doch nach den sehr großen Erfolgen, die die Nagelung hatte, doch immer wieder zur Kompressionsschraube kommen. Wir werden nachher im Film, wie mir die Schweizer versprochen haben, das Geheimnis der Kompressionsschraube der Schweizer gelüftet bekommen.

Ich darf darauf hinweisen, daß ich vor 25 Jahren dieses Buch von Putti übersetzen ließ, und ich bin der Meinung, daß man dieses Buch wirklich gründlich studieren sollte, wenn man sich mit diesen Dingen befaßt. Die *Putti*-Schraube ist eine Kompressionsschraube, sie hat nur einen Nachteil, daß das Gewinde zu wenig erhaben ist und deswegen nicht so gefaßt hat. Ein Beweis, daß Putti genau wußte, daß der Nagel, was wir heute wieder erörtert haben, auseinandertreibt, während die Schraube einzig und allein eine achsengerechte Kompression ermöglicht. Und hier noch einmal die Lage seiner Schraube bei verschiedenen Frakturformen. Es ist auch ein Akt der Gerechtigkeit, darauf hinzuweisen, daß eine wesentlich bessere Kompressionsschraube von unserem verstorbenen Ordinarius Hepp angegeben wurde, die schon das Prinzip auf elastische Kompression verwirklicht, und das ist wichtig, denn wir wissen ja, daß leider beim Schenkelhalsbruch die Resorption sehr groß ist und wir deswegen diese Resorption abfangen müssen. Weil ich von Orthopäden geredet habe, so möchte ich sagen, daß in unserem eigenen Vaterlande ein großer Streit entbrannt ist und daß verschiedene Chirurgen uns Orthopäden die Mitarbeit an diesen Dingen voll und total streitig machen möchten. Ich möchte vorschlagen, daß wir uns dem Genius loci beugen, nämlich vor Mozart, der in seiner Zauberflöte die Arie „In diesen heiligen Hallen kennt man die Rache nicht" geschaffen hat und daß wir nicht unsere Kranken als Objekte behandeln, sondern daß wir uns ihnen widmen. Wir sind unseren österreichischen Freunden dankbar, daß sie hier diese wunderbare Atmosphäre geschaffen haben und ich schließe mit der Bitte, daß wir den Beispielen unserer großen Vorbilder folgen, nämlich dem weltberühmten Unfallchirurgen Böhler und Hohmann, dem Orthopäden, ebenfalls weltbekannt, die mit 50jähriger Freundschaft verbunden sind. Lassen Sie uns doch weiter in diesem Sinne der Freundschaft zusammenarbeiten.

W. Wehner, Leipzig (Deutschland):

Ich möchte Ihnen nur ganz kurz über die Behandlungsergebnisse der *Schenkelhalsbolzung* der Chirurgischen Universitätsklinik Leipzig berichten.

Ich betonte bereits gestern, daß wir in den vergangenen Jahren und Jahrzehnten überwiegend die Dreilamellennagelung ausgeführt haben und daß wir deshalb ein großes Krankengut nachuntersuchen konnten und über 346 Nachuntersuchte berichten können, die in den Jahren 1953—1966 mit der einfachen Dreilamellennagelung versorgt worden sind. Es waren bei uns zu vier Fünfteln weibliche Patienten und es waren allein 44% dieser Operierten über 70 Jahre und 15% über 80 Jahre alt. Also wie überall das gleiche Bild. Die Letalität der im gleichen Zeitraum in unserer Klinik operierten Patienten lag bei 11,3%, wobei wir den gesamten Krankenhausaufenthalt berücksichtigt haben und in den ersten Wochen nach der Nagelung nur ein Sechstel von diesen 11,3% verloren haben. Wir haben bei dem Nachgehen der Verstorbenen gefunden, daß sich die Todesursache etwas verschoben hat. Wenn wir den Zeitraum von 1953—1963, also die ersten 10 Jahre, betrachten, dann verloren wir damals je ein Drittel an Pneumonie, trotz der Nagelung, und ein Drittel an einem kardialen Versagen, während die Wundinfektion und die tödlichen Thromboembolien noch reichlich 12% ausmachten. Seit dem Jahre 1963 bis Ende 1966 hat sich die Relation verschoben, zwei Drittel der Verstorbenen waren an einer Pneumonie verstorben, während die Wundinfektionen auf 5% und auch die tödlichen Embolien auf 5% gesenkt werden konnten.

Von den konservativ behandelten Patienten in diesem Zeitraum sind 45% verstorben. Sie sehen daraus, welche Auswahl wir für die Operation getroffen hatten und wirklich die prognostisch ungünstigen Fälle nicht operiert haben. Nur die anderen Ergebnisse kann man in anatomische und funktionelle unterteilen. Unter den anatomischen Ergebnissen verstanden wir also die knöcherne Konsolidierung bzw. im negativen Fall die Pseudarthrose. Ich habe gestern die Zahl bereits genannt. Die Coxarthrosen und Nekrosen, und wir wollen noch hinzufügen, daß hier leider auch 23% der Nachuntersuchten *Kopfnekrosen* aufwiesen, wobei wir glauben, daß enge Beziehungen bestehen zu einem schlechten Repositionsergebnis, zu einer sehr spät erfolgten Reposition, zu oft wiederholten Repositionsmanövern und zu einer schlechten Nagellage. Zum anderen haben wir funktionell nachuntersucht, wobei wir uns bewußt sind, daß jede funktionelle Nachuntersuchung sehr subjektiv beeinflußt werden kann. Es hängt davon ab, wieviel Patienten man erfassen kann, vom Zeitpunkt der Nachuntersuchung u. ä. Dingen, die Ihnen bekannt sind.

Wir haben einmal gegliedert nach dem Gehvermögen, also, ob der Patient frei oder mit irgendwelchen Hilfen laufen oder nicht laufen kann, oder ob er ein unbegrenztes Laufvermögen hat. Hier kann man feststellen, daß 51% unserer nachuntersuchten Patienten in diese günstige Kategorie gehören, während 20% ein Laufvermögen von ½—2 Stunden und 30% ein schlechtes Ergebnis hatten (Laufvermögen bis zu ½ Stunde oder mit Laufstützen). Wenn man die Beweglichkeit des operierten Hüftgelenks betrachtet, so verteilen sich etwa ein Drittel auf eine normale freie Beweglichkeit, ein weiteres Drittel zeigt geringfügige Einschränkungen in einer oder mehreren Ebenen und das letzte Drittel zeigt eine starke Einschränkung, besonders der Abduktion. Wir sind also der Meinung, wenn wir das Resumee der Spätergebnisse der 346 nachuntersuchten Patienten ziehen, daß die Komplikationen zweifelsohne noch ungewöhnlich häufig sind, daß aber eine individuelle Auswahl einer gut beherrschten Methode an einer Klinik und ihre technisch einwandfreie Anwendung die Komplikationsquote senken kann und einen relativ hohen Grad an Stabilität gewährt.

Podiumsdiskussion: Leiter J. Böhler, Linz (Österreich)

Primäre Endoprothesen-Plastik.

J. Böhler:

Zunächst möchte ich gleich vorwegnehmen, daß ich *kein* Gegner der Endoprothese bin, auch wenn dieser Eindruck im Laufe der Diskussion entstehen könnte.
Wir verwenden sie seit 1960. Wie ich von der Lieferfirma höre, haben wir in den
ersten Jahren mehr als die Hälfte des gesamtösterreichischen Absatzes verbraucht.
Aber wir haben uns bisher nur in Ausnahmefällen entschlossen, bei einem *frischen*
Schenkelhalsbruch eine Endoprothese einzusetzen, und diesen Standpunkt halten
wir jetzt noch aufrecht. Die Nachuntersuchungsergebnisse der genagelten Schenkelhalsfrakturen haben gezeigt, daß sich die Ergebnisse durchaus mit denen der Endoprothese messen können.

Wenn man die Literatur durchsieht, so findet man auch bei den Endoprothesen-
operationen eine ganze Reihe von Komplikationen. Wir werden sicher darauf im
Laufe der Diskussion noch zurückkommen, und ich habe den Eindruck, daß die
Begeisterung der einzelnen Operateure für die Endoprothese um so größer ist, je
kürzer sie diesen Eingriff machen, und daß sie desto mehr abfällt, je weiter zurück
Spätergebnisse vorliegen.

P. Maurer, Paris (Frankreich):
(Vorgelesen von J. Böhler)

Von 237 Fällen sind 43 innerhalb der ersten 3 Monate verstorben. Die Ursachen
dafür sind nicht ersichtlich, vor allem wieweit Thrombosen und Embolien mitbeteiligt waren. *Infektionen:* Oberflächliche Infektionen 3,8%, Gelenkempyeme
4,5%, zusammen 8,3% Infektionen, wobei die Frage, ob eine oberflächliche Infektion doch auf die Prothese reicht, von mir jetzt nicht geklärt werden kann.

Prothesenlockerung — davon sind 16 leichter und 7 schwererer Natur. Wanderungen der Prothese nach proximal hat Maurer nur bei Infektionen gesehen
und bei ausgeprägter Osteomalacie des Beckens. Die *Ergebnisse:* 11,5% sehr gut
68,3% gut, 11,5% mittelmäßig, 8,7% schlecht. Unter gut nehme ich an, daß alle
diese mit einem Stock gehen. Es ist bekannt, daß praktisch kein Endoprothesen-
träger wirklich einen normalen Gang bekommt, sondern daß er den sogenannten
direkten *Trendelenburg* behält, d. h. daß er zeitlebens an einen Stock gebunden
ist, was wir doch bei einer großen Zahl unserer genagelten Schenkelhalsbrüche
nicht sagen müssen.

Bevor ich die Herren zur Diskussion bitte, möchte ich zunächst noch auf einen
Punkt hinweisen, und zwar die *Zahl der Infektionen.* Es sind wahrscheinlich nicht
alle so glücklich wie Herr Salem, der in seiner Publikation berichten konnte, daß
er keine Infektion gesehen hat. Ich möchte an Charnley erinnern, der allerdings
nicht bei der Endoprothese allein, sondern bei der Totalendoprothese — also ein
noch größerer Fremdkörper, der naturgemäß eine größere Infektionsgefahr mit
sich bringt — folgende Infektionshäufigkeit hatte: In der ersten Serie 6,5% primäre und 3,2% Spätinfektionen, d. h. daß es nach einigen Monaten zunächst blanden Verlaufs zu einer Fistel gekommen ist. Zusammen also fast 10%, das ist ein
sehr beachtlicher Prozentsatz. Er hat dann seine aseptische Enklave aufgerichtet,
wo 100facher Wechsel auf 0,2 μ filtrierter Luft stattfindet. Seitdem hat er nur
mehr 0,25% Infektionen. Ich glaube kaum, daß einer hier im Saal ist, der eine
solche sterile Enklave in seinem Operationssaal hat, und deshalb muß mit einer
höheren Infektionsgefahr gerechnet werden.

Herr Salem, wollen Sie vielleicht gleich zunächst zur Frage der *Infektionen*
und zu ihren Ergebnissen Stellung nehmen; vor allem, wie viele *Komplikationen*
Sie gesehen haben. Soweit ich aus den Berichten ersehe, haben Sie über die besten
Ergebnisse zu berichten.

G. SALEM, Wien (Österreich):

Ich darf vielleicht vorwegnehmen, daß es keine Alternativfrage geben darf, ob Nagelung oder Prothese, und daß es immer auf den Patienten ankommt, den wir zu operieren haben und daß wir die Indikation *immer streng* stellen. Ich möchte betonen, daß ein knöchern geheilter Schenkelhalsbruch ohne Komplikationen sicherlich besser ist als die Endoprothese, aber bei wie vielen wird uns dies gelingen? Wir haben nur wenig Infektionen. Ich darf Herrn BÖHLER insofern korrigieren, daß wir in der zweiten Serie bei insgesamt 220 Endoprothesen, davon ungefähr 160 bei frischen Fällen, bei einer Patientin eine Gelenksinfektion, die auch zum letalen Ausgang geführt hat, und bei drei Oberflächeninfektionen hatten. Ich möchte betonen, daß sich unser Krankengut aus alten Menschen zusammensetzt. Wir haben ein Durchschnittsalter von 82,2 Jahren errechnet.

Damit Sie unsere *Indikationsstellung* verstehen, darf ich sagen, daß wir zunächst begannen, bei den Fällen, bei denen es zu ossären Komplikationen gekommen ist, die *Moore*-Prothese einzusetzen. Und zwar bei der Schenkelkopfnekrose mit zunehmenden Beschwerden, wobei hier nicht das Röntgenbild, sondern die klinische Symptomatik ausschlaggebend ist; bei Schenkelhalspseudarthrosen alter Leute, bei denen wir die Umlagerungsosteotomie wegen schlechten Allgemeinzustandes nicht mehr durchführen konnten. Schließlich bei Fehlnagelungen, wo das Kopffragment bereits röntgenologisch Zeichen einer Nekrose gezeigt hat, und bei Luxationsfrakturen im Hüftgelenk. Ich habe vor kurzem erst einen Fall operiert. Es war ein 78jähriger Patient, der mit einem Stock mühelos wieder geht und Bergwanderungen macht. Und schließlich bei pathologischen Frakturen, und hier möchte ich die Kortisonfraktur herausstreichen.

Wir haben eine große Reihe derartiger Fälle, bei denen wir alles versucht haben, bei Kortisonfrakturen auf konservativem Wege eine Heilung zu erzielen — trotz Umlagerung und Knochenimplantation kam es immer zu Mißerfolgen. Die letzten zwei Kortisonfrakturen haben wir mit Endoprothesen versorgt und sie gehen relativ gut. Auf Grund dieser Erfahrungen, die wir bei schlechten, mißlungenen Fällen gemacht haben, haben wir schließlich die Indikation ausgedehnt auf ausgesprochene Risikofälle frischer Schenkelhalsbrüche, und wir haben über die ersten 12 Patienten in der Gesellschaft der Ärzte bereits vor zwei Jahren berichtet.

Wir haben mit dem Verfahren 1964 begonnen und uns langsam in diese Methode hineingearbeitet. Wir haben bei den ersten 12 Fällen wirkliche Risikofälle genommen, bei denen trotz Pflege der Decubitus zugenommen hat, die verwirrt waren, die also nicht mehr zu halten waren. Überrascht von den Ergebnissen, sind wir dazu übergegangen, Patienten mit kleinen Kopffragmenten und steilen Neigungswinkeln zu operieren, aber alle Patienten waren jenseits der 75-Jahres-Grenze. Auf Grund weiterer Erfahrung wollten wir eine Vergleichsbasis zu den Nagelungen schaffen, die wir ja kennen und die wir seit 25 Jahren machen und heute noch machen. Wir haben daher vom 75. Lebensjahr aufwärts generell bei allen eine *Moore*-Prothese eingesetzt und wir haben bis 1. 2. 1967 102 *frische* Fälle operiert.

Unter dem 75. Lebensjahr sind wir mit der Indikation sehr streng. Hier sind einige Indikationen, wo wir sie durchführen würden: Sie sehen die altersmäßige Verteilung der 102 frischen Frakturen. Bitte lassen Sie sich von den 40—50jährigen nicht abhalten, das waren Patienten mit Carcinomen, die wir aus diesem Grunde operiert haben. Die Spitze liegt zwischen 70 und 90 Jahren, sie fällt dann gegen die 100-Grenze ab, das Durchschnittsalter ist 79,4 Jahre. Meine Damen und Herren, hier geht es um jedes Jahr — das Durchschnittsalter von 75 Jahren hat eine bessere Erfolgsaussicht als ein Durchschnittsalter von 79 Jahren.

Wir haben 16 Todesfälle bei der ersten Serie von 102 Patienten. Dies ist die schlechtere Serie. Wir haben seitdem gelernt, wir haben unsere Technik verfeinert, und wenn Sie die Überlebenstage betrachten, so müßte man Fall 38, der drei Monate später an den Folgen eines Magencarcinoms gestorben ist, herausnehmen. Es ergibt sich eine Mortalität von 15%. Das Durchschnittsalter der Verstorbenen ist 84 Jahre. Ich glaube, es erübrigt sich zu sagen, daß eine Operation in diesem hohen Alter auch trotz interner Vorbereitung ein gewisses Risiko darstellt. Wir haben manche

Patienten bis zu drei Monaten intern vorbehandelt. Wir zählen allerdings auch die Fälle, die bis zu drei Monaten behandelt werden, zu den frischen Fällen.

Die *Moore*-Prothese soll möglichst engschlüssig angesetzt werden, die Hüftkopfmitte soll etwas unter der Trochanterspitze zu liegen kommen.

J. Böhler:

Wenn ich also zusammenfassen darf, Herr Salem, hatten Sie einen Todesfall an Infektion und drei oberflächliche Infektionen. Ihre Indikationen sind derzeit alle über 75 Jahre.

G. Salem:

Wir werden ab Januar alle unsere Fälle nachuntersuchen und werden dann sehen: sind wir überschießend in der Indikationsstellung oder können wir dabei bleiben? Das kann man erst sagen, wenn eine gewisse Zeit verstrichen ist. Aber wir wollen eine echte Vergleichsbasis schaffen. Ich darf Ihnen sagen, daß ich seit meiner Amtsübernahme im Wilhelminenspital, d. i. seit 6 Jahren, bereits über 800 Schenkelhalsbrüche zur Aufnahme bekam, und Sie werden sich vielleicht wundern, warum die große Zahl. Es ist leider so, daß wir viel Krankenmaterial aus psychiatrischen Krankenhäusern bekommen. Die Leute sind verwirrt, dement, sie schmieren mit Stuhl, sie befolgen die Weisungen des Arztes nicht. Wir bekommen sehr viele aus Altersheimen und schließlich durch die Bettenzentrale, Fälle, die anderwärts nicht behandelt werden oder bei denen die Operation als zu riskant abgelehnt wurde.

J. Böhler:

Viel besser geht es uns anderen auch nicht. — Ich möchte versuchen, daß wir zunächst bei den Komplikationen bleiben, und zwar, daß wir uns auf die *primären* Endoprothesenfälle beschränken. Das erste war die Frage der Infektionen, von denen Sie ja sehr wenig haben. Wer möchte noch zu den Infektionen sprechen?

H. Eberle, Zürich (Schweiz):

Wir haben bei einer geschlossenen Serie von 100 Fällen, es sind hier allerdings auch die sekundären dabei, nur eine einzige Infektion zu verzeichnen gehabt. Es ist dazu zu sagen, daß, wenn eine Infektion bei einer *Thompsen*-Prothese auftritt, das Schicksal der Prothese besiegelt ist. Man wird kaum einen Fall haben, bei dem man die Infektion beheben kann. Besonders, wenn man die Prothese, wie wir das bei unserem Krankengut tun, mit *Palacos* im Femurschaft implantieren. Dann ist der Fremdkörper zu groß, als daß die Infektion beherrscht werden könnte.

H. W. Buchholz, Hamburg (Deutschland):

Wir haben 200 Endoprothesen eingesetzt, davon 140 primär. Bei den primären haben wir *keine* Knocheninfektion gesehen. Wir operieren seit 1963 nach dieser Methode. Bei den sekundären, also Mehrfach-Operationen, haben wir 2 Knocheninfektionen erlebt, wo jeweils schon bei den Voroperationen eine leichte Weichteilinfektion stattgehabt hatte. Außerdem haben wir bei einer Patientin eine Spätinfektion nach einem Jahr erlebt, nach einer schwer konsumierenden Krankheit, die in eine Lungentuberkulose auslief. Es hat sich um eine Coli-Infektion gehandelt, und diese Knochenfisteln sind nicht zu behandeln.

Die Patienten können aber damit verhältnismäßig beschwerdearm leben. Sie können mit 2 Unterarmstützen gehen, sie können sich bewegen und sind also nicht völlig aktionsunfähig; das ist ein wichtiger Punkt dabei.

J. Böhler:

Belassen Sie die Endoprothese, wenn Sie eine Infektion haben?

H. W. Buchholz:

Wir belassen sie und lassen mit 2 Unterarmstützen gehen.

J. Böhler:

Und Sie haben auch geschrieben, daß Sie einige subcutane Infektionen hatten.

H. W. Buchholz:

Wir haben insgesamt 4 subcutane Infektionen, die aber sicher ausgeheilt sind, und die Beobachtungszeit liegt bis zu 3 Jahren zurück.

M. Iselin, Genf (Schweiz):

In Genf haben wir ungefähr 250 Prothesen eingesetzt. Nur in zwei Fällen haben wir uns gezwungen gesehen, die Prothese wegen Infektion wieder zu entfernen. Daneben haben wir auch 2 bis 3 subcutane Infektionen gehabt.

H. Tscherne, Graz (Österreich):

Wir haben bei 61 frischen Schenkelhalsfrakturen zwei oberflächliche Wundheilungsstörungen, die sicher ausgeheilt sind, gehabt. Und als Spätkomplikation eine Infektion 9 Monate nach der Plastik. Die Patientin, die davon betroffen war, kam mit einem septischen Zustandsbild an die Klinik. Wir haben einen *Girdlestone* gemacht. Die Infektion war nachher sofort beherrscht. Die Patientin, die schon vor dem Unfall gehbehindert war, konnte später wieder mit fremder Hilfe gehen. Wir glauben, daß bei sicherer Hüftgelenksinfektion nach einer Alloplastik die Methode der Wahl die Hüftgelenksresektion nach Girdlestone ist.

H. Schneider, Großhöchstätten (Schweiz):

Ich nehme an, daß bei den Schenkelhalsfrakturen auch solche mit gleichzeitiger Coxarthrose vorgekommen sind. Eine Schenkelhalsfraktur bei einer schweren Coxarthrose ist sicher sehr selten, sie kann aber nur mit der Totalendoprothese behandelt werden. Von der Coxarthrose her kann ich Ihnen die Zahlen der Totalprothesen, die ich gemacht habe, sagen. Ich habe für die frische Fraktur leider die Zahlen der Endoprothese nach Thompsen oder Moore nicht da. Es sind 150 Totalprothesen einschließlich der Ersatzoperationen. Zuerst hatten wir die ungenügenden Teflonpfannen, die praktisch alle ersetzt werden mußten, weil sie im Elektrolytmilieu des Blutes sich abrieben und zerstörten. Nun zur Frage der Infektion. Von diesen 150 Operationen sind 30 Ersatzoperationen, also Ersatzteil-Service nach einigen Jahren, und 2 zweite Ersatzteiloperationen, also schwere Eingriffe mit Palacos im Becken, mit Palacos im Femurschaft, mit einer Kunststoffpfanne und mit einer Metallendoprothese. Von diesen 150 Fällen habe ich 4 Infekte. Diese Operationen sind vorgenommen worden in 13 verschiedenen Spitälern. 2 Infekte kommen aus der gleichen auswärtigen Klinik. 2 sind bei mir im Haus passiert, also bei 11 auswärtigen Spitälern kein einziger Infekt. Es kann also nicht an der Luftfiltration liegen, es gibt also Möglichkeiten, durch sorgfältiges Operieren, durch Spülen, durch Abdecken der Wunden mit feuchten Tüchern mit Antibiotica, mit einer Ringer-Nebacetinlösung der Infektion vorzubeugen. Ich wollte nur im Zusammenhang mit dieser hier so brennenden Frage von meinen Zahlen Kenntnis geben.

J. Böhler:

Daß es auch anderswo Infektionen gibt, zeigt z. B. Harris, der über die wandernde Prothese berichtet. Er hat 67 Fälle gehabt, und davon sind 22 Endoprothesen auf Grund einer Infektion gewandert.

Laurel, der ebenfalls über eine große Zahl von Endoprothesen berichtet, hat 26 Infektionen, und bei keiner einzigen konnte die Endoprothese belassen werden. Alle mußten herausgenommen werden, weil sonst die Eiterung nicht zum Stillstand kommt. Ich war erstaunt zu hören, daß Herr Buchholz die Endoprothesen trotz bestehender Infektion belassen kann.

Hat einer von den Herren noch Erfahrungen, ob bei der Infektion die Endoprothese belassen werden kann, oder ob man sie herausnehmen muß?

Und dann die nächste Frage: Eine *Moore*-Endoprothese, mit Palacos eingekittet, die dann entfernt werden muß; wie bewältigen die Herren dieses Problem?

Herr Buchholz als erster, bitte.

H. W. Buchholz:

Die Methode, die Endoprothese bei Infektion zu belassen, stammt von Charnley. Charnley hat auf diesem Gebiet ja die weitaus größte Erfahrung, und er hat mir persönlich gesagt, daß er die Fistel ruhig läßt und die Patienten belasten läßt. Also habe ich es von ihm übernommen, es ist keine eigene Erfindung.

J. Böhler:

Und das geht? Sie haben keine fortschreitenden Entzündungen?

H. W. Buchholz:

Das geht erstaunlich gut.

A. Masse, Rennes (Frankreich):

Die Arbeiten von Charnley haben die Vorteile der *Einbettung* der Schenkelkopfprothesen aufgezeigt. Die unbewegliche und dauernde Befestigung der Prothese am Knochen war die Hauptschwierigkeit, der sich die Arthroplastiken ausgesetzt sahen. Der Stiel der Prothese hat einen quadratischen Querschnitt, der sich den Bewegungen axialer Rotation entgegenstellt. Sein fester Halt im Knochen besteht nur an bestimmten Stellen. Diese Stellen starken Druckes werden zum Sitz knöcherner Resorption, die die Ursache von Mikrobewegungen ist. Diese abnormen Bewegungen arrondieren den Knochen und schwächen dadurch die Stabilität der Befestigung. Sie können Schmerzen hervorrufen mit einer unvermeidlichen funktionellen Behinderung. Die Einzementierung ist ein bekannter Prozeß in der Industrie und im Baugewerbe. Eine Einbettung mit Methylmetacrylat, ein Stoff, der sehr gewebsfreundlich ist, gestattet eine perfekte Anpassung der Prothese im Femur. Der Mantel aus Plastikharz garantiert eine regelmäßige Verteilung des Druckes. Die Härtung erfolgt augenblicklich. Die Belastung kann bereits am nächsten Tage gestattet werden. Dennoch kann die Einzementierung bestimmter Typen von Prothesen zu Komplikationen führen. Die folgende Beobachtung zeigt eine dieser Schwierigkeiten: T. M., 74 Jahre, 1965 Schenkelhalsfraktur rechts, *Moore*-Plastik. Im August 1967 durch einen Sturz Bruch des rechten Oberschenkels unterhalb des Endes der Prothese. Versuch orthopädischer Behandlung. Die Dauerextension wurde von der Patientin, die herzleidend ist, schlecht vertragen. Es mußte daher getrachtet werden, die einzementierte *Moore*-Prothese zu entfernen und durch eine überlange Prothese zu ersetzen, um das distale Fragment zu fixieren.

Operationsbericht und Technik: Hautschnitt nach Gibson, nach unten in Richtung des äußeren Kondyls verlängert. Luxation der *Moore*-Prothese nach Durchtrennung der pelveo-trochanteren Muskulatur und einer fibrocapsulären Schicht. Fruchtloser Versuch der gewaltsamen Extraktion der Prothese. Die Um-

gebung des Bruches wird durch teilweise Abtrennung des *Vastus lateralis* frei-
gelegt, um die Prothese von unten nach oben herauszuschlagen. Ein vertikaler
Spalt von 1 cm Breite wird an der Rückseite des Trochantermassivs ausgefräst
und das Harz stückweise entfernt. Neue Versuche, die Prothese herauszuziehen,
sind vergeblich. Der Knochenspalt wird auf die Diaphyse verlängert. Es war notwendig, das Harz aus den zwei Fenstern der Prothese auszuräumen, damit ihre
Entfernung gelang. Einsetzen einer überlangen *Moore*-Prothese. Auf Grund des
großen Knochendefektes hält die Prothese nicht. Es war daher notwendig, die
Prothese im zentralen Bruchstück einzubetten. Dann wurde das distale Bruchstück
auf 15 mm aufgebohrt, der ganze Markraum bis in die supracondyläre Region mit
Methylmetacrylat ausgefüllt und die Prothese in das periphere Bruchstück hin-
eingedrückt und so der Bruch eingerichtet. Der Knochenspalt wurde mit Harz
ausgefüllt. Nach Härtung des plastischen Materials Reposition der Prothese in
die Pfanne. Postoperativer Verlauf: Gymnastik im Bett während einer Woche,
Heraussetzen am 8. Tag. Am 20. Tag beginnt die Patientin zu gehen mit teilweiser
Unterstützung durch Krücken.

Entfernen einer *Moore*-Prothese mit ihrem Stiel und Ausräumen ihres Mantels
aus Methylmetacrylat ist möglich. Dazu ist ein weitgehendes Auffräsen des Knochens erforderlich, um die beiden Fenster der Prothese ausräumen zu können.
Gegen unseren Willen, aus der Not eine Tugend machend, waren wir gezwungen,
eine überlange *Moore*-Prothese einzubetten. Wir zogen die Lehre aus diesem Fall:
Die Einbettung von Moore-Prothesen ist zu vermeiden.

M. Iselin:

Ich möchte Ihnen über die Ergebnisse, die wir an der „Clinique d'orthopédie
et de chirurgie de l'appareil moteur" in Genf mit der primären Plastik nach Schenkelhalsfrakturen gemacht haben, berichten. Wir sind ja in dieser Stadt in der
beneidenswerten Lage, an der gleichen Klinik sämtliche orthopädischen, aber auch
sämtliche unfallchirurgischen Fälle zu behandeln.

Indikationsstellung: In der Zeit zwischen dem 1. 10. 1963 bis 1. 6. 1965 sind
bei uns 238 Frakturen des oberen Femurendes eingeliefert worden. Davon wurden
214 operiert. 75mal (bei 74 Patienten) haben wir bei alten Leuten primär eine
Metallprothese eingesetzt (fast immer das Modell nach Thompsen) und die Prothese
mit Methylmethacrylat („Palacos") im Femurschaft eingeklebt. Die übrigen wurden meist mit der AO-Winkelplatte, gelegentlich auch mit anderen Methoden versorgt.

Tabelle 1 zeigt Ihnen unsere Indikationsstellung für das Einsetzen einer Metallprothese in jener Beobachtungsperiode.

In der Zwischenzeit hat sich unsere Einstellung noch etwas modifiziert: Bei
einem Patienten, der eine Fraktur des proximalen Femurendes im biologischen
Alter von über 70 Jahren erleidet, verwenden wir in beinahe 50% eine Metallprothese. Die Gruppe der pertrochanteren Frakturen hat zugenommen, da wir
hier jetzt vermehrt das Modell mit langem Stiel nach Merle d'Aubigné verwenden. Hingegen sind die „diversen Indikationen" verschwunden, nachdem wir uns
darüber Rechenschaft gegeben haben, daß die Resultate bei Kopfnekrose und bei
Coxarthrose, womöglich in einem Alter ohne herabgesetzte Aktivität eingesetzt,
bei weitem nicht so überzeugend sind wie die primär nach Schenkelhalsfraktur im
Greisenalter verwendeten. Was die Methode betrifft, so entspricht sie genau der
von Bandi kürzlich in seiner ausgezeichneten Arbeit beschriebenen, mit dem einzigen Unterschied, daß wir die *Thompson*-Prothese verwenden. Wir verzichten
jetzt auch darauf, vor dem Einsetzen der Prothese die Kopfdurchblutung durch
Temperaturmessung im Innern des Femurkopfes mittels Elektroden festzustellen,
wie wir das zunächst getan haben.

Material: Im folgenden befasse ich mich nur noch mit den 69 Prothesen (68 Patienten), die in den Jahren 1963—1965 primär nach Schenkelhalsfrakturen eingesetzt wurden. Diese konnte ich im Jahre 1966 nachuntersuchen, im Mittel 1 Jahr
und 7 Monate nach Einsetzen der Prothese.

Tabelle 2 zeigt die Altersverteilung dieser Gruppe. Sie werden sagen, in einem so hohen Alter sei der Eingriff zu gewagt.

Tabelle 3 zeigt Ihnen aber, daß die Sterblichkeit nur halb so groß ist wie bei konservativem Vorgehen, auch wenn eine relativ hohe „Altersmortalität" verbleibt. Die recht beträchtliche Mortalität jeder Greisenchirurgie wird von sämtlichen Autoren immer wieder hervorgehoben.

Nachuntersuchung: Für die Details meiner Untersuchungsergebnisse verweise ich auf die ausführliche Publikation (2).

In Tabelle 4 fällt die hohe Zahl der Verstorbenen auf. Jetzt ist aber die statistische Wahrscheinlichkeit des Todes eines Bewohners von Genf im Alter von 80 Jahren schon 12%. Ziehen wir die „Altersmortalität" in den ersten Monaten nach der Operation ab, so sehen wir, daß die Sterblichkeit pro Jahr durch Einsetzen einer Metallprothese nicht wesentlich zunimmt. Die Resultate wurden nach einer Punkteskala mit einem Maximum von 300 Punkten, die ich in der Originalarbeit eingehend beschrieben habe, ausgewertet.

Tabelle 5 zeigt die Beurteilung der Endergebnisse, im Mittel 19 Monate nach Einsetzen einer Metallprothese.

Nachdem die ersten Nachuntersuchungen ermutigende Ergebnisse zeigen, nachdem die lokalen Komplikationen (Infektion, Reluxation der Prothese, Penetration der Prothese) selten sind, erscheint uns die *primäre Plastik* beim Schenkelhalsbruch des über 70jährigen als Methode der Wahl.

H. W. Buchholz:

Die *primäre* Plastik wird durchgeführt bei allen Patienten, die älter sind als 65 Jahre, mit einer medialen Schenkelhalsfraktur nach *Pauwels III*, bei solchen mit kleinem Kopffragment und Teilzerstörungen des Halses, bei Personen mit Osteoporose, Parkinson sowie bei vorgealterten Patienten und allen Patienten mit pathologischen Frakturen.

Neben der Häufigkeit von Kopfnekrosen und Schenkelhalspseudarthrosen nach medialen Schenkelhalsfrakturen spielt als dritte schwerwiegende Komplikation die unmittelbare Schädigung des Kopfes durch den Unfall eine nicht unbedeutende Rolle. Beim Sturz auf das Hüftgelenk treten je nach Fallhöhe und Körpergewicht Druckkräfte im Hüftgelenk auf, die $1-2\frac{1}{2}$ t betragen. Durch diese erhebliche Gewalteinwirkung kommt es zu einer direkten Schädigung des Kopfknorpels und des subchondralen spongiösen Knochengewebes. Eine Wiederherstellung dieses geschädigten Knorpelgewebes ist nicht möglich, so daß eine Teilnekrose des Kopfes und eine sich später anschließende sekundäre Arthrosis deformans in vielen Fällen unvermeidlich ist, die in der Literatur im Anschluß an eingestauchte mediale Schenkelhalsfrakturen mit etwa 15% angegeben wird. Eine sekundäre Arthrosis deformans des Hüftgelenkes geht zweifellos auf eine direkte Schädigung des betroffenen Gelenkes durch den Unfall zurück.

An Frühkomplikationen wurden bei 200 Endoprothesenplastiken zweimal eine Lockerung des Schaftes beobachtet zu einer Zeit, als die Einzementierung noch nicht durchgeführt wurde. Seitdem die Einzementierung der Endoprothese obligatorisch ist, wurde eine Lockerung *nicht* mehr beobachtet. Eine *Wanderung* nach distal wurde 6mal gesehen (3%), sie macht nur unwesentliche Beschwerden. Die Wanderung nach proximal wurde 5mal beobachtet (2,5%). Die Wanderung nach proximal ist sehr schmerzhaft und führt leicht zu Kontrakturen, sie muß unbedingt beseitigt werden, entweder mit einer Arthrodese oder durch Einsetzen einer totalen Endoprothese.

Luxationen der Endoprothese traten 2mal auf (1%). In beiden Fällen konnte sie durch Beckengips nach Reposition erfolgreich behoben werden.

An *Infektionen* wurden beobachtet: 4mal Weichteilinfektionen (2%), die nach entsprechender antibiotischer Behandlung ausgeheilt sind, 2mal Infektionen, die bis auf den Knochen reichten und zu einer Dauerfistel führten (1%). 1mal trat eine Spätinfektion auf (0,5%), 1 Jahr nach Einsetzen der Endoprothese infolge einer schweren konsumierenden Erkrankung (Pneumonie, Lungentuberkulose). Die drei tiefen Fisteln traten nach mehrfachen Operationen auf.

Eine tödliche Lungenembolie wurde 2mal beobachtet (1%), eine Thrombose trat 1mal ein (0,5%). Es wird obligatorisch eine Thrombose-Prophylaxe mit Marcoumar durchgeführt. 1mal kam es zu einer Marcoumar-Blutung (0,5%), die bei der 82jährigen Patientin nach einigen Tagen den Tod zur Folge hatte.

Restbeschwerden wurden bei 22 Patienten angegeben (12,9%). Ohne Stock gehen 31 Patienten (18,3%), mit Stock 139 (81,7%). Die Stockhilfe wurde sehr großzügig verordnet, da es sich meistens um sehr betagte Patienten handelt.

Von den 200 medialen Schenkelhalsfrakturen, die mit einfacher Endoprothese versehen wurden, starben in den ersten 4 Wochen nach Durchführung der Operation 14 Patienten (7%).

H. TSCHERNE:

An der Chirurgischen Universitätsklinik Graz haben wir in den letzten 2½ Jahren bei 63 *frischen* Schenkelhalsbrüchen den primären Hüftkopfersatz durch eine *Thompson*-Endoprothese durchgeführt. Das Durchschnittsalter von 78,7 Jahren und die große Zahl von Begleitkrankheiten beweisen, daß das Krankengut eine negative Auslese darstellt. So hatten zwei Drittel unserer Patienten Vorerkrankungen, wie senile Demenz, Marasmus, Tabes, Parkinson, Schizophrenie, kardiale Dekompensation, Carcinomkachexie, Lähmungen nach Apoplexie und Poliomyelitis.

Auf Grund unserer ersten Erfahrungen stellen wir heute die Indikation für eine primäre Alloarthroplastik, wenn der schlechte körperliche oder geistige Zustand eine sofortige Mobilisierung und Frühbelastung erfordert. Als Altersgrenze nehmen wir das biologische Alter von 75 Jahren bei *Pauwels-I*- und -*II*-Frakturen und von 70 Jahren bei *Pauwels-III*-Frakturen. Ausnahmsweise verwenden wir die Prothese ab dem 65. Lebensjahr bei Vorliegen von Begleiterkrankungen (z. B. präsenile Demenz, kardiovasculäre Störungen, Hemiplegie, Neoplasmen). Wir führen die Plastik nicht aus bei lateralen und Abduktionsbrüchen, bei pathologischen Pfannenverhältnissen sowie bei Gehunfähigkeit oder Bettlägerigkeit, wenn keine Aussicht auf Erreichung einer Gehfähigkeit besteht.

Die postoperative Letalität betrug 19%. Die Haupttodesursachen waren Herz-Kreislauf-Versagen bei Altersmarasmus und Pulmonalembolie. Die 12 verstorbenen Patienten hatten ein Durchschnittsalter von 84,3 Jahren.

Folgende *Frühkomplikationen* waren zu verzeichnen: 1 Prothesenluxation, 2 Wundhämatome, 2 oberflächliche Wundheilungsstörungen und 5 andere Komplikationen (Decubitus, Pneumonie, Thrombophlebitis). Alle genannten Komplikationen wurden beherrscht.

Als *Spätkomplikation* haben wir eine schwere Gelenkinfektion 9 Monate nach der Operation erlebt. Die sklerotische Patientin, die davon betroffen war, kam mit einem septischen Zustandsbild an die Klinik. Wir haben eine Hüftgelenksresektion nach GIRDLESTONE vorgenommen, die Infektion klang danach sofort ab, und die Patientin konnte später wieder mit fremder Hilfe gehen.

Die Frühergebnisse nach der Alloplastik sind durchaus ermutigend. So sind über zwei Drittel der Patienten völlig schmerzfrei, während die übrigen Patienten nur geringe, zeitweilige Schmerzen angeben. Über zwei Drittel sind ohne Gehhilfe normal gehfähig, benützen aber bei längeren Wegstrecken einen Stock. Röntgenologisch ist bei einem Patienten der Hüftgelenkspalt als Folge eines zentralen Pfannenknorpelschwundes nicht mehr nachweisbar, bei 3 weiteren Patienten hat sich der Hüftgelenkspalt um 1 mm verschmälert. Nur einer dieser Patienten klagt über Schmerzen bei Witterungswechsel, alle 4 sind normal gehfähig. Die übrigen Patienten zeigen röntgenologisch einen normalen Befund. Eine Lockerung oder Wanderung der Prothese im Femur haben wir nicht beobachtet, da die Prothese mit Palacos fixiert wird.

Unsere Frühergebnisse rechtfertigen die primäre Alloarthroplastik bei dislocierten, medialen Schenkelhalsbrüchen im Greisenalter durchaus. Niemand wird abstreiten, daß ein nach einer Fraktur knöchern ausgeheilter, gut vascularisierter und lebensfähiger Schenkelkopf besser als jede Endoprothese ist. Solange aber in einem hohen Prozentsatz mit Früh- oder Spätkomplikationen nach der Nagelung zu rechnen ist, ist die Prothese unserer Meinung nach das Mittel der Wahl bei hochbetagten Patienten in schlechter oder elender physischer und psychischer Verfassung mit einer wahrscheinlichen Lebenserwartung von nur wenigen Jahren. Bei gutem Allgemeinzustand ist aber auch über dem 75. Lebensjahr die Nagelung der Arthroplastik vorzuziehen.

S. WELLER, Freiburg (Deutschland):

Wir sind in der Chirurgischen Universitätsklinik Freiburg/Br. in den letzten zwei Jahren ebenfalls dazu übergegangen, in ausgesuchten Fällen bei frischen medialen Schenkelhalsfrakturen primär den Kopf zu entfernen und eine Endoprothese einzusetzen. Bezüglich der Indikation richten wir uns dabei nicht generell nach dem Alter der Patienten, sondern nach dem Lokalbefund, d. h. dem Verlauf der Frakturlinie und Größe des Kopffragmentes u. a., und nach dem Allgemeinbefund, d. h. welche Anforderungen wir im Laufe der Behandlung des Schenkelhalsbruches bezüglich Entlastung an den Patienten stellen können. Unsere Ergebnisse bei über 40 Patienten sind in jeder Hinsicht zufriedenstellend, doch scheint der Zeitraum noch zu kurz, um eine endgültige Aussage über die Leistungsfähigkeit dieses Behandlungsverfahrens machen zu können. Auffallend ist, wie gut die alten Patienten den operativen Eingriff des Einbaues einer Endoprothese tolerieren.

J. BÖHLER:

Es ist naturgemäß, daß alle, die sich zu dieser Podiumsdiskussion gemeldet haben, Endoprothesen einsetzen und diesen Standpunkt auch vertreten. Um ein bißchen Gegengewicht zu haben, haben wir Herrn CHIARI eingeladen, auch dazu Stellung zu nehmen. Aber ich glaube, er sieht doch ab und zu die Folgen der Endoprothese beim frischen Schenkelhalsbruch, naturgemäß wieder die negativen Folgen. — Ich möchte hören, was er dazu zu sagen hat.

K. CHIARI, Wien (Österreich):

Wenn die *primäre* Hüftplastik bei einer frischen Schenkelhalsfraktur in Betracht gezogen werden soll, so müssen die Ergebnisse besser sein als die konservative Behandlung. Es können zwei Fälle demonstriert werden, bei denen die Prothese zunächst den Gelenksspalt zum Verschwinden brachte und schließlich sogar eine Prothesenwanderung unter starken Schmerzen eintrat, bis der Oberschenkelkopf bis in das Becken hineinragte. In beiden Fällen mußte die Prothese entfernt werden. Es wurde mit einer Resektion-Angulation vorliebgenommen. Dieses Ereignis trat auch schon bei ziemlich jungen Patienten ein, muß aber bei höherer Osteoporose immer wieder erwartet werden. Diese nachteilige Entwicklung ist auch bei alten Patienten zu befürchten, die doch zu einem hohen Prozentsatz durch die Schenkelhalsnagelung endgültig geheilt werden können. Ich würde deshalb meinen, daß die Indikation zur primären Hüftplastik nach MOORE nur in besonders ungünstigen Fällen und *nicht* nach dem Alter gestellt wird.

J. BÖHLER:

Ich glaube, daß gerade die Prothesenwanderung nach der Infektion vielleicht die unangenehmste Komplikation ist. Herr BUCHHOLZ hat in Wien beim Chirurgenkongreß aus der Literatur zitiert: 22 Wanderungen nach distal, 15 nach proximal. Die distalen Wanderungen hat man ja mit dem Palacos etwas in der Hand, die kann man verhindern. Aber die nach proximal kann man nicht verhindern. Und wir haben wahrscheinlich alle solche Bilder, wie sie Herr CHIARI gezeigt hat. Und was macht man dann? Das ist ein großes Problem. Ich möchte in der Diskussion nicht noch darauf eingehen, was man dann macht.

9*

H. G. Wahl, Liestal (Schweiz):

Auf der chirurgischen Abteilung des Kantonsspitals Liestal wurden bis Ende 1966 75 Patienten mit einer Endoprothese entweder mit dem Modell nach Moore oder Thompson versorgt. Davon handelt es sich in 59 Fällen um primäre, notfallsmäßige Versorgungen von frischen medialen Schenkelhalsfrakturen bei alten Patienten. Der Eingriff erfolgte in der Regel in Lumbalanästhesie. Die Einbettung der Prothese in den Femurschaft wurde mit Kunstharz (Palacos oder Simplex, neuerdings Bone-Cement) durchgeführt.

Das Durchschnittsalter der Verunfallten betrug 74, die durchschnittliche Hospitalisationsdauer 37 Tage. Die Mortalitätsrate während des Spitalaufenthaltes betrug 9 Fälle (12%). Oberflächliche Wundheilungsstörungen (ohne Weiterungen) beobachteten wir bei 6 Patienten (8,5%), wobei keine die Prothese gefährdenden Wundinfekte auftraten. In 4 Fällen kam es im Rahmen der bei der Operation notwendigen Luxations- bzw. Repositionsmanöver zu einer Femurschaftfraktur, welche eine zusätzliche Osteosynthese erforderte; in 2 Fällen zu einmaligen, nicht wiederholten postoperativen Luxationen. Es muß betont werden, daß das Spätresultat durch diese technischen Komplikationen nicht beeinflußt wurde.

Einer Nachkontrolle konnten 46 Patienten (46%) nach 1 bis 5 Jahren unterzogen werden. Fast die Hälfte aller Patienten war ohne Stockhilfe gehfähig etwa ein Drittel mit Hilfe eines Stocks, so daß man unter den nachkontrollierten Patienten in rund drei Viertel aller Fälle von einem guten bis durchaus noch befriedigenden Ergebnis sprechen dürfte. Gegenüber diesem klinischen Verhalten war das röntgenologische Resultat schlechter, indem bei 20 Fällen (26%) Knorpelschwund und Kopfwanderung festgestellt werden mußten.

Auf Grund unserer Erfahrungen betrachten wir die *primäre* Endoprothese nach medialen Schenkelhalsbrüchen für hochbetagte Patienten oder auch bei weniger gealterten mit reduzierter Lebenserwartung als eine brauchbare und in etwa 50% der Fälle sogar als eine gute Lösung, wobei wir ausdrücklich betonen möchten, daß die Indikation zur Primärversorgung vom *biologischen* Alter abhängig gemacht werden muß und nicht von einer bestimmten, zahlenmäßig definierten Altersgrenze. Für diese biologisch gealtertenVerunfallten werden wir auch weiterhin an der primären Endoprothetik festhalten. Ist aber die Lebenserwartung noch gut, dann muß man u. E. gegenüber der primären Endoprothetik äußerste Zurückhaltung beobachten. Bei guter Lebenserwartung stellen wir die klassisch gewordenen Behandlungsmethoden (Nagelung, Verschraubung) ganz in den Mittelpunkt, weil, soweit wir dies an Hand unserer Nachkontrollen beurteilen müssen, die Gefahr von Spätschäden, insbesondere der Kopfwanderung, ein Jahr nach der Endoprothetik immer größer wird.

Von pathophysiologischem Interesse ist die Art und Weise der *Kopfwanderung*. In unserem Krankengut zeigten kleine Prothesenköpfe (die entsprechend den anatomischen Gegebenheiten klein gewählt werden mußten) so gut wie regelmäßig eine Wanderung nach medial im Sinne einer zentralen Luxation, große Köpfe eine solche nach kranial. Die Wanderungstendenz begann in etwa einem Viertel der Fälle schon nach 1 bis 2 Jahren.

In mehreren histologisch verarbeiteten Fällen von Verstorbenen zeigten sich im Gebiet des Femurs, wo die Prothese verankert war (Trochanter, proximale Femurschaftcorticalis), eigentümliche reaktive Knochenveränderungen im Sinne einer Spongialisierung. (Die histologischen Untersuchungen erfolgten durch Herrn Prof. R. Schenk, Prosektor am Anatomischen Institut der Universität Basel.)

A. Manzoni, London (England). (Mit 1 Abb.):

Meiner Meinung nach muß man die *Indikation* in zwei Gruppen einteilen.

1. *Soziale Indikation:* Durch Einsetzung der Prothese kann man alte Patienten in 3—4 Wochen wieder beweglich und unabhängig machen.

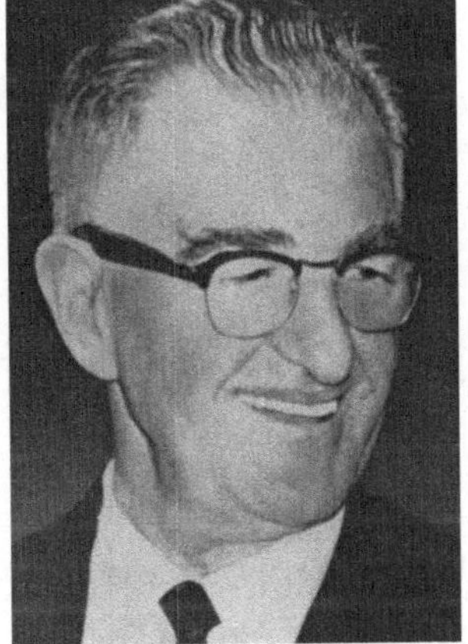

2. *Medizinische Indikation:* Die Gefahr von Komplikationen bei älteren Patienten liegt klar auf der Hand. Diese Behandlung gibt ihnen die Möglichkeit, am Tag nach der Operation auf dem Bett zu sitzen, und der Eingriff bei perfekter Narkose ist hier schwerer. Auch die älteren debilen Patienten können diesen Eingriff ertragen. Diese Methode ist aber nur dann erfolgreich, wenn das Acetabulum, also der Empfänger des metallenen Kopfes, noch verschont ist. Wenn sich aber bei der Operation herausstellt, daß die Pfanne auch verstellt ist, muß man an die totale Hüftreplacierung denken und eine neue von Charnley, Manchester, ausgearbeitete Methode anwenden, die auch bei alten Menschen gute Resultate zu verzeichnen hat.

Bei dieser Gelegenheit darf der Mann, der die Pionierarbeit mit der Endoprothese geleistet hat, nicht vergessen werden, und so bitte ich um Erlaubnis, das Bild des 1964 verstorbenen Austine Moore zu zeigen.

H. Eberle, Zürich (Schweiz):

Ich möchte nur noch zu der *Pfannenwanderung* kurz Stellung nehmen. Ich glaube, ein wesentlicher Punkt ist, daß bei der Reposition keine zu große muskuläre Spannung besteht. Vor allem, wenn die pelvi-trochantere Muskulatur angespannt ist. Das ist sehr häufig der Fall, wenn man nicht vorher provisorisch einmal reponiert, bevor man die Prothese mit Palacos implantiert. Es kommt dann zu einem Beckenschiefstand, und diesem verstärkten dauernden Druck ist die Pfanne selbstverständlich *nicht* gewachsen. Wir haben bei Nachkontrollen unserer Fälle feststellen können, daß der Knochenschwund schon nach 3 Monaten nachweisbar ist. Dann bleiben die Pfannen aber mehr oder weniger stationär. Unsere Nachkontrollen, welche sich 1—5 Jahre postoperativ belaufen, haben ergeben, daß die Leute subjektiv in 80% mit dem Resultat sehr zufrieden waren. Wir haben etwa 10% schlechte Resultate. Es kommt noch darauf an, was diese Leute, die im Alter ja in erster Linie sitzen und nicht herumgehen, wollen. Das funktionelle Resultat, das wir nach Sheppert kontrolliert haben, hat ebenfalls ein sehr gutes Resultat ergeben. Etwa 75% der Patienten hatten die Aktivität, die sie vorher gehabt haben. Alle waren Patienten von über 70—75 Jahren, die mit der funktionellen Aktivität zufrieden waren. Wir haben also relativ gute Resultate mit den Prothesen auch nach 5 Jahren noch feststellen können.

J. Böhler:

Ich habe aus der Diskussion den Eindruck gewonnen, daß die schlechten oder die nicht befriedigenden Ergebnisse ungefähr bei 20% liegen. Abhängig von der Dauer der Nachuntersuchung. Wir haben gehört, daß im 1. Jahr nur 10% und nach einigen Jahren schon 30% schlecht sind. Wenn wir als Durchschnittswert 20% nehmen, so ist das ein Ergebnis, das sich durchaus an die Seite der Schenkelhalsnagelung stellen läßt. Sind Sie mit dieser Formulierung einverstanden, Herr Chiari?

K. Chiari:

Ich glaube, daß aber die Fälle, die durch die Schenkelhalsnagelung gut werden könnten, häufig auch durch die Endoprothese geschädigt werden. So daß wir also nicht sagen können, es sind die gleichen Fälle, wenn wir denselben Prozentsatz der Mißerfolge haben, die schlecht werden, sondern es sind verschiedene Fälle. Deswegen müssen wir diejenigen Fälle, die günstig sind, auch im höchsten Alter mit der Nagelung behandeln und dürfen diese nicht der Gefahr der Endoprothese aussetzen, weil sie durch die Nagelung gut werden können, aber bei der Endoprothesen-Versorgung denselben Gefahren unterliegen wie die anderen Fälle, die schlechte Ausgangsbedingungen haben.

J. Böhler:

Dazu kommt, daß, wenn ein Mißerfolg bei der Nagelung eintritt, noch immer die Möglichkeit einer Endoprothese bleibt, während man an eine mißglückte Endoprothese keine Nagelung anschließen kann.

B. Zifko u. E. Vlasich, Wien (Österreich):

Infektionen beim operierten Schenkelhalsbruch. (Mit 1 Abb.)

Die Schenkelhalsnagelung bringt neben schönen Ergebnissen auch Probleme. Ein solches ist, selbst in unserer antibiotischen Zeit, noch immer die *Infektion*. Wenngleich zahlenmäßig gegenüber anderen Komplikationen nicht so häufig, so ist die postoperative Infektion der Osteosynthese wohl die schwerwiegendste, da sie neben der Funktionsstörung doch eine unmittelbare Bedrohung des Lebens darstellt.

Wir unterscheiden zwischen der Weichteilinfektion ohne Beteiligung der Osteosynthesen und der Infektion der Osteosynthesen mit akutem oder subakutem bzw. schleichendem Verlauf.

Tabelle 1 gibt uns über die Art und Häufigkeit der Infektionen sowie die Letalität bei eingetretener Infektion nach Nagelung medialer Schenkelhalsbrüche in den Unfallkrankenhäusern Auskunft.

Infektionen bei 1528 operierten medialen Schenkelhalsbrüchen

Art der Infektion	Gesamtzahl	%	Exitus
Oberflächliche Wundinfektionen ohne Beteiligung der Osteosynthese	20	1,2	—
Subakute, schleichende Infektionen der Osteosynthese mit Gelenksbeteiligung	4	0,21	—
Akute Infektionen mit Gelenksempyem und Sepsis	9	0,59	7
Zusammen	33	2,0	7

Die oberflächliche Wundinfektion als Weichteilabscess, infiziertes Hämatom, Wundrandnekrose bringt diagnostisch und therapeutisch keine Schwierigkeiten. Nach ausgedehnter Incision und Gaben von Antibiotica kommt es fast immer zur Ausheilung, so daß weitere therapeutische Maßnahmen meist nicht erforderlich sind.

Breitet sich eine Infektion entlang des Schenkelhalsnagels aus, so führt dies beim medialen Schenkelhalsbruch nicht nur zu einer eitrigen Ostitis, sondern, bedingt durch den intrakapsulär gelegenen Bruchspalt, noch zu einer Gelenksinfektion mit akutem oder schleichendem Verlauf. Infolge der Infektion kommt es zu einer teilweisen oder totalen Ernährungsstörung des Hüftkopfes, wobei sich röntgenologisch eine diffuse Kopfdichte bzw. partielle oder totale Sequestrierung des Kopfes zeigt. Daneben sehen wir noch die Perforation des Dreilamellennagels und als

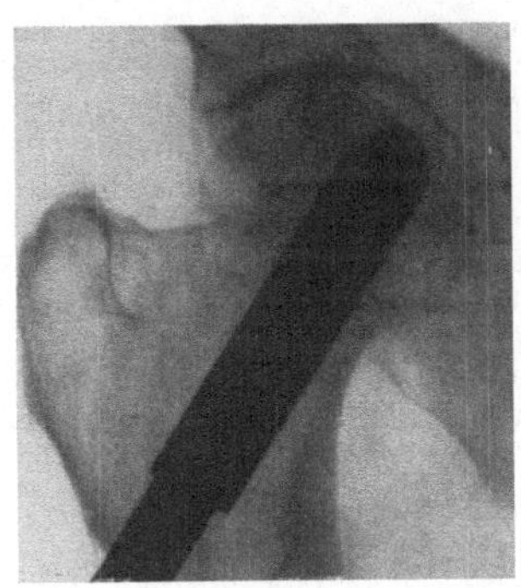
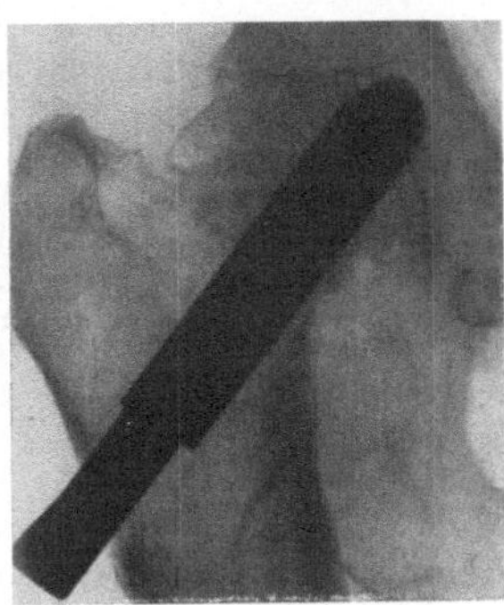

Abb. 1a—b zeigt die röntgenologischen Veränderungen des Kopfes und als signifikantes Zeichen der septischen Nekrose den verlorengegangenen Gelenksspalt

Folge der Knorpelzerstörung einen Schwund des Gelenksspaltes, der als *das* differentialdiagnostische Zeichen gegenüber der aseptischen Nekrose gewertet wird. Die Erkennung der subakuten, schleichenden Form, die mitunter beträchtliche Schwierigkeiten bereitet, wird mit diesem röntgenologischen Kriterium und den klinischen Symptomen, von denen die schmerzhafte Bewegungseinschränkung der Hüfte das signifikanteste ist, wesentlich erleichtert.

In den *akuten* Fällen ist das klinische Bild von den klassischen Symptomen des Hüftgelenksempyem beherrscht und trotz intensiver therapeutischer Maßnahmen mit einer hohen Letalitätsrate verbunden, wie aus Tabelle 1 ersichtlich war.

Die *Behandlung* des akuten Hüftgelenksempyem besteht neben allgemein therapeutischen Maßnahmen in

1. Entfernung des Osteosynthesematerials nach ausreichender Incision von seitlich hinten mit Eröffnung des Hüftgelenkes und Abmeißelung des hinteren Pfannenrandes,

2. Exstirpation bzw. Resektion des Kopfes,

3. Anlegung einer Spüldrainage,

4. Brust-Becken-Bein-Gipsverband bis zur Erzielung einer Ankylose für etwa 8—12 Monate.

Fall: Ein 59jähriger Magazineur wurde am 10. 12. 1962 wegen eines medialen Schenkelhalsbruches operiert. Wegen Herausgleiten des Nagels wurde knapp vier Wochen später der Nagel gewechselt und zusätzlich eine Einlochplatte angelegt. Schon 8 Tage später kam es zur Temperaturerhöhung, Rötung der Haut im Narbenbereich und zu einer schmerzhaften Bewegungseinschränkung der Hüfte. In typischer Weise wurde von einer ausgedehnten Incision seitlich hinten das Osteosynthesematerial entfernt, das Hüftgelenk eröffnet, der hintere Pfannenrand abgemeißelt, der Kopf entfernt, Spüldrainage und BBBG für 8 Monate angelegt. Das Röntgenbild zeigt den Zustand nach 4½ Jahren.

Diesen Fall möchte ich noch gern zeigen, weil hier nicht der klassische Weg der Behandlung einer eitrigen Entzündung des Hüftgelenkes beschritten wurde, sondern das Behandlungsziel mit Spülung und Instillation von Antibiotica erreicht wurde.

Es handelt sich um eine 78jährige Patientin, bei der 14 Tage post operationem nach anfänglicher Schmerzfreiheit eine deutliche schmerzhafte Bewegungseinschränkung der Hüfte mit Druckempfindlichkeit an der Medialseite des Oberschenkels auftrat. Eine Woche später ergab die Punktion des Hüftgelenkes 10 ccm eitriges Exsudat, das bei der bakteriologischen Untersuchung grampositive Staphylokokken neben Leukocytendetritus zeigte. Mittels eines Polyvinylkatheters, der durch die dicke Punktionsnadel eingeführt wurde, erfolgte eine ausgiebige Spülung mit Penicillinlösung, anschließend Instillation mit Penicillin durch 2 Wochen und Streptomycin durch 1 Woche. Die schmerzhafte Bewegungseinschränkung der Hüfte sowie die entzündlichen Erscheinungen klangen ab, die anfangs stark erhöhte Senkung von 134/142 ging zurück. Die Patientin konnte nach insgesamt 75 Tagen stationären Aufenthaltes das Spital gehfähig verlassen.

Zwei Jahre nach der Operation und der Instillationstherapie zeigt die Röntgenkontrolle eine deutliche Resorptionszone an der Nagelspitze und an der Nageleinschlagstelle. Der herausgewanderte Nagel verursachte geringe Beschwerden und wurde entfernt. Nach weiteren zwei Jahren zeigt die Röntgenaufnahme bei geheilter Fraktur eine besonders im Seitenbild deutlich sichtbare 23 : 13 mm große Resthöhle. Ein Wiederaufflackern des entzündlichen Prozesses wurde *nicht* mehr beobachtet.

Wir sind der Meinung, daß die Methode der operativen Versorgung des medialen Schenkelhalsbruches mit dem Dreilamellennagel über einen Führungsdraht, gewissermaßen als gedeckte Nagelung, im Hinblick auf die Infektion sehr günstig abschneidet.

Bei eingetretener Infektion hat der chirurgische Eingriff nach wie vor den Vorrang, und zwar genügt bei der oberflächlichen Weichteilinfektion die ausgiebige Incision. Handelt es sich jedoch um eine Infektion der Osteosynthese unter Mitbeteiligung des Hüftgelenkes, so ist die erfolgversprechende Methode die Entfernung des Osteosynthesematerials und des sequestrierten Kopf-Hals-Anteiles, Drainage und langdauernde Ruhigstellung, um einen möglichst guten und erträglichen Funktionszustand zu erreichen.

K. Timme, Bremerhaven (Deutschland):

Ich möchte auf den unterschiedlichen Verlauf und das therapeutische Vorgehen hinweisen, ob nämlich die Wundinfektion, gemeint ist in jedem Falle die bis auf den Nagel reichende Infektion, nach operativer Versorgung einer medialen oder einer pertrochanteren Fraktur auftritt. Durch die intrakapsuläre Bruchlinie muß man nur bei den medialen Frakturen mit einer Einwanderung der Infektion am Nagel entlang in das Hüftgelenk rechnen. Der bei einer dislocierten Fraktur bereits geschädigte Oberschenkelkopf wird damit zum Sequester. Wenn man in einem solchen Falle einer eitrigen Gelenksinfektion eine Heilung erzielen will, muß die *Entfernung des Kopfes* und eine solide Oberschenkelankylose angestrebt werden.

Eine abwartende Haltung nach Spaltung des Weichteilabszesses bei intensiver antibiotischer Therapie und Ruhigstellung des Hüftgelenkes ist dagegen bei Wundinfektion einer pertrochanteren und auch bei den lateralen Frakturen gerechtfertigt. Hier kann es zwar zu einer traumatischen Osteomyelitis, in der Regel aber nicht zu einem Hüftgelenksempyem kommen. Bewährt hat sich uns die antibiotische Spüldrainage, die wir nach operativer Versorgung, also späterer Nagelentfernung oder Oberschenkelkopfresektion in das infizierte Wundgebiet einlegen und mehrere Wochen aufrechterhalten.

F. Povacz, Linz (Österreich):

Ursachen der Pseudarthrosen nach operierten Schenkelhalsbrüchen.

Im Jahre 1933 wurde die extraarticuläre Nagelung in die Behandlung der Adduktionsbrüche des Schenkelhalses im Unfallkrankenhaus Wien XX eingeführt. Die Operationsmethode wurde von den später errichteten Unfallkrankenhäusern und Unfallabteilungen ziemlich einheitlich übernommen. Sie wird in prinzipiell gleicher Weise heute noch durchgeführt. Ender hat 1952 über 130 operierte Varusbrüche aus den Jahren 1933 bis 1948 berichtet. Er fand eine Pseudarthrosenhäufigkeit von 6,9%.

In der Zwischenzeit wurde eine große Anzahl anderer Operationsverfahren angegeben. Nigst hat in seinem Buch die Pseudarthrosenhäufigkeit bei Verwendung des Dreilamellennagels und bei anderen Verfahren gegenübergestellt. 36 Autoren, die den Dreilamellennagel verwenden, berichten über 1,5 bis 44,6% Pseudarthrosen. 14 Autoren, die andere Verfahren anwenden, geben 0 bis 22,2% an.

Als *Ursachen* werden 3 Gruppen von Faktoren diskutiert:

I. Ursachen, die in der Fraktur selbst liegen:
1. Mechanisch ungünstiger Verlauf des Bruchspaltes
2. Zertrümmerung der hinteren Corticalis (Scheck)
3. Ernährungsstörung der Bruchstücke
4. Interposition
5. Enzymsystem, welches das Frakturhämatom verflüssigt und dadurch die Heilung ungünstig beeinflußt (Harrold)

II. Fehler in der Behandlung:
1. Zu späte Reposition
2. Ungenügende Reposition
3. Ungenügende mechanische Stabilität der Osteosynthese (Nagel zu flach, zu kurz, zu wenig im Trochanter verankert, ein Bruchstück ungenügend fassend)
4. Schädigung der Frakturenden durch wiederholtes Einführen des Osteosynthesematerials in verschiedenen Richtungen
5. Infektion

III. Allgemeine Störungen der Bruchheilung: Osteoporose, Cortison-Medikation, Röntgenbestrahlung, Tabes, multiple Sklerose.

Ein Teil der Autoren hebt die Bedeutung der gestörten Blutversorgung besonders hervor. Die meisten weisen jedoch auf mechanische Faktoren hin. Gerade diese Überlegungen haben zur Konstruktion zahlreicher neuer Osteosyntheseverfahren geführt.

Pauwels, Putti, King und Cleveland sehen die Hauptursache in der mechanischen Konstellation des Bruches und empfehlen die sekundäre Osteotomie.

Die Bestrebungen gehen aber dahin, die mechanisch ungünstigen Faktoren schon primär durch eine stabilere Osteosynthese auszuschalten. Mit dem Nagel von Küntscher, der Schraube von Charnley und der Doppelnagelung nach K. H. Bauer sind diesbezüglich gute Erfolge berichtet worden.

Dieser Mitteilung liegen die Ergebnisse von 5 Unfallkrankenhäusern und 2 Unfallabteilungen aus den Jahren 1952—1965 zugrunde. In diesem Zeitraum wurden 1528 frische Varusbrüche mit dem Dreilamellennagel versorgt. 1131 waren 2 Monate und länger in Beobachtung. — Gesamt: 1131; sekundäre Verschiebung: 120 (10,6%); Nagelbruch: 5 (0,4%).

Zum Vergleich einige Literaturmitteilungen über Redislokationen:

Amerikanische Sammelstatistik	1941	572 Fr.	63 R.	11%
Linton	1942	248	47	19%
Spotoft	1944	304	31	10%
Oden	1947	143	44	31%
Carlquist	1947	162	44	27%
Salem	1951	484	41	9%
Manninger	1960	389	56	14%

Die 125 unstabilen Osteosynthesen konnten an Hand der Röntgenserien und Krankengeschichten genauer analysiert werden.

Bei 104 dieser Patienten waren Fehler in der Behandlung zu finden, und zwar:

1. Unzureichende Stabilität der Osteosynthese 82
2. Ungenügende Reposition 74
3. Intervall von mehr als 1 Woche 65
4. Infektion 6

Außer diesen Behandlungsfehlern zeigten diese Brüche auch besonders *ungünstige* mechanische Konstellationen (*Pauwels III* 45, hintere Keile und Defekte 75, Nekrosen 44).

Allgemeine Störungen der Bruchheilung wurden nur vereinzelt beobachtet.

20 der sekundär verschobenen waren exakt reponiert und nach unserer Auffassung auch stabil osteosynthesiert worden. Der Nagel war im Trochanter fest verankert, er lag im unteren hinteren Drittel und reichte 5—10 mm an die Kopfoberfläche heran. Diese 20 Fälle ergaben folgendes:

Exakte Reposition und Osteosynthese	20
Nekrosen	10
Hintere Keile und Defekte	13
Pauwels III	5
Intervall von mehr als 1 Woche	4

Diese Zusammenstellung ergibt für unsere Fälle als *Hauptursachen für den Mißerfolg:*

1. Ungenügende Reposition.
2. Fehlerhafte Osteosynthese.
3. Ein längeres Intervall zwischen Unfall und Operation scheint sich ungünstig auszuwirken.

4. Die wichtigsten in der Fraktur selbst liegenden Ursachen sind Keile und Defekte an der hinteren Korticalis, steiler Verlauf des Bruchspaltes und Durchblutungsstörungen.

Die *Folgerungen* daraus sind:

1. Möglichst frühzeitig operieren.
2. Eine exakte Reposition ist anzustreben, evtl. auch offen, wenn sie geschlossen nicht gelingt.
3. Der richtigen Lage und festen Verankerung des Nagels kommt besondere Bedeutung zu (13 unstabile Frakturen konnten allein durch Beifügung einer Platte zum Nagel stabilisiert und zur Heilung gebracht werden).
4. Scheck hat 1960 vorgeschlagen, bei ausgedehnten hinteren Defekten vorne einen Keil zu entnehmen. Dieser Vorschlag scheint uns einer Überprüfung wert.

Was ist aus den 125 Patienten geworden? 43 sind ausgeblieben oder durch Tod ausgeschieden; 13 sind ohne weiteren Eingriff geheilt; 27 wurden im ersten Jahr operiert (16 geheilt, 4 Prothesen, 2 Arthrodesen, 2 Kopfexstirpationen wegen Infektion, 2 Osteotomien ohne Erfolg, eine Osteotomie zu kurz in Beobachtung); 42 Pseudarthrosen nach einem Jahr (22 Nekrosen).

H. Jahna, F. Kocenda u. W. Riedl, Wien (Österreich):

Kopfnekrosen. (Mit 2 Abb.)

Wir haben in den beiden letzten Tagen in einer Reihe von Vorträgen schon Wesentliches über die Kopfnekrose nach Schenkelhalsbrüchen erfahren. Daher soll — um Wiederholungen zu vermeiden — aus dem großen Patientengut der Unfallkrankenhäuser Österreichs nur auf einige wichtige Tatsachen für die Praxis hingewiesen werden. Wir wollen dabei vor allem zur Frage der *primären Plastik* Stellung nehmen.

Wir haben nicht alle sekundären Veränderungen im Kopfbereich nach Schenkelhalsbrüchen, die sich röntgenologisch erkennen ließen, zur Nekrose gezählt, wenn dies auch sicher histologisch in vielen Fällen richtig sein würde. Berücksichtigt wurden nur die Fälle, die Kopfeinbrüche zeigten.

Es wurde die partielle Nekrose von der Totalnekrose unterschieden. Weiter schien es uns von Bedeutung, Kopfnekrosen nach knöchern geheilten Schenkelhalsbrüchen von solchen bei Pseudarthrosen zu trennen.

Da Kopfnekrosen überall in einem recht hohen Prozentsatz auftreten, wird in der letzten Zeit immer mehr der primären Plastik das Wort gesprochen. Wir wollen sehen, ob man bei unseren Fällen schon im primären Röntgenbild Anzeichen finden kann, aus denen auf eine sich später entwickelnde Kopfnekrose zu schließen ist.

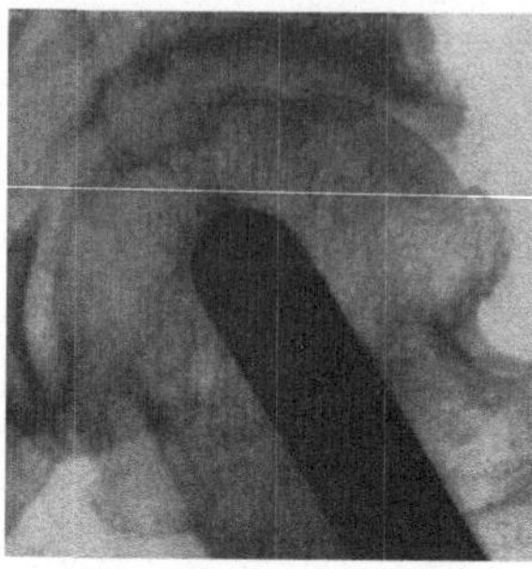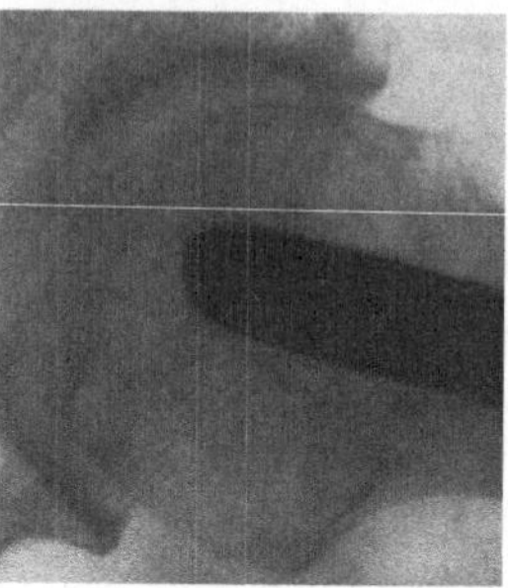

Abb. 1.

Abb. 1. Typisches Bild einer *partiellen* Kopfnekrose, 9 Jahre nach der Schenkelhalsnagelung, bei einer zur Zeit des Unfalles 57jährigen Gärtnerin. Der kraniale Kopfquadrant ist abgeflacht und zeigt einen 2—3 mm tiefen Einbruch

Lebensalter und Nekrosehäufigkeit

Man könnte annehmen, daß bei älteren Leuten — meist gilt das 70. Lebensjahr als Grenze — deutlich mehr Nekrosen zu erwarten sind. Um diese Frage zu prüfen, wurden zwei Gruppen gebildet, eine mit Verletzten unter 70 Jahren und eine mit Verletzten über 70 Jahren. Diese beiden Gruppen wurden nach Beobachtungszeiten geordnet und ihre Nekrosehäufigkeit geprüft (Tab. 1).

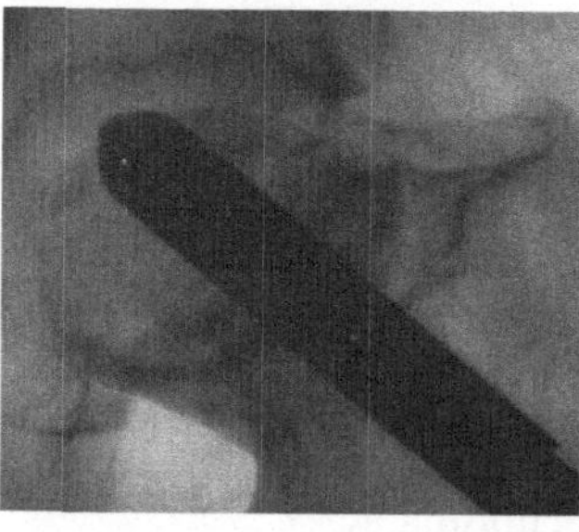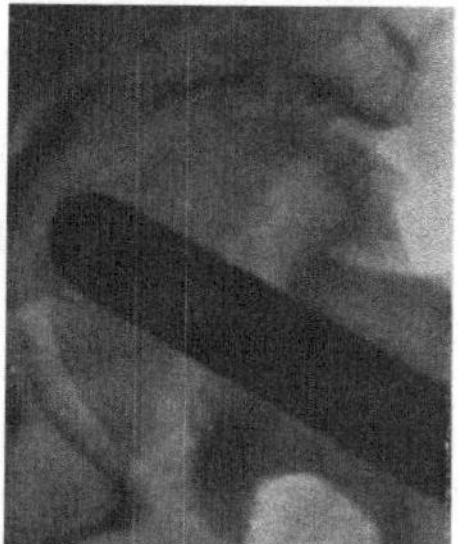

Abb. 2.

Abb. 2. Typisches Bild einer *totalen* Kopfnekrose bei einer zur Zeit des Unfalles 69jährigen Pensionistin, 2½ Jahre nach Operation. Der Kopf ist im ganzen eingebrochen, deutlich verkleinert, die Nagelspitze hat die Kopfoberfläche perforiert

Je größer der Beobachtungszeitraum zwischen Unfall und Nachuntersuchung ist, um so mehr Nekrosen werden wir sehen. Die Nekrosehäufigkeit steigt bei den 1071 Verletzten der Gruppe, die länger als 2 Monate nach der Operation beobachtet werden konnte, von 22,04% (229 Fälle) auf 30,4% (131) bei den 436 Fällen, die länger als 3 Jahre beobachtet wurden, an. Hingegen kann man in keiner der Beobachtungszeiten einen wesentlichen Unterschied der Nekrosehäufigkeit zwischen der Behandlungsgruppe mit Patienten unter und über 70 Jahren finden. Das *Alter scheidet* somit *als Operationsindikation* für die primäre Plastik *aus*.

Tabelle 1. *Kopfnekrose — Alter und Beobachtungszeit*
(Knöchern geheilte Fälle)

Beobachtungszeit über	Anzahl d. Fälle	davon Kopfnekr. unt. 70 Jahren	Kopfnekrosen üb. 70 Jahre	Nekrosen insgesamt
2 Monate	1071	von 681 157 = 23,05%	von 390 72 = 18,4%	229 = 22,04%
1 Jahr	776	von 555 152 = 27,38%	von 221 56 = 25,34%	208 = 26,8%
2 Jahre	590	von 549 132 = 28,75%	von 131 35 = 26,22%	167 = 28,0%
3 Jahre	436	von 355 105 = 29,57%	von 81 26 = 32,9%	131 = 30,04%

Bei den 815 Fällen der Gruppe *Pauwels II* fanden sich 182 = 22,36% Nekrosen, bei den 282 Fällen der Gruppe *Pauwels III* nur 40 = 14,19%. Es erscheint zunächst verwunderlich, daß die Gruppe *Pauwels III* weniger Nekrosen hatte als die Gruppe *Pauwels II*. Wenn wir uns aber vergegenwärtigen, daß die Einteilung nach PAUWELS nur eine Aussage über die Stabilität des Bruches ist, wird uns dies klar. Wir müssen nur die

Tabelle 2. *Kopfnekrosen nach genagelten Schenkelhalsbrüchen, Brucheinteilung nach* PAUWELS
(1097 länger als 2 Monate beobachtete Fälle)

815 Fälle *Pauwels II* davon 182 = 22,36% Kopfnekrosen	282 Fälle *Pauwels III* davon 40 = 14,19% Kopfnekrosen

größeren Scherkräfte, die bei der Gruppe *Pauwels III* auftreten, bei der Operation berücksichtigen, dann werden wir eine stabile Osteosynthese bekommen. Da aber diese Brüche näher an der Basis des Schenkelhalses liegen, haben wir auch weniger Kopfnekrosen zu erwarten als bei der Gruppe *Pauwels II*, die mehr in der Halsmitte liegt. Trotzdem wird doch deshalb sicher niemand auf den Gedanken kommen, daraus den Schluß zu ziehen, man müsse die Fälle der Gruppe *Pauwels II* eher einer Plastik zuführen als die der Gruppe *Pauwels III*.

Tabelle 3. *Kopfnekrosen nach genagelten Schenkelhalsbrüchen, Brucheinteilung nach* GARDEN
(1123 länger als 2 Monate beobachtete Fälle)

249 Fälle *Garden II* davon 39 = 15,66% Nekrosen	625 Fälle *Garden III* davon 128 = 20,48% Nekrosen	249 Fälle *Garden IV* davon 58 = 23,29% Nekrosen

Hier kann ein gewisser regelmäßiger Anstieg der Nekrosehäufigkeit in der Gruppe II—IV festgestellt werden, da die Einteilung nach Garden die Seitenverschiebung berücksichtigt. So hatte die unverschobene Gruppe *Garden II* bei 249 Fällen nur 39 = 15,66% Nekrosen, die Gruppe *Garden III* bei 625 Fällen 128 = 20,48% Nekrosen und die Gruppe *Garden IV* von 249 Fällen 58 = 23,29% Nekrosen. Wir wollen Sie nicht weiter mit Zahlen langweilen, können Ihnen aber versichern, daß wir mit unserer Hollerith-Auswertung alle nur möglichen Abhängigkeiten durchleuchtet haben. Am stärksten war noch der *Einfluß von Seitenverschiebung und Antekurvation auf die Nekrosenhäufigkeit* festzustellen. Auch die Rotation, die sich manchmal schwer ausgleichen läßt, hat einen Einfluß. Trotzdem müssen wir aber auch bei diesen relativ großen Zahlen zu unserem Bedauern feststellen, daß zwar das primäre Röntgenbild gewisse Hinweise auf eine spätere Nekrose geben kann, eine sichere Aussage für den Einzelfall sich aber *nicht* machen läßt. Doch selbst wenn man die Kopfnekrose primär erkennen könnte, ist das Auftreten und der Ablauf dieser schweren Ernährungsstörung nicht absolut schicksalhaft. Durch schonende und exakte Reposition und gute Nageltechnik kann die Zahl der Nekrosen vermindert werden.

Tabelle 4. *Kopfnekrose — Reposition und Nagellage*
(285 länger als 3 Jahre beobachtete Fälle; Gruppe *Garden III* u. *IV*)

239 Fälle mit guter Reposition und Nagellage	davon 77 = 32,2% Kopfnekrosen
46 Fälle mit schlechter Reposition und Nagellage	davon 27 = 58,7% Kopfnekrosen

In den früheren Tabellen konnten wir wohl einen leichten Zahlenunterschied feststellen, so stieg zum Beispiel die Nekrosenhäufigkeit bei der Gruppe *Garden II* von 15,66% auf 23,29% bei der Gruppe *Garden IV*. Hier ist jedoch der Unterschied zwischen der Gruppe der gut reponierten und gut genagelten Schenkelhalsbrüche mit 32,2% Nekrosen und der Gruppe der schlecht reponierten oder schlecht genagelten Fälle mit 58,7% Nekrosen besonders in die Augen springend.

Kopfnekrosen nach Schenkelhalsbrüchen wird es in einem gewissen Prozentsatz immer geben. Wir möchten die Nekrose auch nicht verniedlichen, sondern nur helfen, die Folgen der Kopfnekrose richtig zu beurteilen. Dazu kurz noch zwei Punkte aus der klinischen Nachuntersuchung: Schmerzen und Gangleistung bei Kopfnekrosen.

Tabelle 5. *Schmerzen von 135 knöchern geheilten Fällen
mit Kopfnekrose bei 556 nachuntersuchten Schenkelhalsbrüchen*

Keine oder geringe Schmerzen	78 = 57,78%
mittelstarke Schmerzen	26 = 19,26%
starke Schmerzen	31 = 22,96%

Von den 556 Nachuntersuchten hatten 135 eine Kopfnekrose. Davon waren 78 = 57,78% schmerzfrei bzw. hatten nur geringe wetterbedingte Schmerzen, 26 = 19,26% hatten mittelstarke und nur 31 = 22,96% hatten starke Schmerzen. Dazu noch eine Beobachtung der Nachuntersuchung, die statistisch nicht erfaßt wurde: Patienten mit einer Kopfnekrose machen häufig ein sehr schmerzhaftes Stadium durch. Dann beruhigen sich aber die Beschwerden manchmal weitgehend, und es kommt nicht selten zur völligen Beschwerdefreiheit. Wir glauben, daß Schmerzen, die nach einer primären Plastik auftreten, sich kaum ändern werden.

Tabelle 6. Gangleistung von 135 knöchern geheilten Fällen mit Kopfnekrose bei 556 nachuntersuchten Schenkelhalsbrüchen

Normal oder nur geringes Hinken ohne Stock	70 = 51,85%
weniger als 1 Stunde mit Stock	52 = 38,52%
mit Krücken oder unmöglich	13 = 9,63%

Wir finden also auch bei der Gangleistung ähnliche Verhältnisse wie bei den Schmerzen. Es soll allerdings nicht verschwiegen werden, daß die Beschwerden der Kopfnekrosen, die mit Pseudarthrosen kombiniert sind, stärker sind und die Gangleistung dieser Fälle schlechter ist. Wir hatten in unserer Nachuntersuchungsserie nur 22 solcher Fälle. Von diesen hatten nur 6 keine oder geringe Schmerzen und je 8 mittelstarke oder starke Schmerzen. Der Gang war nur bei 4 Fällen normal, 10 konnten weniger als eine Stunde mit Stock gehen, bei 8 Patienten war der Gang nur mit Krücken möglich oder aber unmöglich.

Zusammenfassung

Wir können zusammenfassend sagen: Für den Einzelfall läßt sich aus dem primären Röntgenbild *keine sichere Aussage* über das spätere Auftreten einer Kopfnekrose machen. Das Alter hat keinen Einfluß auf die Nekrosehäufigkeit. Durch schonende, möglichst genaue Einrichtung und stabile Nagelung läßt sich die Nekrosenhäufigkeit deutlich vermindern und die Pseudarthrose, bei der es die wesentlich schmerzhafteren Kopfnekrosen gibt, fast vermeiden. Kommt es trotzdem zu einer Kopfnekrose — bei uns traf dies ungefähr bei einem Drittel der Patienten zu —, so wird wieder nur ein Teil dieser Patienten (ungefähr ein Fünftel) dauernd starke Schmerzen und eine Gangbehinderung behalten.

Die *Moore*-Plastik, von der wir sekundär immer häufiger Gebrauch machen und die wir sehr schätzen, halten wir primär bei dem frischen Schenkelhalsbruch nicht oder nur ganz selten für angezeigt.

Überspitzt formuliert, modifizieren wir einen Satz von NICOLL: ,,Der beste Platz beim frischen Schenkelhalsbruch ist für den Kopf der Hals, der beste Platz für die Prothese der Instrumentenschrank''.

Podiumsdiskussion: Leiter K. Chiari, Wien (Österreich)

Verhalten bei Kopfnekrosen.

K. Chiari:

Nach dem ganz ausgezeichneten Referat von Herrn Jahna, das über ein ganz großes Krankengut berichtet, das hervorragend technisch behandelt wurde, wird unsere Aufgabe wesentlich einfacher. Herr Jahna hat gezeigt, daß die Schenkelkopfnekrose erstens im hohen und höchsten Alter nicht häufiger auftritt als bei jüngeren Patienten, zweitens, daß, wenn sie auftritt, wir eigentlich nur in einem kleineren Prozentsatz des Krankengutes überhaupt zu einer Behandlung kommen, da auch schwere Nekrosen, wie er gezeigt hat, vollkommen *ohne* Beschwerden verlaufen können. Dies ist uns ja allen bekannt. Es wird daraus resultieren, daß wir mit Behandlungsmaßnahmen bei der Schenkelkopfnekrose jedenfalls Zurückhaltung üben müssen. Jahna hat weiter erwähnt, daß es zahlreiche Fälle gibt, die zunächst einmal starke Beschwerden machen und wo sich die Beschwerden spontan bessern können. Es ist natürlich eine entscheidende Frage, wann wir bei der Schenkelkopfnekrose einen Eingriff vornehmen müssen.

E. Beck, Wien (Österreich):

Wenn man über die Indikation zu einer sekundären Operation nach einer Kopfnekrose spricht, so ist es wesentlich, was man damit erreichen will. Wir unterscheiden im wesentlichen, ob es sich um jugendliche Verletzte handelt oder um ältere. Bei älteren Verletzten mit Kopfnekrose und entsprechenden Beschwerden — und wenn die Hüftpfanne in Ordnung ist — kommt vorwiegend die Prothese in Betracht, während wir bei Jugendlichen immer noch für die Arthrodese plädieren.

Dia: Wir sehen das Röntgenbild einer 37jährigen Frau, die am 15. 11. 1961 zu uns kam mit entsprechender Beuge- und Adduktionskontraktur, sie wurde redressiert, eine Woche lang extendiert, dann am 21. 11. 1967 die Doppelnagelarthrodese mit Drehverriegelung des Gelenkspaltes und iliotrochanterem Span durchgeführt. Das Nachuntersuchungsergebnis 1967 ist gut, sie ist selbständige Landwirtin und kann ihre landwirtschaftliche Arbeit voll ausüben, verwendet keinen Stock.

K. Chiari:

Darf ich bitten, noch auf die präzise Frage näher einzugehen, welche Beschwerden uns in den einzelnen Lebensaltern zum aktiven Vorgehen zwingen.

E. Beck:

Zum aktiven Vorgehen zwingen uns zunehmende Schmerzen und zunehmende Beuge- und Adduktionskontrakturen.

K. Chiari:

Das, glaube ich, ist ein ganz eindeutiger Standpunkt. Wenn nur Schmerzen und keine Fehlstellungen da sind, so haben wir von Herrn Jahna gehört, daß schmerzhafte Stadien überwunden werden können. Werden Sie irgendeine konservative Behandlung überhaupt versuchen, um die Schmerzen zu bessern — und welche?

E. Beck:

Konservative Behandlungen kommen meiner Meinung nach nur in Frage in Form einer langdauernden Entlastung bei Jugendlichen mit Kopfnekrose ohne Einbruch.

K. CHIARI:

Sind andere Herren der Meinung, daß man schmerzhafte Stadien erfolgreich durch konservative Methoden, sei es Physikotherapie, seien es irgendwelche Infiltrationen usw., beseitigen kann?

Hat die konservative Therapie der Schenkelkopfnekrose überhaupt einen Sinn, oder soll man sich nur nach dem Grad der Kontrakturneigung, nach dem Grad der Schmerzen zu einem operativen Eingriff sofort verleiten lassen?

K. WALCHER, Berlin (Deutschland):

Solange keine ausgesprochenen Kontrakturen bestehen, wird eine vorübergehende konservative Behandlung berechtigt sein, und wir haben in solchen Fällen auch vorübergehende Besserungen gesehen. Um auf die Frage aber noch präziser einzugehen: man soll nicht so lange warten, bis es durch die beginnende Kopfnekrose zu Pfannenveränderungen kommt, denn dann ist man schon eines erheblichen Anteils seiner operativen Therapie verlustig gegangen. Also dieser Zeitpunkt darf nicht verpaßt werden.

K. CHIARI:

Und das wären ein paar Monate?

K. WALCHER:

Im Höchstfall einige Monate.

H. BUCHNER, Stolzalpe (Österreich):

Ich glaube, daß gerade die Behandlung der Kopfnekrose eine entscheidende individuelle Behandlung sein müßte, und ich glaube, daß die Kontrakturneigung entscheidend ist für weitere Maßnahmen und in keinem Verhältnis zum röntgenologischen Befund stehen muß. Wenn die Kontraktur trotz Physikotherapie oder gerade bei Entlastung stark zunimmt und sich fixiert, dann müßte man nach unserer Erfahrung an eine operative Behandlung denken.

K. CHIARI:

Ich bin auch dieser Meinung. Ich würde nur noch sagen, daß die Extensionsbehandlung, die ambulant durchzuführen ist, sehr wertvoll ist zur Kontrakturbekämpfung und vielleicht manchen Fall von der Operation zurückhalten kann und daß wir auch die Infiltration mit Corticosteroiden als eine schmerzlindernde Behandlung schätzen, die manchmal ein schmerzhaftes Stadium überbrücken kann. Man kann allerdings den Erfolg der Behandlung nie voraussehen. Sind die Herren einverstanden mit dieser Auffassung, daß man diese konservativen Mittel erschöpfen soll, aber nur kurze Zeit?

Wir kommen damit zu den *operativen* Maßnahmen, die gegen die Schmerzen unternommen werden.

Eine der wesentlichsten Forderungen, die immer wieder von verschiedenen Praktikern und selbst von Patienten gestellt werden, ist die Nagelentfernung. Es ist noch ein eigener Vortrag vorgesehen, aber in diesem Zusammenhang wäre nur die Frage zu erörtern, ist die Nagelentfernung geeignet, den schmerzhaften Zustand bei Schenkelkopfnekrose günstig zu beeinflussen oder nicht?

K. WALCHER:

Wir haben keine Besserung durch Nagelentfernung gesehen.

K. Chiari:

Hat jemand eindeutige Besserung durch Nagelentfernung gesehen?

W. Müller, Basel (Schweiz):

Wenn der Nagel droht, den Kopf zu durchschneiden, dann sieht man sicher auch bei der Nagelentfernung gewisse Besserungen.

K. Chiari:

Also nur, wenn die Pfanne in Gefahr gerät, dann wird selbstverständlich die Nagelentfernung zweckmäßig sein, und man eine andere Operation noch hinausschieben will.

E. Beck:

Man muß in diesem Fall den Nagel nicht unbedingt entfernen, sondern man kann ihn auch gegen einen kürzeren austauschen.

K. Chiari:

Wird wohl besonders bei den Fällen sein, wo eine Schenkelhalspseudarthrose droht oder noch keine Heilung da ist.

E. Beck:

Und wenn kein anderer Eingriff vorgesehen ist.

H. Leonhardt, Ibbenbüren (Deutschland):

Bei unseren 1800 bei schweren Coxarthrosen durchgeführten, von uns modifizierten temporären Hängehüften waren nur 32 Fälle (1,8%) mit Kopfnekrosen und Pseudarthrosen.

Wir fanden bei diesen 32 Fällen im Durchschnittsalter von 74 Jahren die gleiche Verspannung der das Hüftgelenk umgebenden Muskulatur wie bei den primären Coxarthrosen. Die Patienten wollten sich nicht einem zweiten größeren Eingriff unterziehen, teilweise wurde er auch abgelehnt. Wir führen die *temporäre Hängehüfte* in folgender Art aus: Breite Fascienspaltung, breite quere Einkerbung derselben, Abmeißelung des Trochanters und Durchtrennung sämtlicher vier Adduktoren. Was uns wichtig erscheint, ist die Resektion des N. obturatorius. Wir führen also so einen praktisch halben *Tavernier* durch. Wir haben seit dieser zusätzlichen Resektion des N. obturatorius eine wesentliche Besserung der Ergebnisse gesehen. Danach kommt eine Heftpflasterextension für etwa 3 Wochen, anschließend beginnen wir mit dem Aufstehen. Diese 32 Fälle wurden alle in der gleichen Art behandelt. Es wurden 28 weitgehend gebessert bis schmerzfrei. Man hat uns gesagt, wir machen mit dieser Methode lediglich aus einen mit Schmerzen behafteten einen schmerzfreien Invaliden. Das ist richtig, die Leute hinken auch weiterhin, aber sind doch recht dankbar, wenn die *Schmerzen genommen* sind. Ich glaube, man sollte sich dieser Methode bei alten Leuten entsinnen, wo man nicht ein und aus weiß und einen anderen Eingriff *nicht* durchführen kann. Auch 2 Fälle mit *Moore*-Prothesen mit starken Schmerzen, wo wir lediglich die Adduktoren durchtrennt und den N. obturatorius reseziert haben, auch hier weitgehende Besserung bis fast Schmerzfreiheit. Ich möchte die Methode nochmal in Erinnerung bringen, weil sie doch gerade bei vielen alten Leuten unseres Erachtens die Methode der Wahl ist.

K. Chiari:

Darf ich noch fragen, wie die Ergebnisse sind, wenn die Gelenkpfanne auch schon stark verformt ist?

H. Leonhardt:

Das sind alles Spätfälle. Das jüngste Unfallereignis lag 12 Jahre zurück. Es waren ausschließlich Spätfälle, meist mit Zerstörung der Gelenkspfanne, die anderswo schon konservativ behandelt wurden. Allerdings ist richtig, nach dem Röntgenbild kann man nicht den Schweregrad der Schmerzen beurteilen, es ist oft genau das Gegenteil der Fall. Man muß sich auf den subjektiven Schmerzbefund verlassen, das Röntgenbild ist nicht der Kronzeuge.

K. Chiari:

Darf ich nun Herrn Endler bitten, zur operativen Behandlung Stellung zu nehmen.

F. Endler, Wien (Österreich):

Über die gelenkerhaltenden Operationen bei posttraumatischer Oberschenkelkopfnekrose ist noch wenig bekannt. Voss und später auch Küntscher erwähnen die günstige Auswirkung der muskulären Entspannungsoperation bei Oberschenkelkopfnekrose, ohne auf nähere Einzelheiten der Indikation und des Wirkungsmechanismus der Operation einzugehen. Es wird auch nicht diskutiert, bei welchem Schweregrad der Ernährungsstörung und zu welchem Zeitpunkt nach dem Unfall der operative Eingriff am besten indiziert ist.

Pauwels hat seine biomechanischen Prinzipien der jeweils bestmöglichen operativen Reduzierung des Gelenkdruckes schon sehr frühzeitig auch bei der posttraumatischen Oberschenkelkopfnekrose, in ähnlicher Weise wie bei der operativen Coxarthrosetherapie angewandt. Anläßlich einer gemeinsam mit Pauwels behandelten Patientin, einer weit fortgeschrittenen posttraumatischen Totalnekrose des Femurkopfes, erhielt ich die erste Anregung, dieses Problem weiter zu verfolgen.

In der heutigen Literatur wird fast ausschließlich die Ernährungsstörung des Knorpel-Knochengewebes durch Unterbrechung und Zerreißung der ernährenden Gefäße für den schicksalhaften Verlauf der Oberschenkelkopfnekrose verantwortlich gemacht. Daß aber zusätzlich dieser biologischen Schädigung auch der *Gelenkdruck*, insbesondere, wenn er pathologisch gesteigert ist, eine grundlegende Schädigungsrolle mitspielt, ist heute noch kaum zum Bewußtsein gekommen. Pauwels hat sich seit vielen Jahren alle Mühe gegeben, experimentell, theoretisch und vor allem auch durch klinische Beispiele zu zeigen, in welch mannigfaltiger Weise ein konzentrierter Druck Wachstums- und Lebenseigenschaften des Knorpels und Knochens beeinträchtigen kann. Hier ist wohl die schönste klinische Beweisführung die Auswirkung der operativen Reduzierung des Gelenkdruckes bei der Coxarthrose.

Pauwels hat bei intrakapsulären Oberschenkelkopffrakturen direkte Messungen des Gelenkdruckes mittels Manometer durchgeführt und konnte zeigen, daß allein einfache Repositionsmanöver diesen Druck um das Zwanzigfache gesteigert haben. Sehr interessante experimentelle Versuche liegen auch von Salter vor, die noch nicht veröffentlicht sind. Er hat das Hüftgelenk des Huhnes über dicht eingeschraubte Kanülen unter dosierten Druck gesetzt und konnte regelmäßig beobachten, daß eine alleinige Steigerung eines Quecksilberdruckes von 70 mm über 3 Stunden schon ausreicht, um eine Totalnekrose des ganzen Hüftkopfes herbeizuführen. Ich konnte mich selbst an zahlreichen histologischen Präparaten von den Ergebnissen dieser Untersuchungen überzeugen.

Das mechanische Behandlungsprinzip bei der posttraumatischen Oberschenkelkopfnekrose ist die jeweils bestmögliche operative Reduzierung des Gelenkdruckes, um den schlecht ernährten, zerfallenden Oberschenkelkopf zu entlasten. Die beste Erfüllung dieses mechanischen Behandlungsprinzips läßt sich am besten je nach der

Morphologie und der Konfiguration des Einzelfalles entweder durch eine alleinige muskuläre Entspannungsoperation, welche die Druckkraft herabsetzt, oder durch eine valgisierende intertrochantere Entspannungsoperation nach *Pauwels* zur Vergrößerung der Tragfläche verwirklichen.

Es ist wahrscheinlich, daß außer der mechanischen Wirkungskomponente mit Verbesserung der Gelenkbeanspruchung, durch die blutige Intervention und die Durchtrennung des Knochens auch ein biologischer Regenerationsstimulus ausgelöst wird, der zur Beschleunigung der Revascularisation toter Knorpel-Knochenbezirke beitragen mag.

Wir haben in erster Linie auf Grund unserer biomechanischen Überlegungen, deren Wirkung wir von der Coxarthrosetherapie her genau definieren können, seit dem Jahre 1959 insgesamt 22 posttraumatische Oberschenkelkopfnekrosen nach dem Prinzip der operativen Herabsetzung des Gelenkdruckes behandelt und einen überaus günstigen Eindruck von der Wirksamkeit der Eingriffe erhalten. Wenn auch die Zahl der Behandelten nicht sehr groß ist, so gibt sie doch überaus wertvolle Einzelaufschlüsse.

Unter unseren 22 Operierten hatten wir nur einen einzigen Mißerfolg bei einer incipienten Totalnekrose im Frühstadium, welche im zweiten Jahr nach dem Unfall mit einer muskulären Entspannungsoperation von uns behandelt wurde. Nach 6monatiger Schmerzfreiheit kam es zum neuerlichen Fortschreiten der Nekrose mit Zerfall des Hüftkopfes.

In 10 Erkrankungsfällen wurde eine *intertrochantere valgisierende Entspannungsosteotomie* nach *Pauwels* durchgeführt.

Die Indikation zu diesem Eingriff ist dann gegeben, wenn sich durch Einsinken des kranialen lateralen Kopfpoles mit Stufenbildung der Druck am Pfanneneck konzentriert. Diese Veränderung der Gelenkkonfiguration hat auch zur Folge, daß das Bein in Adduktion gedrängt wird, wobei die Abduktion durch die laterale Stufe am Schenkelhalsstumpf blockiert wird.

Durch valgische Einstellung des Kopfes mittels Osteotomie wird die gestörte Gelenkmechanik weitgehend korrigiert, und es kommt der mediale Kopfpol zum Tragen, wobei auch das Pfanneneck entlastet wird. Um ein Maximum an Entspannung zu erreichen, wird auch die Muskulatur durch Tenotomie des Iliopsoas, der Adduktoren, sowie der pelvitrochanteren Abduktoren mittels Kranialverschiebung des Trochanters entspannt.

Alle 10 operierten Fälle zeigten sehr gute funktionelle Heilungsresultate. Die Gehleistung ist der häufig angewandten *Moore*-Endoprothese fast immer überlegen oder zumindest gleichgestellt. Soweit wir nach einer Beobachtungszeit, die bis zu 5 Jahren zurückreicht, sehen können, scheinen auch die erzielten Erfolge bei voller Betätigung der Hüfte in einem körperlich leichten, teilweise sitzenden Beruf konstant zu bleiben. Unter den Operierten befindet sich ein voll berufstätiger praktischer Arzt, eine Geschäftsfrau, die den ganzen Tag stehen muß, sowie Hausfrauen, die ebenfalls viel gehen und stehen müssen.

Sicher ist die Nachbehandlungs- und Rehabilitationszeit um vieles länger als bei der Endoprothese, aber dafür behält man sein eigenes Gelenk, welches noch imstande ist, ausgezeichnete Dienste zu leisten.

Die *Indikation* zur muskulären Entspannungsoperation ist nur dann gegeben, wenn die Tragfläche nicht verkleinert ist, so daß kein konzentrierter Druck besteht. Diese Bedingungen treffen dann zu, wenn die kraniale Kopfkrümmung im Bereiche der Tragfläche sowie auch die Konkavität der Gelenkpfanne voll erhalten ist und keinerlei Stufenbildung zeigt, so daß der Hüftkopf bei Abduktion des Beines kongruent in die Pfanne eintreten kann.

Sind diese Bedingungen gegeben, dann sehen wir auch, daß die Erfolge denjenigen der Osteotomie gleichgesetzt werden können.

Um eine möglichst vollständige muskuläre Entspannung zu erreichen, gehen wir nach vorheriger Adduktorentenotomie über den dorsalen Zugang nach Gibson ein, entspannen die Abduktoren durch dosierte Kranialverschiebung des großen

Trochanters und tenotomieren den Iliopsoas sowie auch die Außenrotatoren (Mm. Quadratus femoris, Piriformis, Gemelli, Obturator ext. et int.), so daß der Hüftkopf völlig locker in der Pfanne hängt.

Es wurden insgesamt 9 Fälle operiert, wobei einmal ein Mißerfolg zu verzeichnen war, den ich bereits eingangs erwähnt habe. Die übrigen Patienten sind funktionell und leistungsmäßig sehr zufrieden, wobei bei 2 Fällen die Operation bis in das Jahr 1960 und 1961 zurückreicht.

Bei weiteren 3 Patienten handelt es sich um Frauen im fortgeschrittenen Alter zwischen 60—75 Jahren, bei denen schwerste Totalzerstörungen des Hüftkopfes mit teilweisem Abbau des Schenkelhalsstumpfes und fixierter Adduktionsdeformität des Beines vorlagen. Die Indikationen zur Operation waren vor allem unerträgliche Schmerzen und eine weitgehend behinderte Gehfähigkeit. Es war bei ihnen auch nicht zur spontanen Schmerzfreiheit nach Ablauf der Nekrose gekommen, wie dies Herr JAHNA bei einem beträchtlichen Prozentsatz seiner behandelten Fälle beobachten konnte. Das therapeutische Vorgehen stellte an und für sich einen Versuch dar, um diese Hüften mit einem möglichst kleinen Eingriff palliativ schmerzfrei zu bekommen. Um so erstaunter waren wir bei der vor kurzem erfolgten Nachuntersuchung, als wir sahen, daß diese Patienten wohl sehr stark hinken und ein insuffizientes Gelenk haben, daß sie aber mit einer Stockstütze ganz erstaunliche Gehleistungen trotz ihres fortgeschrittenen Alters vollbringen, wobei sie weitgehend schmerzfrei sind. In der Folge ein Beispiel einer 72jährigen Frau, die wir 1960 operiert haben und die auch heute noch mit einer Stockstütze einen großen Haushalt selbständig versorgt und als Großmutter Kinder behütet. Sie kann ohne weiteres 1—1½ Stunden spazierengehen. Erstaunlich ist, daß auch röntgenologisch sogar bei dieser Gelenkruine ein schmaler Gelenkspalt wieder aufgetreten ist, der auch von längerer Dauer zu sein scheint.

In der Folge 2 weitere Beispiele mit richtiger Indikation für die muskuläre Entspannungsoperation.

Sicher ist es zu früh, um großartige Schlüsse zu ziehen, und das behandelte Krankengut ist zahlenmäßig beschränkt. Von *grundlegender Wichtigkeit* erscheint mir jedoch die Tatsache, daß auch eine schwerste Kopfnekrose, wie sie bei entsprechender Herabsetzung des Gelenkdruckes sehr schön revascularisieren kann, womit auch eine weitgehende Wiederherstellung der gestörten Gelenkfunktion mit Schmerzfreiheit einhergeht. Wir können auch sagen, daß die gelenkerhaltende Operation zur Reduzierung des Gelenkdruckes eine *bessere Funktion* ergibt wie eine *Moore*-Prothese, wobei vor allem auch die Erfolgsdauer länger sein dürfte, was insbesondere bei jüngeren Patienten von großer Bedeutung ist.

W. MÜLLER:

Wir möchten anfügen, daß es vor allem bei den partiellen Nekrosen sicher indiziert ist, nicht zu lange zu warten und eine Osteotomie anzustreben. Man hat damit sicher die Entspannung und gleichzeitig eine Entlastung des nekrotischen Herdes und 3. den nicht zu unterschätzenden biologischen Reiz durch die Osteotomie selber. In den Fällen mit einer Totalnekrose des Kopfes ist die Osteotomie unserer Meinung höchstens notfalls indiziert, wenn das Alter des Patienten einen Totalersatz nicht erlaubt oder eine Arthrodese verweigert wird. Beim Vorliegen einer Läsion des Kopfes und der Pfanne, die sekundär schon den Prozeß mitmacht, haben wir die Totalendoprothese als Therapie der Wahl vorzuschlagen. Die Arthrodese lassen wir beschränkt für jugendliche Leute, die nur an einseitiger Affektion leiden, eine gut funktionelle Lendenwirbelsäule besitzen und welche eine gut belastbare Hüfte zur Ausübung ihres Berufes haben müssen.

K. CHIARI:

Darf ich noch zur Umstellungsosteotomie Herrn BUCHNER bitten.

H. BUCHNER:

Es ist eigentlich im großen und ganzen alles gesagt worden, besonders daß die *Umstellungsosteotomie* ausgezeichnete Ergebnisse hat. Ich möchte nur auf eines hinweisen, man sollte nicht in den Fehler verfallen, bei beginnenden Oberschenkelkopfnekrosen, sei es nach welcher Diagnose man sie immer frühzeitig stellen kann oder der Verdacht besteht, die Leute zu lange entlasten zu lassen. Ich habe mehrere Fälle gesehen, die bereits ein halbes Jahr und mehr entlasteten, Beschwerden in der Lendenwirbelsäule hatten, das Becken war vollkommen schief gestellt, die Adduktionskontraktur hatte zugenommen.

Bei jungen Leuten kann man mit der Osteotomie ausgezeichnete Ergebnisse erzielen. Ich darf Ihnen ein Bild zeigen, das ein ganz diskretes Zeichen eines Kopfeinbruches zeigt. Besonders bei jungen Leuten machen solche Prozesse oft starke Beschwerden. Gerade diese Fälle sollten nicht durch Entlastung hinausgezögert werden, bis sie eine Kopfnekrose haben, sondern sie sollen die *Hauptindikation* für die Umstellungsosteotomie darstellen. Darf ich Ihnen einen weiteren Fall zeigen: Ein ganz kleiner Einbruch an dem rechten Oberschenkelkopf einer 40jährigen Frau nach einem angeblichen Sturz aus 3 m Höhe. Vielleicht eine idiopathische Nekrose. Es ist zu sehen, daß das obere Kopffragment verdichtet ist und daß dort ein Einbruch stattgefunden hat. Innerhalb einiger Monate hat sich eine richtige Nekrose ausgebildet und die Adduktionskontraktur zugenommen.

Die Patientin wurde mit Entlastungsapparaten behandelt, in Gipsverband gelegt, in Bäder geschickt. Es verging ein halbes Jahr. Der Zustand wurde immer schlechter und die Adduktionskontraktur immer stärker. Die Umlagerung zeigt den Erfolg, daß sich der Gelenksspalt sofort verbreitert hat. Es liegen nun 7 Jahre dazwischen, die Patientin ist Geschäftsfrau, steht den ganzen Tag und hat 7 Jahre nach der Umstellung einen relativ guten Gelenksspalt und einen gut umgebauten Hüftkopf. Es ist also nur eine Bestätigung, was die Herren schon vor mir gesagt haben. Ich glaube aber, man sollte nicht ein halbes Jahr warten und die Patienten mit allen möglichen Entlastungen quälen, die zu weiteren Fehlstellungen führen, sondern diese Methode frühzeitig anwenden.

Noch ein Wort zur temporären Hängehüfte. Ich glaube, diese bietet doch nicht so große Vorteile, denn ein so günstiger Umbau des Kopfes und so günstige funktionelle Ergebnisse können nicht erreicht werden. Noch ein Wort zur *Arthrodese*. Es ist gerade bei schweren Kopfnekrosen in vielen Fällen sehr schwierig, eine Arthrodese zu machen, so daß wir lieber der Umstellungsosteotomie den Vorzug geben und sie relativ *früh* empfehlen möchten.

K. WALCHER:

In Anlehnung an die guten Ergebnisse der *Valgisierungsosteotomie* bei der *Perthes*schen Erkrankung und der idiopathischen Oberschenkelkopfnekrose sind wir in jüngster Zeit dazu übergegangen, bei beginnenden Kopfnekrosen jüngerer Erwachsener die Valgisierungsosteotomie nach PAUWELS und Fixierung mit einer AO-Platte durchzuführen. Der Vorteil dieser Fixation ist die sofortige Übungsstabilität. Wir erreichten dadurch zweierlei: 1. ein Herausdrehen des einbruchgefährdeten Kopfsegmentes und 2. die Entspannung der Oberschenkelmuskulatur.

Wir fertigen vor der Operation eine Aufnahme in Abduktion des Oberschenkelgelenkes an und sehen dann, ob sich das einbruchgefährdete Kopfsegment aus der Druckzone herausdreht.

J. RIESS, Graz (Österreich):

Bezüglich der Prognose der Kopfnekrose müssen wir uns im klaren sein, wie die Nekrose festgestellt wurde. Es kann sich um eine Nekrose handeln, die auf Grund einer Vitalitätsprüfung festgestellt wurde und bei der der Schenkelkopf röntgenologisch seine normale Struktur zeigt oder um eine Nekrose, die die Zeichen des Zusammenbruches der Spongiosastrukturen zeigt.

Im 1. Fall ist die Prognose als günstig zu bezeichnen, wenn die Möglichkeit besteht, daß das Bein dauernd entlastet werden kann und Röntgenkontrollen und Vitalitätsprüfungen in rund 6monatigen Abständen stattfinden. Allerdings muß der Patient ein entsprechendes Alter aufweisen, eine genügende Intelligenz und Krankheitseinsicht besitzen und in einer einigermaßen günstigen sozialen Position sein. Es wird dadurch die Anzahl der prognostisch günstigen Fälle weitgehend eingeschränkt. Im 2. Fall der Kopfnekrose mit bereits röntgenologisch sichtbaren Veränderungen wird die Prognose dubiös sein, und man wird alle Möglichkeiten der konservativen und operativen Behandlung ins Kalkül ziehen müssen.

Die alloprothetische Versorgung kommt für solche Patienten in Frage, die die Komplikationen der Prothese nicht mehr erleben sollen, die Arthrodese für jüngere, die einen entsprechenden Beruf haben, wie Landwirte, Schwerarbeiter usw. Dazwischen gibt es noch die, die eine unstabile und schmerzhafte Hüfte der Versteifung vorziehen, bei diesen wird man mit anderen Methoden zurechtkommen müssen.

Es gibt die Möglichkeit der temporären Fixation durch Transfixation, es wird der Dreilamellennagel *durch* den Kopf in die Pfanne getrieben und mit einer Platte am Oberschenkelschaft befestigt. Es kann sich dabei der nekrotische Schenkelkopf erholen und sintert nicht mehr ganz zusammen. Ist der Schenkelkopf völlig zusammengebrochen, gibt es noch die Möglichkeit der valgisierenden intertrochanteren Osteotomie nebst Transfixation oder, wenn die Strukturen des Kopfes noch einigermaßen erhalten sind, die der valgisierenden Umstellungsosteotomie ohne Transfixation. In besonderen Fällen darf man nicht die Möglichkeit vergessen, den Kopf *vollständig* zu entfernen und eine valgisierende Abstützungsosteotomie des körpernahen Schaftendes zu machen, wobei dieses Verfahren bei jungen Patienten in Frage kommt. Bei ähnlichen Fällen alter Patienten kann man den Schenkelkopf nach GIRDLESTONE entfernen, wobei eine einigermaßen gute Gehfähigkeit am Stock erreicht werden kann und ein entsprechender Verkürzungsausgleich getragen werden muß. Dies wird auch der Endzustand nach mißlungenen oder locker gewordenen Endoprothesen sein.

E. BECK:

Darf ich auf eine Komplikation bei der valgisierenden Umstellungsosteotomie aufmerksam machen: Bei Kopfteilnekrosen ohne Einbruch kann es nach der Umstellungsosteotomie zu einer *Totalnekrose* kommen. Es ist ja das Ganze nicht nur ein Problem der Belastung, sondern auch der Durchblutung des Kopfes. Hier hat SMITH im Jahre 1959 eindeutig nachgewiesen, daß durch Rotation oder Valgisierung die Durchblutung durch das Lig. teres vollkommen gedrosselt werden kann. Ist der primäre Bruch in einer Rotationsstellung genagelt worden und fügt man dem nun eine Valgisierung hinzu, so kann es zu einer Totalnekrose kommen, wie wir einen Fall beobachtet haben.

K. CHIARI:

Ich darf *zusammenfassen:* Wir sollen uns bei der Oberschenkelkopfnekrose nur nach der Indikation schwerer Schmerzen, die auch durch konservative Behandlung nicht in kurzer Zeit zu beseitigen sind, zur operativen Behandlung entschließen. Es fallen damit sehr viele Fälle weg, die spontan nicht schmerzhaft sind oder die nach einem schmerzhaften Stadium wieder schmerzfrei werden, die wir überhaupt nicht anrühren sollen. Die Schenkelhalsnagelentfernung hat keinen wesentlichen Einfluß auf die Nekrose und auf die Beschwerden, sie ist nur dann notwendig, wenn der durchschneidende Nagel die Pfanne zu zerstören droht. Die *einzelnen Operationen:* Es wird von einem Herrn die Entspannungsoperation besonders bei alten Leuten mit schon veränderten Pfannen sehr in den Vordergrund gerückt. Andere haben nicht so gute Erfahrungen mit der reinen Entspannungsoperation gemacht. Allerdings hat LEONHARDT immer den N. obturatorius durchtrennt, was eine zusätzliche Schmerzfreiheit bringen kann. Die interessanteste Methode ist die gelenkerhaltende Umstellungsosteotomie, die bei lokalisierten Nekrosen, wo noch genügend gesunde

Abstützung möglich ist, hervorragende Erfolge bringen und zu einer Restitution des Gelenkes führen kann. Diese Methode wird immer in Betracht zu ziehen sein. Beck wendet ein, daß man sie vielleicht nicht zu früh machen und auch bei gewissen Frakturformen ausschließen soll, damit man nicht eine zusätzliche Verschlimmerung der Nekrose herbeiführt. Über die Plastik wurde nicht gesprochen, da dieses Thema heute schon mehrfach behandelt wurde. Der Plastik lasten gewisse Nachteile an, und sie ist nur durchführbar bei guten Pfannen. Endlich steht noch die Resektion bzw. die Resektion-Angulation zur Verfügung, die sicher ihre Daseinsberechtigung hat. Ich möchte noch zu den Bildern von Riess sagen, daß wir die Angulation immer tiefer durchzuführen trachten, weil bei den hoch durchgeführten Angulationen der kleine Trochanter häufig zu Schmerzen Anlaß gibt und eigentlich die tiefen Osteotomien sich besser bewähren. Die Arthrodese hat ihren Platz bei jugendlichen Patienten, die wieder in den Arbeitsprozeß eingegliedert werden sollen. Ich hätte gerne auch über die technischen Schwierigkeiten der Arthrodese bei ausgedehnten Kopfnekrosen gesprochen, doch fehlt leider die Zeit, und ich muß das Symposium schließen.

H. Schiestel, Graz (Österreich):

Frühbelastung — Spätbelastung.

Über den günstigsten Zeitpunkt der ersten Belastung nach der Schenkelhalsnagelung gehen die Ansichten weit auseinander. Zum Beispiel lassen Banks erst nach der röntgenologischen Heilung, Blount und Palma 6 Monate nach der Operation, Nigst nach 3—4 Wochen und Garden schon am 5. Tag belasten.

Erlauben Sie mir nun, über unsere Erfahrungen im Unfallkrankenhaus Graz zu sprechen. Die Mehrzahl unserer Patienten darf bereits 2 Wochen nach der Operation *voll* belasten und wird weitere 2—3 Wochen später mit befriedigender Gangleistung entlassen.

Es gibt nur zwei Gründe, um auf den Vorteil der Frühbelastung zu verzichten: Ein unstabiles Operationsergebnis und die Gefahr einer Kopfnekrose.

Unstabile Operationsergebnisse kommen immer wieder vor. Sie hängen aber nicht nur von der ungünstigen Bruchform, sondern zum Teil auch von der angewandten Methode und der Erfahrung des Operateurs ab. Die Röntgenaufnahmen nach der Operation geben sicheren Aufschluß darüber, ob der Bruch stabil genagelt ist oder nicht. In diesen wenigen Fällen warten wir mit der vollen Belastung einige Wochen. Die Dauer der Entlastung hängt von den laufenden Röntgenkontrollen ab.

Der zweite und ohne Zweifel bedeutendere Grund liegt in der Gefahr einer *Kopfnekrose.* Auf die Kopfdurchblutung selbst hat die Früh- oder Spätbelastung sicher keinen Einfluß, ein Zusammenbruch kann aber unter Umständen durch die Entlastung vermieden werden. Wir sind heute auf Grund der Bruchform und klinischer Untersuchungen, zum Beispiel der intraossären Venographie, in der Lage, die Kopfdurchblutung einigermaßen zu beurteilen. Dadurch bleibt für die Entlastung ein begrenzter Personenkreis. Die Praxis hat uns aber gezeigt, daß selbst bei den Patienten, die Durchblutungsstörungen des Oberschenkelkopfes aufweisen, die Spätbelastung in vielen Fällen nicht empfehlenswert ist, da das Durchschnittsalter der über 800 Schenkelhalsbrüche, die bei uns eingeliefert wurden, im siebenten Lebensjahrzehnt lag. In diesem Alter ist die Entlastung mit Stützkrücken schon sehr beschwerlich, und ein Entlastungsstützapparat erscheint uns nicht zumutbar. Außerdem zeigten die Nachuntersuchungen, daß annähernd die Hälfte der Patienten, die eine Kopfnekrose bekamen, subjektiv nur mäßige Beschwerden hatten und auch funktionell ein annehmbares Ergebnis aufwiesen.

Mit Ausnahme der wenigen Fälle mit unstabilen Operationsergebnissen ist also die Spätbelastung nur dann sinnvoll, wenn

1. die Gefahr einer Kopfnekrose besteht,

2. der Patient in der körperlichen Verfassung ist, die Entlastung auch über einen längeren Zeitraum durchzuhalten und

3. über die Intelligenz und Krankheitseinsicht verfügt, auch außerhalb unserer Kontrolle tatsächlich zu entlasten.

Bevor man aber zur Entlastung rät, muß man sich darüber im klaren sein, daß diese bis zur Normalisierung der Kopfdurchblutung durchgehalten werden muß, und das kann 2—3 Jahre dauern.

Fall 1: 32jährige Hausfrau und Arztgattin. Aus Zweifel an der Stabilität und wegen der Gefahr einer Kopfnekrose ließen wir die Patientin 1 Jahr entlasten. Nach 4 Jahren zeigen sich deutliche Veränderungen des Oberschenkelkopfes mit einem kleinen Einbruch im belasteten Anteil. Die Entlastung war zu kurz.

Fall 2: 34jähriger Betriebsratsobmann, Verkehrsunfall. Laut Phlebogramm fehlte die Kopfdurchblutung. Da die Voraussetzungen gegeben waren, ließen wir den Patienten entlasten. Nach 2 Jahren hat sich die Kopfdurchblutung normalisiert. Sie sehen die Röntgenbilder nach mehrwöchiger Belastung.

Fall 3: Daß es trotz anhaltender Entlastung zur knöchernen Heilung kommt, sieht man an diesem Fall. Der Patient war schwer herzleidend. Daher wurde dieses Operationsergebnis belassen und der Patient an die interne Abteilung transferiert. Nach 3½ Jahren kommt der Patient mit dem Krankenwagen zur Nachuntersuchung und gibt an, daß er wegen seines Herzleidens seit der Operation den Rollstuhl nicht mehr verlassen habe. Der Bruch war knöchern geheilt.

Ich glaube, es erübrigt sich, Beispiele für die Frühbelastung anzuführen und möchte nur erwähnen, daß 94 Prozent unserer Patienten innerhalb der ersten 4 Wochen belasten.

K. Zotter, Graz (Österreich):

Indikation zur Nagelentfernung.

Bei glattem Heilungsverlauf eines genagelten Schenkelhalsbruches ist die Metallentfernung nicht unbedingt nötig. In gewissen Fällen ergibt sich aber die Notwendigkeit, den Nagel entfernen zu müssen.

Es kann nun die *Nagelentfernung* erfolgen 1. ohne eine nachfolgend nötige Operation oder 2. wenn anschließend ein weiterer operativer Eingriff angezeigt ist, sei es eine für das Hüftgelenk funktionserhaltende plastische Operation oder eine gelenkversteifende Operation (wegen unerträglicher und ständiger Beschwerden).

Die Indikationsstellung ist entweder eine *relative* oder als *absolute* Dringlichkeit zu betrachten.

Die *relative* Indikation zur Nagelentfernung wird sich ergeben bei röntgenologisch glatt geheiltem Bruch bei jüngeren und sonst gesunden Patienten, für die der kleine Eingriff kein Risiko bedeutet. Bei alten Leuten wird man zurückhaltender sein, besonders dann, wenn der Nagel ohne Beschwerden und ohne Funktionsbehinderung vertragen wird.

Eine große Anzahl der Patienten kommt gar nicht erst zur Nagelentfernung, und viele wollen den Nagel nicht entfernt haben. Anders bei Operierten, die den Nagel entfernt haben wollen und bei neurovegetativ Stigmatisierten, die klagen, daß der Nagel ihnen Beschwerden mache. Manche Patienten fassen die operative Behandlung einer Schenkelhalsfraktur so auf, daß die Heilung erst mit der Nagelentfernung abgeschlossen sei. Hier wird man sich aus psychologischen Gründen zur Nagelentfernung entschließen. Erwähnt sei das Beispiel einer Patientin, die mit Beschwerden und dem dringenden Wunsch zur Nagelentfernung ins Krankenhaus kam. Die Röntgenkontrolle ergab den Nagel bereits entfernt, worauf die Patientin zufrieden und gesund war.

Kopfnekrosen werden durch die Nagelentfernung sicher *nicht* besser. Schlecht ist die Entfernung des Nagels bei beginnender Kopfnekrose. Dies wird manchmal zum Auskunftsmittel gemacht, damit etwas geschieht. Es wird dann sicher infolge der fortschreitenden Nekrose der Zustand schlechter. Dann wird der Entfernung des Nagels die Schuld an der Verschlechterung gegeben. Dies gilt auch dann, wenn der Bruch knöchern geheilt ist.

Die *absolute* Indikation zur Nagelentfernung gilt für das Nagelgleiten bei geheiltem Bruch, entweder Hineingleiten in das Gelenk oder wenn durch das Herausgleiten des Nagels sich ein Schleimbeutel bildet, die Haut darüber gespannt und irritiert ist. Das Hineingleiten des Nagels erfolgt später oft dadurch, daß während der Operation dieser zu weit vorgeschlagen und dann zurückgezogen wird und ein präformierter Kanal bleibt, oder wenn durch Resorption an den Bruchflächen Kopf und Hals zusammenrücken.

Nagelentfernung und Umnageln bei nicht durchgebildeten Frakturen ist nötig, wenn sich der Nagel deutlich verschoben hat, der Nagel gebrochen ist oder der Kopf sich vom Nagel gelöst hat. Der Bruch muß dann genau eingerichtet und ein neuer Nagel geschlagen werden, damit es nicht zur Pseudarthrose kommt.

Ein Umnageln wird wegen einer Fixation in schlechter Stellung erfolgen müssen, wenn bei der primären Nagelung schlechte mediale Röntgenbilder vorliegen, an denen ein Durchschneiden des Nagels im Kopf nicht gesehen werden kann.

Kommt es nach der Schenkelhalsnagelung zu einer zunehmenden Diastase der Bruchstücke oder besteht eine bleibende relative Diastase mit Neigung zur Pseudarthrose durch die schlechte Nagellage, sind die Nagelentfernung und ein weiterer Eingriff angezeigt.

Erwähnt sei noch die Metallunverträglichkeit. Durch die Güte der Metallimplantate werden Arrosionsfolgen in den letzten Jahren kaum mehr beobachtet. Röntgenologisch erkennbar durch seine defekten Kanten, muß der Nagel dann entfernt werden.

Schließlich ist die Infektion des Hüftgelenkes als Indikation zur Nagelentfernung noch zu erwähnen.

Die prozentuelle Zusammenstellung der nagelentfernungen aller operierten Schenkelhalsbrüche im UKH Graz 1940 bis 1965 ergibt folgendes Bild: Von 170 nachuntersuchten Patienten war bei 73 der Nagel entfernt, das entspricht 42,9%. Von 311 nicht Nachuntersuchten (darunter Leute mit hohem Alter und Verstorbene) konnten an Hand vorhandener Röntgenbilder 58 Nagelentfernungen vorgefunden werden, das sind 18,6%. Von der Gesamtzahl aller Operierten entspricht das einem Durchschnitt von 27,2%.

H. Jantsch, Wien (Österreich):

Ist die Elektrotherapie bei Patienten mit metallischen Implantaten grundsätzlich kontraindiziert?

Da die moderne Traumatologie und Orthopädie sich in zunehmendem Maße metallischer Implantate bedient, erscheint es notwendig, sich darüber Rechenschaft zu geben, ob und in welchem Maße für den betroffenen Personenkreis eine *Kontraindikation* für Elektrotherapie besteht.

Die Abschätzung der eventuellen Gefährdung sollte nach 3 Gesichtspunkten erfolgen:

1. Nach der *Stromform* (Gleichstrom, Niederfrequenz, Hochfrequenz),
2. nach der *Intensität* (im Gesamtwert und hinsichtlich der Stromdichte in der Umgebung des Implantates),
3. nach den *räumlichen* Beziehungen zwischen Implantat und elektrischem Feld.

Stromform: Es kommen zwei verschiedene Modalitäten der Gewebsschädigung in Betracht: Die thermische durch die Stromwärme und die chemische durch Ionenverschiebung und Ionenentladung am Übergang vom Gewebe zum Metall.

Chemische Schädigungen können nur auftreten, wenn es sich um Gleichstrom oder um Stromformen mit beträchtlicher Gleichstromkomponente, wie z. B. Exponentialstrom oder Impulsgalvanisation, handelt, da nur bei diesen eine wesentliche Ionenverschiebung auftritt. Bei Wechselströmen hingegen, insbesondere hochfrequenten Strömen, pendeln die Ionen nur um eine Ruhelage, es kommt daher zu *keiner* chemischen Reaktion.

Eine *thermische Schädigung* kann nur auftreten, wenn eine Stromwärme entsteht, die so groß ist, daß sie vom Blutstrom nicht abtransportiert und verteilt werden kann (Tab. 1).

Intensität: Die übliche Dosierung liegt bei Galvanisation, Iontophorese oder Niederfrequenztherapie mit Gleichstromkomponente in der Größenordnung von 5—50 mA. Dies reicht nicht aus, um eine nennenswerte Stromwärme zu produzieren, wohl aber sind Verätzungen, wie wir sie bei unsachgemäßen Elektroden schon an der Haut sehen können, auch in der Tiefe denkbar, wenn die körpereigenen Ionen mit den Implantaten in Reaktion gebracht werden.

Tabelle 1. Gefährdung

chemisch	thermisch	gefahrlos
Galvanisation	Kurzwellen	Arsonvalisation
Iontophorese	Mikrowellen	Faradisation
Exponentialstrom		farad. Schwellstrom
Impulsgalvanisation		mittelfrequenter Wechselstrom

Bei allen Formen der Diathermie hingegen, insbesondere bei Kurzwellen, werden beträchtliche Stromstärken in der Größenordnung von Ampère angewandt. Hier ist die Möglichkeit gegeben, daß die entstehende Stromwärme — in der Größenordnung von 10—100 kcal — nicht mehr abgeführt wird.

Die Faradisation, der faradische Schwellstrom, die mittelfrequenten Wechselströme (z. B. Nemektrodyn), aber auch die Arsonvalisation, werden in Dosierungen verwendet, bei denen keine wesentliche Stromwärme entsteht und dank des Wechselstromcharakters scheidet die Möglichkeit einer chemischen Schädigung aus.

Die *räumlichen Beziehungen* zwischen elektrischem Feld und Implantat sind von größter Bedeutung. Liegt das Implantat quer im elektrischen Feld, so kommt es zu keiner Verdichtung der Stromfäden, und die Gefahr wird durch diesen Umstand wesentlich abgeschwächt. Wird hingegen das elektrische Feld so appliziert, daß eine Längsdurchströmung des Implantates erfolgt, so ist mit einer wesentlichen Verdichtung der Stromfäden an den Enden des Fremdkörpers zu rechnen. Die Gefahr wird erhöht. Erfolgt die elektrische Behandlung so, daß kein nennenswerter Teil der Stromfäden das Implantat erreicht, so gibt es auch keine Gefährdung.

Aus diesen Überlegungen ergibt sich speziell für Implantate im Bereich des Schenkelhalses und des Hüftgelenkes folgendes: Da diese Fremdkörper relativ tief liegen, wird kaum jemals eine reine Längsdurchströmung zustande kommen. Dementsprechend ist die Gefahr einer elektrischen Schädigung *sehr abgeschwächt;* der Autor hat in vielen Jahren keinen einzigen eindeutigen Schadensfall beobachten können. Ich habe jedoch Fälle in Erinnerung, bei denen wegen arthrotischer Beschwerden eine Kurzwellenbehandlung der Hüfte durchgeführt wurde unter Außerachtlassung eines Schenkelhalsnagels. Die Patienten verhielten sich zum

Teil unauffällig, zum Teil klagten sie über ein dumpfes Wärme- und Druckgefühl in der Tiefe, das nach Abbruch der Behandlung sofort verschwand.

Trotzdem sollten alle einschlägigen Patienten schon von ihrem Operateur den Rat erhalten, daß sie jeden Arzt, der ihnen eine elektrische Behandlung — gleichgültig, aus welcher Indikation, z. B. Adnexitis, Ischialgie, Arthrose usw. — nahelegt, auf das Implantat aufmerksam machen sollen. Es möge aber nicht gesagt werden, daß eine *absolute* Kontraindikation vorliegt, da man es durch Wahl der Stromform und der Elektrodenlage in der Hand hat, Gefährdungsmöglichkeiten auszuweichen.

A. Titze, Graz (Österreich):

Schenkelhalsbrüche des Wachstumsalters.[1]

Der Schenkelhalsbruch des Kindes und Jugendlichen ist eine sehr seltene Verletzung, nach unserer Erfahrung, die sich auch mit jener Fineschis deckt, sogar seltener als die kindlichen traumatischen Hüftgelenksverrenkungen. Daher ist es verständlich, daß im älteren Schrifttum nur sporadisch Mitteilungen über diese Verletzungsform aufscheinen. Wir finden die ersten Veröffentlichungen von Whitman aus dem Jahre 1893, später von Putti, und im deutschen Schrifttum von Hoffa und zur Verth.

Dem Umstande, daß eine kindliche Schenkelhalsfraktur als Folge eines schweren Traumas und der ungünstigen Durchblutungsverhältnisse des kindlichen Schenkelkopfes stets eine sehr ernste und mit zahlreichen Komplikationen belastete Verletzungsform ist, ist es wohl zuzuschreiben, daß in den letzten Jahren zunehmend häufig Arbeiten über dieses Thema erscheinen. Ich erwähne vor allem die Zusammenstellung Imhäuser über 291 kindliche Schenkelhalsfrakturen aus dem Schrifttum, sowie die Berichte Hofmanns, Mattners, Rettigs und Streichers. Unsere eigenen Nachuntersuchungsergebnisse sind in Ehalts Buch „Verletzungen bei Kindern und Jugendlichen" erschienen.

Jugendliche Schenkelhalsfrakturen sind stets Folge eines *schweren* Traumas, meist eines Sturzes aus großer Höhe oder eines Aufprallmechanismus.

Als Bruchform finden wir die „transepiphyseale" und die „transcervicale" Fraktur, die beide sehr selten sind. Meist liegt die Bruchfläche lateral an der Basis des Schenkelhalses. Immer handelt es sich um eine Adduktionsfraktur. Abduktionsfrakturen sind im jugendlichen Alter nicht beschrieben.

Das Röntgenbild zeigt vielfach scharfe, quere Bruchflächen mit Klaffen des Bruchspaltes kranial. In der axialen Aufnahme findet man meist eine beträchtliche Antecurvation.

Wir überblicken im Unfallkrankenhaus Graz 10 Frakturen des Wachstumsalters. Weitere 12 Fälle wurden uns von den Unfallkrankenhäusern Wien XX, Wien XII, Linz, Salzburg und der Unfallabteilung Steyr zur

---

[1] Erscheint ausführlich in der „Zeitschrift für Kinderchirurgie".

Einsichtnahme zur Verfügung gestellt. Insgesamt stützt sich dieser Bericht auf 22 Kinder und Jugendliche mit Schenkelhalsbrüchen.

Es handelt sich um 11 Jungen und 11 Mädchen.

Interessant ist, daß, obwohl in der Gesamtzahl beide Geschlechter gleichmäßig betroffen waren, bis zum 12. Lebensjahr auf 6 Mädchen nur 1 Knabe kommt.

Zur Behandlung

Auf Grund unserer Erfahrung glauben wir, daß bei jüngeren Kindern vor allem eine möglichst *konservative* Behandlung angezeigt ist. Trotzdem muß aber eine ideale Einrichtung erreicht werden, da Fehlstellungen am Schenkelhals durch das Wachstum *nicht* korrigiert werden können. Wenn daher in Extension (von 3—6 kg je nach Alter) keine ideale Reposition erfolgt, so soll offen reponiert werden, unter möglichster Schonung der Gelenkskapsel. Wenn nach offener Reposition eine Osteosynthese durchgeführt wird, dann bis etwa zum 12. Lebensjahr nur eine vorsichtige Spickung mit *Kirschner*-Drähten unter Vermeidung einer Verletzung der Epiphysenfuge. Erst bei älteren Jugendlichen kommt die Nagelung mit einem Dreilamellennagel in Frage.

Wir gehen daher in der Regel so vor, daß wir das verletzte Bein in leichter Innenrotation und Abduktion durch 3—4 Wochen mit 3—6 kg extendieren und danach noch für 2—3 Monate einen Becken-Bein-Gipsverband anlegen. Extremstellungen sind nach Imhäuser außerordentlich schädlich und müssen vermieden werden. Dies gilt auch für das Kniegelenk.

Prognose

Auch bei schonendster Einrichtung und Fixierung sind häufig Komplikationen zu erwarten. Man findet partielle und totale Kopfnekrosen in beträchtlicher Zahl, wobei Max Lange und zur Verth darauf hingewiesen haben, daß auch sog. Spätnekrosen nach tadelloser Bruchheilung auftreten können. Ratliff hat aus dem Schrifttum 120 kindliche Schenkelhalsbrüche zusammengestellt und dabei 42% *Kopfnekrosen* gefunden. Dabei findet man nicht nur Nekrosen der Kopfepiphyse, sondern auch des ganzen proximalen Bruchstückes oder des Knochenteiles zwischen Bruchstelle und Epiphysenfuge.

Nicht selten kommt es zur Pseudarthrose und Kopfnekrose.

Auch nach guter Primärheilung kann im Laufe der folgenden Jahre noch eine Deformierung des coxalen Oberschenkelendes auftreten; so finden wir Verkürzungen des Schenkelhalses durch vorzeitigen Verschluß der Wachstumsfuge, Verplumpungen des Schenkelkopfes mit pilzförmiger Abplattung, nicht selten eine Coxa vara mit Antekurvation.

Bei den erwähnten 22 Fällen kam es nur in 7 zu einem klinisch und röntgenologisch idealen Heilungsergebnis. 5mal war das klinische Ergebnis gut, im Röntgenbilde aber waren Zeichen dafür vorhanden, daß später eine vorzeitige Gelenksabnützung durch Inkongruenz zu erwarten sein wird. 9 Fälle waren klinisch und röntgenologisch als schlecht zu bezeichnen, da sie schwerste Kopfdeformierungen, Nekrosen und Pseudarthrosen aufwiesen. Es fand sich ein deutlicher Zusammenhang zwischen dem Ausmaß der primären Verschiebung der Bruchstücke und dem Heilungsergebnis.

Bei drohender oder manifester Kopfnekrose kann in manchen Fällen durch eine *konsequente Entlastung*, eventuell kombiniert mit einer gedeckten Bohrung oder einer Reizosteotomie, noch Heilung in annehmbarer Form des Schenkelhalses erreicht werden.

Bei der Pseudarthrose oder den Deformierungen des Schenkelhalses kommen die verschiedenen Formen der hüftnahen Femurosteotomie, als valgisierende, derotierende oder Verschiebeosteotomie (McMURRAY) in Frage.

RETTIG hat darauf hingewiesen, daß eine Kopfschädigung nicht nur durch eine primäre Gefäßschädigung, sondern auch sekundär durch einen erhöhten Gelenksinnendruck infolge eines Hämarthros bedingt sein kann und empfiehlt daher die Entlastungs-Punktion des Hüftgelenkes.

Zusammenfassend kann man auf Grund unserer Nachuntersuchungsergebnisse und der Mitteilungen im Schrifttum folgende Schlüsse ziehen:

1. Der Schenkelhalsbruch des Wachstumsalters ist eine zwar seltene, aber stets sehr ernst zu nehmende Verletzung.

2. Die ideale Reposition ist unbedingt anzustreben.

3. Gelingt sie auf konservativem Wege, so soll konservativ weiterbehandelt werden, wobei wir eine Schienbeinkopf-Extension durch 3—4 Wochen mit 3—6 kg empfehlen, danach großer Becken-Bein-Gipsverband unter strikter Vermeidung von Extremstellungen der Beingelenke.

4. Gelingt die ideale Reposition nur auf operativem Wege, dann kann eine Osteosynthese mit *Kirschner*-Drähten unter peinlicher Vermeidung der Epiphysenfuge mit anschließendem Gipsverband angezeigt sein.

5. Das Bein soll mindestens 3—4 Monate entlastet werden.

6. Keine gezielten aktiven und auf keinen Fall passive Bewegungsübungen nach Gipsabnahme.

7. Nachkontrolle alle 3 Monate durch mindestens 2 Jahre.

8. Auch geringe Beschwerden und leichtes Hinken, welches zunimmt, sollen sofort Anlaß zur Röntgenkontrolle sein, wobei alle Röntgenaufnahmen unter Gonadenschutz durchzuführen sind.

9. Die Prognose soll man den Eltern gegenüber immer als dubiös darstellen, da die oben erwähnten Komplikationen und Spätkomplikationen einen hohen Prozentsatz der verletzten Hüften betreffen.

Aussprache

J. Bauer, J. Andrasina, O. Brandebur u. M. Kováč, Košice (Tschechoslowakei):

Bei der Versorgung von Schenkelhalsfrakturen in der pädiatrischen Unfallchirurgie müssen 2 Postulate respektiert werden:

1. Operative Eingriffe am Skelett des Kindes sollen so weit als möglich vermieden werden.

2. Man muß die bestmögliche Reposition und Retention der Fragmente anstreben.

Wir haben in 12 Jahren 7 Kinder mit Frakturen im Schenkelhalsbereich versorgt.

1. *Transcervicale* Frakturen versorgten wir dreimal. Der 1. Fall war ein 13jähriges Mädchen. Es wurde die Osteosynthese mit einem *Smith-Petersen*-Nagel durchgeführt. Nach 2 Jahren Schenkelkopfnekrose. Der Nagel wurde entfernt und durch einen autologen Span ersetzt. Das Endresultat ist anatomisch befriedigend, funktionell ausgezeichnet. Im 2. Fall handelte es sich um ein 13jähriges Mädchen. Es wurde mit dem *Smith-Petersen*-Nagel versorgt. Es kam zur völligen Heilung. Das Resultat ist anatomisch und funktionell ausgezeichnet. Bei einem 14jährigen Mädchen wurde die Osteosynthese nach Smith-Petersen durchgeführt. Das Endresultat ist anatomisch und funktionell ausgezeichnet.

2. *Cervicobasale* Frakturen des Schenkelhalses versorgten wir bei 3 Kindern. Ein 11jähriges Mädchen wurde nach Reposition mit einem Gipsverband versehen. Es kam zum Abrutschen der Fragmente, deshalb wurde eine *Kirschner*-Draht-Extension angelegt, die jedoch auch ohne Erfolg blieb. Die entstandene Varusstellung wurde durch Osteotomie korrigiert. Das Endresultat ist anatomisch und funktionell ausgezeichnet. Ein 7jähriger Junge wurde mittels *Bardenheuer*-Extension versorgt. Die Heilung führte zum ausgezeichneten anatomischen und funktionellen Ergebnis. Bei einem 12jährigen Jungen entschieden wir uns für die Osteosynthese nach Smith-Petersen. Die Zeitspanne ist zu kurz, um das Endresultat auszuwerten.

3. Eine *pertrochantere* Fraktur des Schenkelhalses versorgten wir bei einem 14jährigen Jüngling. Es handelte sich um einen schweren kombinierten Unfall. Unter diesen Umständen waren wir gezwungen, eine *Kirschner*-Draht-Extension anzulegen. Es kam zur Varusstellung des Schenkelhalses, funktionell ist das Resultat jedoch befriedigend.

Wir erwähnten bereits, daß wir als unbedingte Voraussetzung die exakte Reposition und Fixation der Fragmente für eine befriedigende Heilung anstreben. Für diesen Zweck eignete sich am besten der Dreilamellennagel. Bei transcervicalen Frakturen haben wir nie zusätzlich eine Platte verwendet und auch nie eine Deformierung des Schenkelkopfes gesehen. Wir sind der Ansicht, daß für einen guten Erfolg die rechtzeitige und exakte Reposition der Fragmente und genügende Immobilisation ausschlaggebend sind. Wenn die konservative Einrichtung nicht gelingt, muß operativ vorgegangen werden. Ein einziger Fall von avasculärer Nekrose des Oberschenkelkopfes wurde von uns bei einer Patientin beobachtet, die am 7. Tag nach dem Unfall operiert wurde. Es ist nicht anzunehmen, daß die Osteosynthese für die Nekrose verantwortlich zu machen ist.

Bei 3 Fällen von Schenkelhalsfrakturen im lateralen Schenkelhalsbereich und im Trochantermassiv, die wir konservativ behandelten, hatten wir in einem Fall Erfolg. Wir meinen, daß in diesen Fällen die Osteosynthese, wenn auch nicht unbedingt, angezeigt ist. Man muß jedoch in diesen Fällen einen Nagel mit Platte verwenden. Die primäre subtrochantere Osteotomie wurde von uns niemals ausgeübt. Bei unseren Fällen hatten wir keine Wachstumsstörungen, jedoch waren alle operierten Kinder älter als 12 Jahre.

J. Červenansky u. F. Makai, Preßburg (Tschechoslowakei):

Zu den grundlegenden Behandlungsprinzipien gehören die *exakte* anatomische Einrichtung und die *stabile* Osteosynthese. Meistens sind zur Fixation *Kirschner*-Drähte oder ein Dreilamellennagel empfohlen. Uns hat sich die intraarticuläre Einrichtung und nachfolgende Osteosynthese mit *Kirschner*drähten gut bewährt.

Wir möchten über 8 Fälle berichten, die wir nach 2—13 Jahren untersuchen konnten. In 7 Fällen (87,5%) haben wir ein gutes Spätresultat und nur in einem Fall einen Mißerfolg. 4mal haben wir *Kirschner*-Drähte mit gutem Erfolg verwendet, 2mal einen Dreilamellennagel, davon kam es in einem Fall zur Bionekrose des Femurkopfes. 2mal hatten wir Erfolg mit der konservativen Behandlung (Extension).

Abschließend erlaube ich mir, einige Röntgenbilder von den Spätergebnissen nach 2—13 Jahren zu demonstrieren.

1. P.J.	7 J.	Sturz v. Motorrad	Fractura capit. fem.	Extension	Gut	3 J.
2. S.J.	14 J.	„ v. Baum	Epiphyseolys. traum.	Reposition Kirschner	Gut	2 J.
3. M.E.	15 J.	„ v. „	Fract. colli med.	Smith-Petersen	Gut	13 J.
4. Š.L.	13 J.	„ v. Fahrrad	Fract. colli med.	Smith-Petersen	Schlecht	2 J.
5. Sch.Z.	9 J.	„ auf d. Gasse	Fract. colli lat.	Kirschner	Gut	13 J.
6. K.J.	8 J.	„ v. Baum	Fract. colli lat.	Kirschner	Gut	2 J.
7. M.I.	5 J.	„ v. Wagen	Fract. colli lat.	Kirschner	Gut	2 J.
8. K.M.	14 J.	Sturz beim Schilaufen	Fract. colli lat.	Extension	Gut	2 J.

J. Dreyer, Heidelberg (Deutschland):

Schenkelhalsbrüche bei Kindern weisen gegenüber den Erwachsenen hinsichtlich Häufigkeit, Unfallhergang und Bruchtyp besondere Eigenheiten auf. Gerade beim Schenkelhalsbruch sind Komplikationen, wie Pseudarthrose, partielle bzw. totale Kopfnekrose oder Ausheilung in Fehlstellung ohne Durchführung einer exakten Therapie prozentual erschreckend hoch. Da diese Komplikationen in der Regel meist innerhalb von Monaten nach dem Unfall klinisch und röntgenologisch manifest werden, entziehen sie sich nur selten der Diagnostik. Andere Aspekte dagegen ergeben sich bei einer weiteren Komplikation, die unter Demonstration einer relativ augenfälligen Eigenbeobachtung Erwähnung finden soll.

Ein 7jähriger Junge zog sich eine charakteristische cervico-trochantere Fraktur rechts zu. 1 Tag später wurde eine Osteosynthese mit einer Laschenschraube durchgeführt, wobei die Spitze der in beiden Ebenen an sich befriedigend placierten Schraube mit Sicherheit zumindest im metaphyseren Anteil die proximale Femurepiphysenfuge durchbrach. Nach unauffälligem Heilungsverlauf volle Belastung des Beines nach 8 Wochen, Entfernung der Schraube nach 1 Jahr, fiel 4 Jahre später eine bis dahin unerkannt gebliebene Verlängerung des rechten Oberschenkels um etwa 2 cm auf. Die Röntgenbilder zeigten eine eindeutige Längen- und Breitenzunahme des verletzten coxalen Femurendes gegenüber der nicht verletzten Seite, während die beiden distalen Femurabschnitte keine signifikanten Differenzen aufwiesen. Die Frage nun, ob die Wachstumstimulation durch das Trauma selbst oder auf Grund der Osteosynthese hervorgerufen wurde, kann nur hypothetisch erläutert werden. Als Konsequenz dieser Beobachtung bleibt jedoch, daß auch bei scheinbar komplikationsloser Ausheilung einer Schenkelhalsfraktur beim Kind spätfristige Kontrolluntersuchungen notwendig sind, um eine eventuell auftretende Beinlängendifferenz mit ihren Auswirkungen auf die Statik rechtzeitig festzustellen und gegebenenfalls eine entsprechende Behandlung durchzuführen.

Ich möchte Titze fragen, ob bei seinen Nachuntersuchungen auch in dem einen oder anderen Fall eine Beinverlängerung festgestellt werden konnte.

A. Titze:

Wir haben *keine* einzige Schenkelhalsverlängerung gesehen. Das wird wohl hypothetisch bleiben, ob das Osteosynthesematerial die Ursache sei. Wir wissen von unseren Nachuntersuchungen bei Kindern, daß es z. B. bei einem Oberschenkelbruch fast immer zu einer Verlängerung des Oberschenkelknochens von $1-1\frac{1}{2}$ cm kommt, und je metaphysennäher der Bruch ist, um so stärker ist die Verlängerung. Es wäre ohne weiteres möglich, daß dies durch den Bruch geschieht. Ich würde dies fast eher annehmen.

H. Rettig, Gießen (Deutschland):

Wenn auch als eine seltene Verletzung, wie es in der Literatur allenthalben betont wird, so stellt doch die Schenkelhalsfraktur am wachsenden Skelett eine derjenigen Traumafolgen dar, deren Ausheilung ungewiß und auch bei sachgerechter Behandlung nach Jahren noch von *schweren Spätschäden* bedroht ist.

Von den 4 Formen der Fraktur (Ratliff) — Rigault, Iselin, Moreau und Judet unterscheiden 3 Frakturtypen — hat die eigentliche Schenkelhalsfraktur (*transcervicaler Bruch*) noch die beste Prognose. Sie sollte nach exakter Reposition konservativ behandelt werden.

Die *basale* Fraktur als häufigste Form weist vielfach Kopfnekrosen, aber auch Pseudarthrosen bzw. Refrakturen auf. Schon vor Jahren hat Max Lange hierauf hingewiesen. Dieser Bruch kann operiert werden, wobei neben der Nagelung die Drahtspickung oder nach dem Vorschlage der vorgenannten französischen Autoren ein gestielter Knochenspan verwendet werden kann.

Der *pertrochantere* Bruch beim Kleinkind ist im allgemeinen ohne Folgen.

Das schlechteste Ergebnis gibt die an sich seltene *transepiphysale* Fraktur (traumatische Epiphysenlösung). Auch nach exakter Reposition und konservativem Vorgehen führt sie bei scheinbar guten Anfangserfolgen noch nach Jahren zu schweren Verformungen.

Unsere Erfahrungen stützen sich auf 10 Fälle, die alle über Jahre — darunter die transepiphysale Verletzung 13 Jahre — übersehen werden können.

Während die Pseudarthrose mit Umlagerung behandelt werden kann, besteht die Möglichkeit, mit Bohrung oder Reizosteotomie und entsprechender Entlastung im *Thomas*splint auf die Kopfnekrose wie beim *Perthes* Einfluß zu nehmen. Erst langjährige Überwachung und Kontrolle der verletzten Kinder und Jugendlichen erlauben uns, über das Behandlungsresultat dieser Verletzungen zu entscheiden.

E. Schmidt, Berlin (Deutschland):

Ich möchte Ihnen zwei Fälle zeigen, die im Krankenhaus Friedrichsheim in Berlin in diesem Jahr zur Beobachtung kamen. Einmal handelt es sich um ein 13jähriges Mädchen, das im linken Schenkelhals eine deutliche Fissur hatte. Fissuren sollen nach Böhler häufiger sein als Frakturen. Bei beiden Fällen bestand eine sehr starke lokale Gewalteinwirkung: Sturz aus größerer Höhe. Der zweite Patient ist ein 8jähriger Junge mit einer typisch lateralen Schenkelhalsfraktur.

Beide wurden konservativ mit Extension und anschließend mit hochsitzendem Becken-Bein-Gipsverband behandelt.

A. Wimmer, Friesach (Österreich):

Wir haben an der Unfallabteilung in Friesach im Januar 1966 innerhalb von 14 Tagen 3 Kinder mit Brüchen im Bereich des Schenkelhalses aufgenommen. Es handelt sich bei allen drei um Stürze beim Skifahren. Das erste ist ein 15jähriger Bub, den wir zuerst mit einer *Kirschner*-Drahtextension mit 5 kg behandelt haben. Nachdem sich innerhalb von 14 Tagen der Bruch nicht einstellte, haben wir eine Schenkelhalsnagelung durchgeführt. Zusätzlich wurde eine Platte am Oberschenkel angelegt. Nach 5 Monaten fand sich bei der Röntgenkontrolle eine zystische Aufhellung an der Nagelspitze. Der Bub hatte damals Schmerzen in der Hüfte und war gehbehindert. Wir haben dann gleich den Nagel und die Platte entfernt. Das Kind ist hierauf rasch beschwerdefrei geworden. Nach 19 Monaten war der Bruch klinisch und röntgenologisch folgenlos ausgeheilt.

Ein 11jähriges Mädchen mit einem Schenkelhalsbruch haben wir reponiert und mit einem hohen Becken-Bein-Gipsverband ruhiggestellt. Nachdem die Stellung sich nicht halten ließ (die Rekurvation wurde nach 8 Tagen stärker), haben wir eine Nachreposition durchgeführt und percutan mit 2 *Kirschner*-Drähten fixiert. Wir haben den Gips 3 Monate belassen und anschließend das Bein noch 3 Monate nicht belasten lassen.

K. WALCHER, Berlin (Deutschland):

Ich möchte berichten, daß wir an der *Witt*schen Klinik in Berlin bei jüngeren Kindern in Anlehnung an TITZE ebenfalls die *Kirschner*-Drahtspickung bevorzugen.

Wir hoffen uns durch den geringeren Querschnitt des Osteosynthesematerials eine entsprechend geringe Schädigung der Durchblutung.

8jähriges Mädchen mit einem Schenkelhalsbruch: Reposition und Spickung mit *Kirschner*-Drähten. Vielleicht ist die Reposition nicht 100%ig gelungen. Sie sehen, daß sich die Komplikationen anbahnen, die Drähte fangen an herauszurutschen, und es zeigt sich eine beginnende Kopfdeformierung. Das Mädchen geht jetzt versuchsweise noch längere Zeit entlastend. Wahrscheinlich wird man eine Umlagerungsosteotomie durchführen müssen. Bei älteren Kindern herrschen wohl Verhältnisse wie bei Erwachsenen. Wir scheuen uns daher nicht, einen Dreilamellennagel einzuschlagen.

Bei verzögerten Frakturheilungen ohne Dislokation verwenden wir die autoplastische Spanbolzung mit und ohne gleichzeitiger Osteosynthese.

Besteht eine größere Fragmentdislokation oder ist diese nicht beseitigt worden, bringt auch eine langdauernde Ruhigstellung, wie in diesem Falle, den knöchernen Durchbau nicht mehr zustande. Erst die Korrektur durch Lösung des Bruches oder die Osteotomie mit Keilentnahme läßt die Fraktur in kurzer Zeit fest werden. Das ist eine 8 Wochen alte, verzögernd heilende Fraktur nach Baso-cervicalem Bruch. Es wurde die Umstellungsosteotomie und Keilentnahme in beiden Ebenen durchgeführt. Dreilamellennagelung und autoplastische Spantransplantation, Heilung in 6 Wochen. Allerdings wurde auch dieses Kind noch für lange Zeit im *Thomas*-Splint entlastet. Nach 19 Monaten scheint ein vorzeitiger Epiphysenschluß einzutreten, und es besteht eine leichte Abduktionshemmung. Bei einem 7jährigen Mädchen wurde der Schenkelhalsbruch im Schraubenzug eingerichtet und ein hoher Becken-Bein-Gipsverband für 3 Monate angefertigt. Anschließend entlastendes Gehen mit 2 Stützkrücken durch 3 Monate. Dieser Bruch ist klinisch und röntgenologisch folgenlos ausgeheilt, das Hüftgelenk frei beweglich.

F. LOTH, Warschau (Polen):

Meine Erfahrungen stammen aus dem Warschauer Kinderkrankenhaus für Unfallchirurgie. Glücklicherweise sind die Schenkelhalsbrüche bei Kindern selten, wie wir gehört haben. Wir haben in 10 Jahren 12 Fälle gesehen. Ich möchte betonen, daß wir bei der Behandlung von Brüchen sehr konservativ sind, und nur sehr selten sehen wir bei Kindern die Notwendigkeit einer Osteosynthese.

Aber gerade die Schenkelhalsbrüche müssen so wie beim Erwachsenen betrachtet werden.

Die Fälle, die man konservativ behandeln kann, sind sehr selten und nur bei ganz kleinen Kindern. Das jüngste Mädchen, das wir mit einem Schenkelhalsbruch gesehen haben, war 6 Jahre. Dieses haben wir konservativ behandelt. Aber bei allen anderen, auch bei den 8—10jährigen, haben wir eine Osteosynthese gemacht. Wir fürchten keine Epiphysenfugendurchnagelung, wenn dies mit einem dünnen Nagel gemacht wird.

11*

G. Salem, Wien (Österreich):

Ich habe 1946 an der Chir. Klinik über die kindlichen Frakturen und Epiphysenlösungen berichtet. Während die Ergebnisse bei den *Epiphysenlösungen* noch einigermaßen vertretbar waren, waren wir vom katastrophalen Ausgang der kindlichen *Schenkelhalsbrüche* bei Kindern beeindruckt. Damals hat Lorenz Böhler unsere schlechten Ergebnisse insofern bestätigt, als er uns gesagt hat, im allgemeinen habe man bei kindlichen Frakturen mit einem so hohen Prozentsatz an Mißerfolgen zu rechnen. Böhler hat uns damals den Rat gegeben, wenn wir die kindlichen Schenkelhalsbrüche operieren, dann soll man lange nicht belasten lassen und möglichst bald das Osteosynthesematerial wieder entfernen. Diesem Ratschlag sind wir gerne nachgekommen, und ich kann Ihnen versichern, wir sind damit sehr gut gefahren. Wir haben praktisch *keine* Nekrosen mehr gesehen. Ich möchte Herrn Titze fragen: Sie haben zwei Fälle demonstriert, der eine war eine Fraktur, der zweite eine Epiphysenlösung. War die Epiphysenlösung traumatisch entstanden oder war sie so, wie wir es zumindest sehr häufig sehen, durch ein hormonelles Geschehen zu einem langsamen Absinken der Kopfkalotte gekommen? Wir scheuen uns nicht, bei kindlichen Schenkelhalsbrüchen die Frakturen zu operieren. Wir nageln mit einem schmalen Nagel und lassen die Kinder 6 Monate überhaupt nicht belasten, nehmen möglichst rasch den Nagel wieder heraus. Wir müssen aber die nächsten 2 Jahre sehr vorsichtig sein, da Kopfnekrosen bei kindlichen Schenkelhalsbrüchen ebenso wie bei Erwachsenen sehr spät auftreten können. Bei Epiphysenlösungen spicken wir mit Drähten, wir geben drei divergierende Drähte und zusätzlich eine große Gipshose für 3 Monate.

A. Titze:

Ich kann Makai zu den günstigen Ergebnissen, d. h. zu seinen 7 Idealheilungen bei 8 kindlichen Schenkelhalsbrüchen, nur gratulieren. Wenn wir die Mitteilungen im Schrifttum betrachten, und zwar sowohl die Zusammenstellung Imhäusers über 291 als auch die von Redclife über 120 Fälle, so deckt sich das nicht mit seinen Nachuntersuchungsergebnissen. Ich kann mir das nur so erklären, daß seine Nachuntersuchungen relativ kurzfristig nach dem Unfall erfolgt sind. Diesbezüglich möchte ich auch Rettig zitieren: Er hat gezeigt, daß nach einem halben Jahr das Ergebnis noch recht gut sein kann, nach einem Jahr eventuell auch. Aber nach 5, 6 und 10 Jahren kann es bereits schlecht sein. Und das ist auch unsere Erfahrung. Eine Nachuntersuchung bei einem Kind nach 2 Jahren ist kein Endergebnis, sondern eine Nachuntersuchung bei einem Kind ist frühestens nach 5 bis 10 Jahren oder nach Abschluß des Wachstums verläßlich. Es wäre vielleicht allerdings auch möglich, daß gewisse regionale Unterschiede eine Rolle spielen. Trueta hat uns in ganz ausgezeichneter Weise die Gefäßversorgung des Schenkelkopfes in den verschiedenen Lebensaltern gezeigt und gesagt, daß beim weißrassigen Kind eine sehr kritische Zeitphase zu jenem Zeitpunkt besteht, solange noch keine Anastomosen zwischen den Epiphysen und den Metaphysenarterien hergestellt sind. Trueta hat auch erwähnt, daß beim Negerkind z. B. keine *Perthes*sche Erkrankung vorkommt, weil es offensichtlich eine andere Entwicklung des Gefäßsystems im Bereich des Schenkelkopfes hat. Ich glaube, es sind da Nachuntersuchungsergebnisse vor allem bei verschiedenrassigen Patienten nicht zur Deckung zu bringen. Im übrigen hatten praktisch alle Fälle, die gezeigt worden sind, eine baso-cervikale Fraktur.

Zu Loth möchte ich folgendes sagen: Er hat erwähnt, daß man ohne weiteres die Epiphysenfuge des wachsenden Kindes durchnageln oder mit *Kirschner*-Drähten durchbohren kann. Das mag in sehr vielen Fällen richtig sein. Wir haben derzeit ausgedehnte Kaninchenversuche laufen, wobei auch bei soundsovielen jugendlichen Tieren die Epiphysenfuge durchbohrt wurde, und es hat sich gezeigt, daß sich dort knöcherne Brücken bilden, worauf auch bereits Chapchal und Moberg hingewiesen haben. Es mag wohl sein, daß das Wachstum in soundsovielen Fällen normal weitergeht, wenn die knöcherne Brückenbildung durch den Wachstumsdruck der Wachstumszone einfach durchbrochen und aufgerissen wird. Wenn man aber mehrere Drähte durchbohrt und damit einen relativ großen Querschnitt der Wachstumszone verletzt, so kann es zu einer Epiphyseodese kommen.

Zu Salem: Der zweite Fall von uns war eine rein traumatische Epiphysenlösung, es war ein kleiner Metaphysenkeil vorhanden. Das Kind ist bei einem schweren Autounfall verletzt worden. Für die Anregung, das eventuell verwendete Osteosynthesematerial rasch zu entfernen und lange zu entlasten, danken wir.

S. Dialer, Steyr (Österreich):

Kombinationsverletzungen. (Mit 1 Abb.)

Die Zahl der Polytraumatisierten steigt mit der Zahl der schweren Verkehrs- und Arbeitsunfälle. An die Sorgfalt des Untersuchers werden bei diesen Patienten große Anforderungen gestellt, und viel Erfahrung und Sachkenntnis ist dabei erforderlich. Leicht kann die Aufmerksamkeit des Arztes z. B. durch ins Auge springende Wunden oder offene Brüche von daneben bestehenden, weniger auffälligen Verletzungen abgelenkt werden. So wird auch häufig der in Kombination mit anderen Knochenbrüchen auftretende Schenkelhalsbruch übersehen.

J. Böhler/Aichner berichten, daß in 5% aller Oberschenkelschaftbrüche gleichzeitig ein Schenkelhalsbruch vorliegt, Heise schreibt sogar von 8%. Nach unserer Statistik finden sich diese Mehrfachverletzungen vorwiegend bei jüngeren Patienten — das Durchschnittsalter betrug 46 Jahre —, wobei das männliche Geschlecht eindeutig bevorzugt ist. Meist entstehen sie bei schweren Verkehrsunfällen und Stürzen aus großer Höhe. Der Häufigkeit nach steht an erster Stelle die Kombination des Schenkelhalsbruches mit einem Oberschenkelschaftbruch, an zweiter Stelle mit einem Beckenbruch, an dritter mit einem pertrochanteren Bruch. Am seltensten ist die Kombination mit einer Verrenkung des Kopfes, die ja an und für sich ein außerordentlich seltenes Unfallereignis darstellt.

Fall 1: Hier sieht man ein typisches Beispiel dafür, wie leicht ein Schenkelhalsbruch anfangs *übersehen* werden kann. — Ein schwer schockierter Patient wird mit einem breit offenen Oberschenkelschaftbruch aufgenommen. Im Vordergrund stand die schwere Verletzung des Oberschenkels, die nach Schockbekämpfung primär mit einem *Küntscher*-Nagel und mehreren Drahtumschlingungen versorgt und anschließend auf *Braun*scher Schiene ruhiggestellt wurde. Nach einigen Tagen berichtete der diensthabende Arzt, daß beim Patienten eine Peroneuslähmung aufgetreten ist. Diese dürfte durch Druck auf die *Braun*sche Schiene hervorgerufen sein, da das Bein stark nach außen gedreht ist. Daraus ergab sich der Verdacht auf eine Hüftverletzung, und tatsächlich zeigte das angefertigte Rö-Bild des Hüftgelenkes einen lateralen Schenkelhalsbruch mit Varusstellung und Antekurvation, der Bruchspalt sagittal verlaufend nach *Pauwels III.* In einer zweiten Operation wurde nun der Schenkelhalsbruch durch ein Bündel *Telson*-Schrauben fixiert.

Diese häufigste Kombination eines Schenkelhalsbruches mit einem Oberschenkelschaftbruch betrifft fast ausschließlich, wie auch in diesem Fall, den Moped- oder Motorradfahrer, der mit leicht gebeugtem Hüft- und Kniegelenk und abduziertem Oberschenkel auf seinem Fahrzeug sitzt. Trifft er nun mit dem Knie oder mit der Außenseite des distalen Oberschenkels auf ein Hindernis, so wird durch die in der Längsrichtung des Oberschenkelschaftes einwirkende Gewalt zunächst der Oberschenkelkopf nahe der Basis abgeschert. Durch Walken des Oberschenkels am Hindernis entsteht anschließend, also zeitlich an zweiter Stelle, der Biegungsbruch des Oberschenkelschaftes.

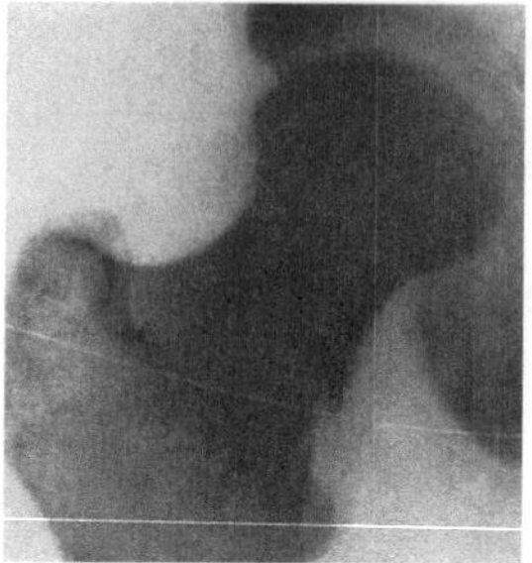

a

Abb. 1 a — c.

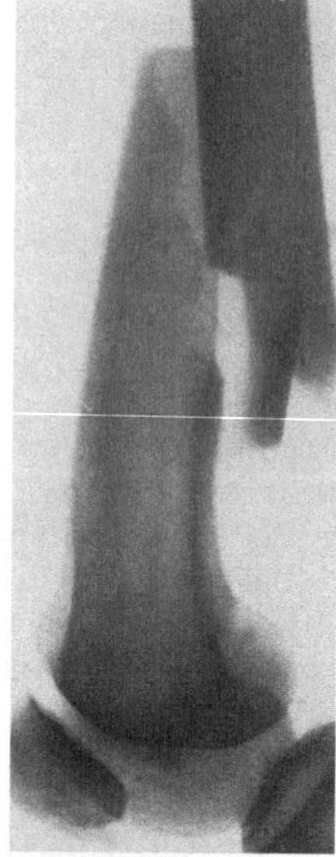

b

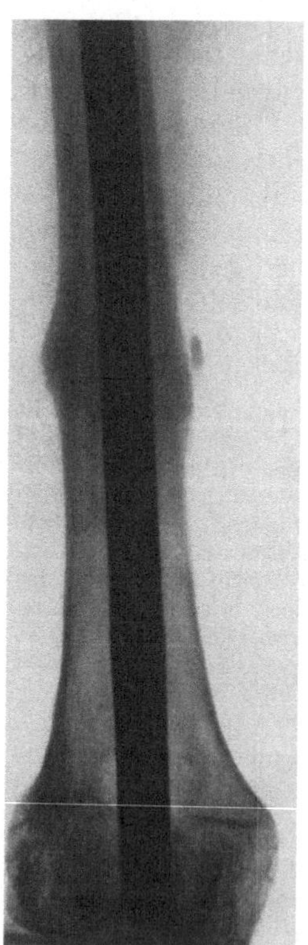

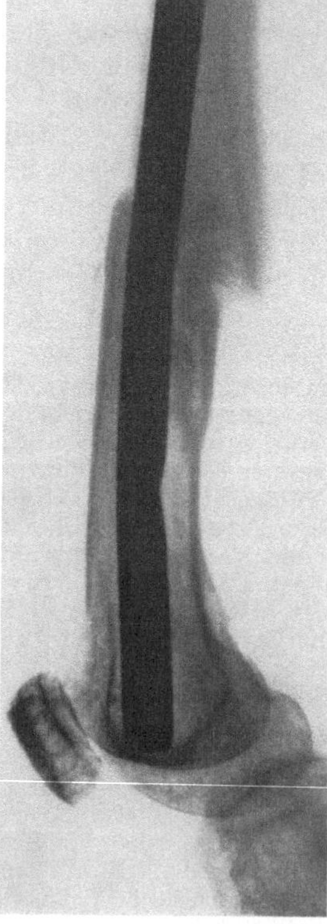

c

Fall 2 (Abb. 1): Hier handelt es sich um einen Oberschenkelbiegungsbruch mit Verschiebung um Schaftbreite nach vorne und außen. Der Bruchspalt am Schenkelhals verläuft durch die Halsmitte, Typ *Pauwels III*. Diese Bruchform ist erfahrungsgemäß besonders schwer zu stabilisieren. Hier wurde in einer Sitzung der Oberschenkelschaftbruch gedeckt markgenagelt und der Schenkelhalsbruch mit dünnen *Telson*-Schrauben fixiert. Diese zeigten bereits nach 2 Wochen eine beträchtliche Verbiegung, die schließlich zum Bruch führte. Daraufhin wurde der Marknagel gegen einen kürzeren ausgetauscht und nach Entfernung der *Telson*-Schrauben ein *Böhler*-Nagel mit Platte angebracht.

Prinzipiell steht bei der Versorgung der Kombination Oberschenkelschaftbruch
mit Schenkelhalsbruch der *Oberschenkelschaftbruch* im Vordergrund. Der laterale
Schenkelhalsbruch zeigt ja, besonders beim jugendlichen Patienten, eine gute
Heilungstendenz. Beide Bruchstücke sind gut durchblutet, der Bruchspalt liegt
zum Teil extrakapsulär. Bereits nach kurzer Zeit entsteht neben dem endostalen
auch periostaler Kallus. Prinzipiell könnten beide Bruchformen im Dauerzug auf
*Braun*scher Schiene behandelt werden. Eine raschere Mobilisierung des Patienten
erfordert allerdings ein operatives Vorgehen: Oberschenkelmarknagelung und Fixation der Schenkelhalsbruchstücke.

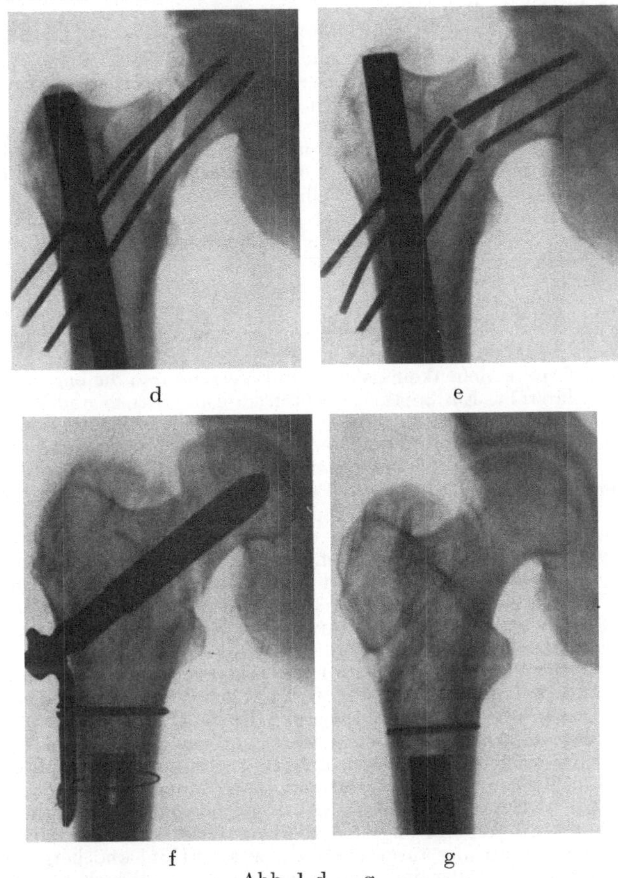

d

e

f

g

Abb. 1 d — g.

Fall 3: Bei diesem Patienten findet sich neben einem lateralen Schenkelhalsbruch nach Pauwels III ein Oberschenkeltrümmerbruch mit starker Dislokation
eines Biegungskeiles, eine Indikation zur offenen Reposition der Bruchstücke und
Stabilisierung mit einem *Küntscher*-Nagel. Der Schenkelhalsbruch wurde in gleicher Sitzung mit zwei AO-Spongiosa-Zugschrauben und einem *Kirschner*-Draht
fixiert. Einige Monate postoperativ, kam es am Oberschenkelschaft zur blanden
Infektion mit Sequestrierung des primär losgeschlagenen Biegungskeiles. Nach
1½ Jahren wurden die Metallkörper entfernt, inzwischen waren jedoch beide
Brüche knöchern geheilt.

Die lateralen Schenkelhalsbrüche heilen wohl meistens, aber nicht immer im
Dauerzug, wie der nächste Patient zeigt.

Fall 4: Dieser Patient erlitt einen lateralen Schenkelhalsbruch mit infratrochanterem Oberschenkelbruch. Wegen schwerster Begleitverletzungen mußte von einer operativen Versorgung vorerst Abstand genommen werden, das Bein wurde nur auf *Braunscher* Schiene extendiert. Obwohl der Patient erst 31 Jahre alt war, kam es bei ihm zu keiner knöchernen Überbrückung. Nach 5 Monaten zeigte sich neben einer deutlichen Varusstellung und Antekurvation eine Pseudarthrose sowohl am Schenkelhals als auch infratrochanter. In einem Operationsgang wurde nun die subtrochantere valgisierende Osteotomie und die Durchnagelung der Schenkelhalspseudarthrose ausgeführt und eine geschränkte Platte angebracht. Es kam zur knöchernen Heilung.

Fall 5: Diese Kombination von pertrochanterem mit medialem Schenkelhalsbruch hat meist als Grundkrankheit eine schwere Osteoporose. Hier spricht man besser von einem Ermüdungsbruch im Bereiche des Schenkelhalses, der pertrochantere Bruch entsteht erst sekundär durch Sturz auf die Hüfte.

Fall 6: Das Röntgenbild hier ist von einer 16jährigen Patientin und zeigt einen lateralen Schenkelhalsbruch zusammen mit einem Schambeinbruch der gleichen Seite und Symphysenzerreißung. Hier wurde das Schambein manuell eingerichtet und anschließend der Schenkelhalsbruch mit einem *Böhler*-Nagel versorgt. Bei jugendlichen Patienten entsteht manchmal infolge der harten Spongiosa beim Vorschlagen des Nagels an der Bruchstelle eine Diastase. Wenn es nicht gelingt, diese durch Zusammenstauchen mit dem Nachschlageisen zu beheben, so wird der Bruchspalt doch meist knöchern überbrückt. Wir konnten einen Fall beobachten, bei dem sogar eine Diastase von 10 mm knöchern durchgebaut wurde. Trotzdem würden wir heute bei diesen Brüchen und beim jugendlichen Patienten Spongiosa-Zugschrauben vorziehen.

Fall 7: Zur Gruppe Schenkelhalsbruch mit Verrenkung, die ein äußerst seltenes Unfallereignis darstellt. Ein 36jähriger Mann kam mit Bruch und Verrenkung des Kopfes nach hinten, Abscherungsbruch des hinteren Pfannenrandes, pertrochanterem Oberschenkelbruch und anderen schweren Verletzungen zur Aufnahme. Vorerst wurde auf *Braunscher* Schiene extendiert und nach 2 Wochen die offene Reposition, Verschraubung des hinteren Pfannenrandes und Fixation des Schenkelhalsbruches mit 4 starken *Telson*-Schrauben durchgeführt.

Fall 8: Auf diesem Bild sieht man einen Verrenkungsbruch mit Verlagerung des Kopfes weit in die Weichteile. Nach guter Erholung des Patienten wurde am 3. Tag der herausgenommene Kopf und die Pfanne entknorpelt und nach Reposition in das Becken hinein transfixiert. Beide Patienten kamen am Operationstag ad exitum. Die operativen Eingriffe dürften bei schwerst vorgeschädigten Patienten zu ausgedehnt gewesen sein.

Fall 9: Dies ist ein von Lorenz Böhler schon im Jahre 1935 veröffentlichter Fall. Ein 25jähriger Patient wurde am 10. Tag nach dem Unfall aufgenommen und operiert. Der Bruch wurde nach Abmeißelung des Trochanter major und Eröffnung des Hüftgelenkes von lateral offen eingerichtet und genagelt. Nach 4 Wochen zeigte sich eine beginnende Myositis ossificans und Teilverrenkung des Kopfes nach außen. Nun wurde ein Becken-Bein-Gips-Verband für 6 Monate angelegt. Nach dessen Abnahme zeigte sich ein Kopfeinbruch, worauf nochmals ein Becken-Bein-Gipsverband für weitere 6 Monate folgte. Bemerkenswerterweise war nach einem Jahr der völlig aus der Ernährung ausgeschaltet gewesene Kopf knöchern angeheilt und zum Teil wiederbelebt. Allerdings fand sich ein Kopfeinbruch an der Stelle der stärksten Belastung am inneren oberen Quadranten. Durch die ausgedehnte Myositis ossificans an der Rückseite war das Hüftgelenk extraartikulär knöchern versteift. Das funktionelle Ergebnis war ausgezeichnet.

Zusammenfassend möchte ich sagen: Bei Mehrfachverletzten und insbesondere bei Oberschenkelschaftbrüchen muß an die Möglichkeit eines Schenkelhalsbruches gedacht werden. Die Forderung Lorenz Böhlers, daß bei jedem Schaftbruch die benachbarten Gelenke am Röntgenbild deutlich dargestellt sein müssen, hat nach wie vor seine *volle* Gültigkeit. Die Art und der Zeitpunkt des operativen Vorgehens ist abhängig von Alter und Allgemeinzustand des Patienten und bedarf einer individuellen Planung.

Aussprache

G. Tscherne, Graz (Österreich):

Das Zusammentreffen von Schenkelhals- bzw. pertrochanterer Fraktur mit einer Oberschenkelschaftfraktur derselben Seite konnten wir an der Grazer Chir. Universitätsklinik in den letzten drei Jahren sechsmal beobachten. Unerläßlich für das sofortige Erkennen dieser Frakturenkombination ist wegen der häufigen und oft schweren Begleitverletzungen *die routinemäßig angefertigte Beckenübersichtsaufnahme.* Der Zeitpunkt und die Art der Versorgung ist abhängig vom Zustand des Verletzten.

Therapeutisch gibt es drei Methoden: Rein operativ, rein konservativ und eine Kombination dieser beiden.

Eine primäre operative Versorgung beider Verletzungen wird nur selten durchführbar sein, sekundär muß aber zumindest der Schenkelhalsbruch operativ versorgt werden; erlaubt es das Befinden des Patienten, sollte die Osteosynthese am Oberschenkelschaft nicht gescheut werden.

Für die operative Versorgung, die wir befürworten, stehen uns eine Reihe von Verfahren zur Verfügung. Die Y-Nagelung nach Küntscher haben wir einmal primär an einem Patienten durchgeführt, bei dem gleichzeitig die zerrissene A. femoralis genäht wurde. Der Nachteil dieser Methode: der Marknagel wird nicht immer die gewünschte Dicke aufweisen.

An unserer Klinik hat sich die Marknagelung, wenn möglich geschlossen, in Kombination mit Spongiosaschrauben, bei einfachen Brüchen sehr bewährt. Bei Oberschenkeltrümmerbrüchen verwenden wir die AO-Druckplatte mit Verschraubung des Schenkelhalses.

Durch die Osteosynthese sind wir in der Lage, die Frakturen übungsstabil zu bekommen. Die Frühbelastung, beim Schenkelhalsbruch des Jugendlichen sowieso verpönt, ist nicht unbedingt anzustreben.

J. Dollhäubl, Wien (Österreich):

Begutachtung nach Schenkelhalsbrüchen.

In der Begutachtung kann man *vier Zeitabschnitte* nach Schenkelhalsbrüchen als wesentlich betrachten.

1. Die Beurteilung zum Abschluß der konservativen oder operativen Behandlung nach dem Unfall. Das *komplikationslose Stadium* bietet bei der Untersuchung keinerlei Schwierigkeiten. Funktion, Muskelatrophie und das Röntgenbild sind, wie bei anderen Skelett- oder Gelenksverletzungen, entscheidend. Eine Beckenübersichtsaufnahme ist, soweit noch nicht vorliegend, zum Vergleich der Gelenksverhältnisse und einer eventuellen Demineralisation mit der gesunden Seite erforderlich.

Hier wäre nur zu sagen, daß die Ersteinschätzung, mit Rücksicht auf die Verlaufskontrolle, nicht für einen langen Zeitraum, *maximal* für 1 Jahr, erfolgen soll. Für kurze Zeit kann der Zustand eine MdE 30%, dann vorübergehend 20%, begründen.

2. Eine *beginnende Kopfnekrose* stellt den zweiten Zeitabschnitt dar. In diesem Stadium ist die anatomisch funktionelle Störung noch nicht sehr groß, die Belastbarkeit aber verringert und subjektive Beschwerden nehmen zu.

Wird bei der Begutachtung ein Anfangsstadium der Schenkelkopf-nekrose festgestellt, ist der Versehrte an ein Unfallkrankenhaus oder eine Unfallabteilung zu weisen, soweit er sich nicht bereits in Kontrolle be-findet.

Die Einschätzung wird wegen der herabgesetzten Belastbarkeit etwas höher sein (um 30%); ein Entlastungsapparat kann natürlich einen langen Krankenstand bzw. eine hohe Berentung (50—60% und mehr) vor-übergehend erfordern. Durch einen Entlastungsapparat kann jedoch *kein Heilungserfolg* erreicht werden.

3. Im Stadium der *partiellen Kopfnekrose*, des Kopfzusammen-bruches, sind die zusätzlichen Ausfälle zu berücksichtigen: Becken-schiefstellung, Beinverkürzung, Belastbarkeit und Gangstörung, Aus-wirkung auf die Statik und Dynamik der Wirbelsäule sowie subjektive Empfindungen.

Soweit nicht chirurgische Eingriffe vorgesehen sind und der Zustand dem weiteren Schicksal überlassen wird, müssen wir eben den jeweils vorliegenden Befund beurteilen.

Die *Beinverkürzung* spielt hier eine maßgebliche Rolle: Durch Becken-schiefstellung ergeben sich häufiger Beschwerden und Schäden im Be-reiche der Kreuzbeingegend und unteren Lendenwirbelsäule, bei 4 cm Verkürzung soll es auch zur Bandscheibenschädigung kommen.

Diese Komplikationen müssen wir durch Höhenausgleich am Schuh vermeiden. Zu betonen ist, daß Verkürzungen am Ober- und Unter-schenkel harmloser sind und kleine Differenzen nicht korrigiert werden müssen; bei dieser Verkürzung tritt nur der Beckenkamm durch die Schiefstellung tiefer.

Im Schenkelhalsgebiet aber wirkt sich schon eine geringe Verkürzung ungünstig aus. Hier senkt sich nicht nur der Beckenkamm, an dem die kleinen Gesäßmuskel inserieren, sondern es tritt auch der Trochanter mit den Muskelansätzen höher. Die Funktion wird schlechter, weil die Mus-keln nicht mehr in ihrer normalen Länge und Lage wirken können.

Nicht jede Kopfnekrose wird total. Kopfnekrosen können zum Teil wieder regenerieren, und es kann sich ein belastbarer Kopf und Pfanne mit Knorpelbelag später bilden und eine zufriedenstellende Funktion und Belastbarkeit ergeben, oft auch, wenn man es nach dem Röntgenbild nicht so erwarten würde. Eine partielle Kopfnekrose kann auch längere Zeit, durch Jahre, fast konstant bleiben und schließ-lich regenerieren.

Die Einschätzung der MdE wird sich in solchen Fällen zwischen 20% und 30% bewegen; weniger günstiger Zustand 30—40%.

4. Das *Endstadium* bzw. die Zeit nach dem Versuch einer operativen Kompensation.

a) Die Operationen zur Verbesserung der Gelenkskongruenz und der Belastbarkeit (*valgisierende Osteotomie*); die Einschätzung ergibt sich nach den bereits besprochenen Gesichtspunkten.

b) Die *Hängehüfte*operationen werden ja hauptsächlich zur Ent-lastung des Gelenkes und somit zur Schmerz- und Beugekontraktur-

beseitigung vorgenommen (nach KÜNTSCHER unter 500 Patienten 42%
schmerzfrei und 40% brauchen keine Schmerzmittel). Es kann auch nach
Monaten zu einer Glättung der Gelenksflächen, ja sogar Wiederherstellung
des Gelenkspaltes, kommen. Die MdE wird aber kaum unter 30% ge-
schätzt werden können, liegt eher höher. Wie bekannt, wird die Hängehüfte von verschiedenen Autoren abgelehnt und die Hüftgelenksver-
steifung bevorzugt.

c) Die *Arthrodesen* in guter Stellung ergeben eine MdE 30—40%.
Wir müssen hier aber den subjektiven Beschwerden besondere Aufmerksamkeit widmen. Das Stehen und Gehen erfolgt in einer Zwangshaltung
mit Hohlkreuz und Beinstreckung zum Ausgleich der Verkürzung, daher
rasche Ermüdung. Entsprechende Erhöhung des Schuhes ist angezeigt;
dasselbe gilt bei Adduktionsstellung. Ist das Bein in Innendrehstellung
versteift, will dies der Versehrte durch Abduktion des Vorfußes kompen-
sieren, dadurch Abflachung des Fußgewölbes. Die Bänder werden über-
dehnt, auch an der Innenseite des Knies, daher Knieschmerz und Senk-
fuß. Eine Stellung in Außenrotation wird viel leichter ertragen und ergibt
keine so wesentliche Komplikationen. Bei starker Außenrotation
eventuell Schuh mit Abrollmöglichkeit nach vorne und seitlich. MdE in
ungünstiger Stellung 40—50%.

d) Die *Hüftgelenksplastiken:* Verschiedene Methoden, welche die Gelenksanteile
neu formten (Ausfräsen und Gelenkkörper zubereiten, Muskel-Faszieninterposition)
sind wohl größtenteils verlassen (MURPHY, LEXER, PAYR). Cap-Plastiken sieht man
bei uns selten.

Die *Judet*-Plastik (Plexiglaskopf) ist im Aussterben. Jetzt beschäftigt uns vorwiegend die Endoprothese nach MOORE. Wir wissen, daß teilweise damit ein recht
guter Zustand erreicht wird, daß es aber auch Fälle mit erheblicher Bewegungseinschränkung, herabgesetzter Belastbarkeit oder Unsicherheit sowie subjektiven
Beschwerden gibt.

Größere Erfahrungen über Spätzustände und Komplikationen liegen noch nicht
genügend vor (z. B. Einbruch des Kopfes im porotischen Gewebe, Lockerung der
Prothese).

Einige *Moore*-Plastiken nach Arbeitsunfällen habe ich kontrolliert, sie beziehen
eine Rente zwischen 30 und 45%.

Bei der Begutachtung von Schenkelhalsbrüchen müssen selbstverständlich auch Anomalien oder Erkrankungen in der Umgebung be-
achtet werden — am Kreuzbein und an der Lendenwirbelsäule (Spon-
dylolisthese, Sakralisation, Sacrum acutum, Skoliose u. a.), oft sind diese
für die subjektiven Beschwerden verantwortlich oder mitbeteiligend.

Bei Adduktions- (subtrochantere Osteotomie) und Beugestellung Prüfen der
Funktion bei fixiertem Becken (Knie und Hüfte an der gesunden Seite maximal
beugen), um Täuschung durch Mitbewegen des Beckens auszuschließen.

Versäumen Sie bitte nicht, bei Extremitäten immer die Vergleichsmaße ein-
zuschreiben, auch wenn am anderen Bein oder Arm alte Verletzungs- oder Er-
krankungsfolgen bestehen. Sie sind nicht „nicht verwertbar", wie oft in den Gut-
achten zu lesen ist, denn auch eine Kräftigung eines Beines oder das Abklingen
der Schwellung erlaubt uns Rückschlüsse.

Auch möchte ich darauf hinweisen, daß der Gutachter, wenn es angezeigt ist, eine weitere Behandlung gleich in Aussprache mit dem Versehrten in die Wege leiten soll, Einweisung in ein Rehabilitationszentrum
oder Unfallkrankenhaus.

Schlußwort

J. Knobloch, Prag (Tschechoslowakei):

Sehr verehrter Herr Präsident!

Gestatten Sie mir, daß ich Ihnen im Namen der eingeladenen Traumatologen aus der Tschechoslowakei den innigsten Dank für die herzliche Aufnahme und die uns erwiesene außergewöhnliche Gastfreundschaft in Salzburg sage, sowie für die allgemeinen wissenschaftlichen Erkenntnisse, welche uns die Tagung gebracht hat. Wir betrachten es als eine große Ehre, Mitglieder der Österreichischen Gesellschaft für Unfallchirurgie zu sein, und es ist für uns immer eine besondere Freude, zu den Tagungen nach Salzburg zu kommen. Wir waren auf dieser Tagung Zeugen einer tadellosen Organisation, einer vorzüglichen Leistung und eines hohen wissenschaftlichen Inhaltes und Wertes der Vorträge und Diskussionen. Wir schätzen auch besonders die bisherigen freundschaftlichen Beziehungen zwischen österreichischen und tschechoslowakischen Traumatologen sowie die Anknüpfung neuer freundschaftlicher Beziehungen. Am Ende des dritten Traumatologischen Festes in Salzburg freuen wir uns schon auf das vierte in dieser schönen Stadt. Zu dessen Vorbereitung wünschen wir Ihnen den besten Erfolg.

Präsident:

Ich danke Herrn Knobloch für seine schönen Worte und freue mich auf diese Zusammenarbeit. Wir sind am Ende dieser Tagung. Ich darf Ihnen allen für Ihre Anwesenheit danken, vor allem auch den Vortragenden und Diskussionsrednern und darf Ihnen allen eine gute Heimfahrt wünschen und ein Wiedersehen im nächsten Jahr in Salzburg.

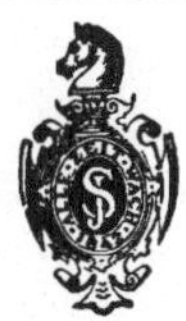